OPTIMISMO PRÁCTICO

DRA. SUE VARMA

OPTIMISMO PRÁCTICO

La mentalidad basada en la ciencia que impulsará tu salud, felicidad, resiliencia y longevidad

zenith

Obra editada en colaboración con Editorial Planeta - España

Título original: *Practical Optimism. The Art, Science, and Practice of Exceptional Well-Being*

Bajo el sello editorial ZENITH M.R.
Avenida Presidente Masarik núm. 111,
Piso 2, Polanco V Sección, Miguel Hidalgo
C.P. 11560, Ciudad de México
www.planetadelibros.com.mx
www.paidos.com.mx

Primera edición impresa en España: septiembre de 2024
ISBN: 978-84-08-29104-6

Primera edición impresa en México: septiembre de 2025
ISBN: 978-607-639-037-5

Algunos de los nombres y de los rasgos característicos de algunas personas se han modificado para proteger su privacidad.

Impreso en los talleres de Impresora Tauro, S.A. de C.V.
Av. Año de Juárez 343, Col. Granjas San Antonio,
Iztapalapa, C.P. 09070, Ciudad de México
Impreso en México – *Printed in Mexico*

A mis pacientes: vuestra valentía y vuestro compromiso con una vida óptima me inspiran. Sois mis mejores maestros

Para ti, lector, amigo y compañero de optimismo práctico, espero que este libro te sirva como manantial con el que llenarás tu vaso cada día

A mi familia: vuestro amor y vuestra fe en mí llenan mi vaso con una abundancia que me permite darme a los demás

Y a las huellas en la arena (mi propio viaje de optimismo práctico): me habéis enseñado que no importa si el vaso está medio lleno o medio vacío. Siempre se puede volver a llenar

SUMARIO

NOTA DE LA AUTORA

Los principios del optimismo práctico (OP) van más allá de reducir el estrés o ayudarnos a sobrellevarlo. Juntos, contribuyen al objetivo último del OP: lograr un sentido de la autoestima seguro y sensato, que se traduce en una mayor confianza en nosotros mismos y en nuestras capacidades. Todo ello nos ayuda a liberar nuestras fortalezas y talentos naturales y a desarrollar una vida con sentido, propósito, conexión y alegría.

Espero que este libro te resulte de gran utilidad, pero ten en cuenta que no pretende ser un manual sobre trastornos mentales y sus tratamientos. Tampoco tiene intención de abordar de manera exhaustiva, aunque hablemos de ellos en distintos niveles, el suicidio, el duelo, la ansiedad, la depresión, la pérdida, los trastornos perinatales, el *burnout*, las pérdidas en la pandemia, la discriminación y los prejuicios, la incertidumbre social y política, el trauma, la longevidad excepcional, las enfermedades crónicas, el ejercicio, el sueño, la formación de hábitos, el bienestar en el lugar de trabajo, las relaciones interpersonales, las dinámicas de pareja y otros temas.

Los casos de este libro son ejemplos ficticios para garantizar la confidencialidad y reflejar experiencias diversas y se utilizan para ilustrar los puntos clave de cada pilar del optimismo práctico. Algunos casos pueden resultar más cercanos que otros. Estoy en deuda con mis pacientes, de los que tanto he aprendido y a los que respeto profundamente. También estoy en deuda con todos los pioneros, con nombre y anónimos, cuyos trabajos, investigaciones, ideas y filosofías han influido en mi pensamiento a lo largo de los años y a medida que este libro iba tomando forma. Nuestros conocimientos científicos sobre la salud y el bienestar se encuentran en constante evolución. Me he basado en lo que sabemos hasta ahora, aunque espero que el optimismo práctico evolucione y se aplique conforme vayamos aprendiendo más.

Los casos planteados se han condensado y no reflejan el proceso del tratamiento de salud mental. Ningún libro, por útil que sea, sustituye la evaluación y el examen cuidadosos y exhaustivos de un profesional de la salud mental cualificado y con experiencia. No hay reemplazo para el trabajo realizado en psicoterapia (ya sea de grupo, familiar, de pareja o individual) ni para los beneficios que proporciona una combinación cuidadosa y estudiada de medicamentos u otros métodos de tratamiento importantes como parte de un plan individualizado y completo, cuando lo consideréis necesario tu terapeuta y tú. El progreso está casi siempre en el proceso, y el proceso se desarrolla con el tiempo.

Por mucho que este libro trate sobre el optimismo práctico, existen algunos obstáculos (como el racismo, la discriminación, los prejuicios, el sexismo, la victimización, el abandono, la desigualdad, las barreras, las disparidades en la atención sanitaria, los sistemas defectuosos o inservibles, por nombrar solo algunos) que pueden hacer que alcanzarlo, ya sea en la teoría o en la práctica, parezca imposible. El mensaje de este libro, su perspectiva positiva, sus consejos y estrategias tangibles no pretenden minimizar o negar la experiencia de nadie. El OP consiste en intentar averiguar qué es lo mejor para cada uno, teniendo en cuenta las circunstancias, los antecedentes, las experiencias, los objetivos y los recursos personales. En ocasiones, no está tan claro lo que necesitamos. El OP te ayuda a averiguar qué te hace falta y, a continuación, a conseguirlo (ya sea tiempo, perspectiva, aceptación, conocimientos concretos, descanso, autoconsuelo, sentir que los demás te comprenden, recursos materiales o cualquier otra cosa). El OP trata de ayudarte a recordar tus opciones y ampliar tu repertorio de elecciones, habilidades y actitudes para que te sientas capaz a la hora de considerar las posibilidades que tienes. No te desanimes si las cosas no se desarrollan sin problemas o de acuerdo con una cronología específica o según tus expectativas. El objetivo es mostrarte cómo funcionó el optimismo práctico en mi vida, y espero de todo corazón que te ayude en la tuya.

Dependiendo de tus experiencias vitales, algunos de los temas tratados podrían desencadenar emociones angustiosas. Puedes saltarte el tema si te afecta demasiado o dedicarle más tiempo si te apetece.

También es importante tener en cuenta que muchas transiciones vitales u otros cambios y elecciones importantes en la vida conllevan periodos de lucha y dificultades, y eso también estaría dentro de la normalidad. Por ejemplo, en el capítulo 3 («Procesamiento de emociones»), se habla del embarazo, el parto y la maternidad. Las transiciones que acompañan a esas etapas de la vida pueden provocar sentimientos imprevistos, desde estrés y agobio hasta tristeza y ansiedad (además de momentos maravillosos). Aunque recibas un cambio de vida de muy buen grado, si esos sentimientos persisten, interfieren en tu vida diaria o afectan a tu funcionamiento, mi sugerencia es que busques ayuda. Normalmente, les digo a las madres y a quienes las acompañan que han de entender que los trastornos perinatales del estado de ánimo y de ansiedad son frecuentes y tratables.

Sea cual sea tu situación vital, si tienes dificultades, busca ayuda.

En caso de crisis, llama al 024 o utiliza el chat de <telefonodelaesperanza.org>.

INTRODUCCIÓN
Kintsugi: belleza a partir de lo que está roto

Colgué la bata blanca con cuidado, me quité la ropa quirúrgica y me puse el pijama de hospital. Me acomodé en la camilla del Departamento de Neurología y tomé nota mental de lo fría que resultaba y lo vulnerable que me hacía sentir. Pensé que me ayudaría a identificarme con mis pacientes.

Como residente, me pasaba muchas horas a la semana en aquel hospital, pero nunca había sido paciente. Había concertado una cita con una de las mejores neurólogas del centro después de empezar a sentir debilidad en las piernas (o, para ser más precisa, en las rodillas). Al principio, solo me ocurría mientras caminaba o hacía ejercicio, pero al cabo de una semana o dos empecé a sentirme continuamente al borde del desmayo. Durante las visitas, me apoyaba contra la pared o me sentaba, con la esperanza de que mis pacientes lo tomaran como una señal de cercanía, no de enfermedad.

Cuando empezaron los dolores de cabeza constantes, supe que tenía que pedir cita. ¿Sería el síndrome de Guillain-Barré (un trastorno autoinmune raro) o esclerosis múltiple? Si algo me habían dado doce años de estudios de Medicina era una lista exhaustiva de posibles diagnósticos con los que asustarme.

Antes de mi cambio de vestuario, respondí a las preguntas de admisión a las que estaba acostumbrada.

—¿Estrés? —preguntó la doctora.

Sin embargo, al echarme un vistazo, encontró la respuesta: mi bata blanca había visto días mejores; siempre tenía manchas de tinta y los bolsillos abultados con papeles de altas, informes de electrocardiogramas, barritas de proteínas y manuales de medicina.

—Veo que te mantienen ocupada —comentó.

Y era muy cierto, pero había algo más. Mientras me encontraba en medio del horario de trabajo más agotador de mi vida, a mi madre le habían diagnosticado un cáncer de mama en estadio 3. Las recomendaciones eran cirugía, radioterapia y quimioterapia. No obstante, debido a problemas cardiacos subyacentes (se había sometido a un cuádruple *bypass*), no podría soportar la toxicidad de la quimioterapia. Cuando no estaba en mi hospital, estaba en el suyo, llevándola a un especialista tras otro en busca de un tratamiento para salvarla.

—Sí —dije—. Un poco estresada.

—Vamos a hacerte algunas pruebas —determinó la doctora, y me llevaron a una sala.

La doctora me explicó que me pondría unas agujas en las piernas y me haría un electromiograma (EMG) para comprobar la actividad eléctrica de los músculos (en respuesta a la estimulación nerviosa). Después de algunos pellizcos, pinchazos y la correspondiente espera, me dio los resultados.

—Estás bien —me dijo.

—Pero no estoy bien —era obvio que no estaba bien; ni siquiera podía mantenerme en pie—. Tengo estos síntomas.

—Lo siento, pero no encuentro ninguna anomalía neurológica en las pruebas —añadió.

Me fui sintiendo una incómoda mezcla de alivio y frustración. Si no tenía una enfermedad neurológica debilitante, ¿qué tenía?

Parecía que había vuelto al punto de partida. No se me escapaba la metáfora de que mis problemas físicos reflejaban mi situación vital: literalmente, era incapaz de soportar lo que estaba pasando. A veces, el cuerpo expresa lo que la mente no puede. Sin embargo, no tenía tiempo para una odisea interior. Solo tenía que seguir adelante, como siempre había hecho. Como fuese.

No creo en las coincidencias, solo en la sincronía. Además, tengo que reconocer que me estaba desesperando. Así, cuando un experto invitado habló poco después en mi departamento acerca de la terapia cognitivo-conductual (TCC), lo interpreté como una señal.

Gran parte de mi formación médica se había centrado en la psicofarmacología y el psicoanálisis, y ambas me parecían acertadas. Sin embargo, me fascinaba la TCC: un enfoque de la salud mental proactivo, sistemático, eficaz y basado en pruebas, con prácticas que la gente podía utilizar para resolver problemas sobre la marcha a fin de que quizá, solo quizá, no volviesen a ocurrir. ¿Conocimiento del problema unido a solución al instante? Era una idea que podía respaldar.

En el primer año de mi residencia en Psiquiatría, dos años antes, nos sugirieron (aunque no era obligatorio) que trabajásemos en nuestra propia psicoterapia. Muchos de mis compañeros residentes se apuntaron de inmediato, en su mayoría con psicoanalistas. Yo me mostré reticente. El programa no era remunerado ni asignaba tiempo para dedicárselo. La Facultad de Medicina y la vida en Nueva York eran caras y la residencia ocupaba casi toda mi vida. El poco tiempo libre que tenía lo reservaba para mi familia y para cuidarme: hacer ejercicio, quedar con amigos, ver una película o un espectáculo de Broadway. Incluso actué en uno (bueno, no precisamente de Broadway). Aunque creía firmemente en el poder de la psiquiatría y el psicoanálisis (al fin y al cabo, iban a formar parte de mi profesión), quería que al menos una pequeña parte de mi vida no tuviese que ver con la terapia. No me atraía demasiado la idea de gastar un dinero y un tiempo que no tenía en sacar a relucir viejos recuerdos de cómo me habían hecho daño mis padres (en general, bienintencionados). Es cierto que hubo un tiempo en que nos arrancaron de nuestra cómoda vida neoyorquina y nos llevaron a su país natal, la India. Durante dos años, vivimos en una casa con una electricidad inestable (es decir, con ventiladores que funcionaban a trompicones con un calor de cuarenta grados) y retretes de los que se utilizan en cuclillas (intenté aguantar hasta que volviésemos a Estados Unidos, pero fracasé enseguida). La primera mañana nos despertamos con la casa inundada hasta los tobillos, lo que llevó a mi padre a abrir un desagüe en el porche; eso, a su vez, provocó que miles de cucarachas furiosas pululasen por todas partes mientras yo les daba como una loca con un *jhadoo* (una escoba de hierba seca).

El fiasco de las cucarachas en la India se convirtió en folclore familiar, un episodio del que nos reíamos cuando iba a ver a mis padres los fines de semana. ¿Quería dedicar una de mis pocas horas libres a la semana a golpear viejos recuerdos con un *jhadoo* metafórico? Así pues, postergué la terapia. Y la postergué...

Sin embargo, en ese momento la vida me había llevado al límite. Necesitaba encontrar paz y sentido a lo que me estaba ocurriendo en lo personal y en lo profesional, así como controlar mis inexplicables síntomas físicos. Después de la conferencia, me acerqué al ponente para pedirle que me recomendase a alguien. Yo era una terapeuta que por fin estaba preparada para terapia.

Después de unos cuantos meses de terapia y de aprender a practicar la TCC, me sentí más empoderada que nunca. Aquella sensación no hizo más que aumentar a medida que aplicaba lo que iba aprendiendo para gestionar el estrés laboral y sortear la crisis de salud de mi madre. Eran técnicas en las que podía confiar. ¿Y los extraños síntomas físicos? De repente..., desaparecieron.

Había aprendido a cuidar de mi bienestar antes de que se convirtiesen en una enfermedad.

No obstante, la profesional que llevo dentro quería profundizar más. Quería entender cómo controlar el estrés para que no se intensificara y se manifestara en forma de síntomas físicos. Y quería utilizar esos métodos para ayudar a mis pacientes.

MI CAMINO HACIA EL OPTIMISMO PRÁCTICO

El 10 de septiembre de 2001, estaba de prácticas en un hospital de Nueva York. Al día siguiente, el 11 de septiembre, mi mundo (y el de todos) cambió para siempre. De repente, era responsable del cuidado de mis paisanos neoyorquinos, muchos de ellos trabajadores de rescate, recuperación y apoyo, mientras todos luchábamos por dar sentido a la vida tras el mayor atentado terrorista en suelo estadounidense.

Me volqué de lleno en la formación en terapia del trauma para ser la psiquiatra que necesitaban las personas a mi cargo. Unos años más tarde, mi trabajo me llevó a ocupar un puesto de responsabilidad como primera directora médica y psiquiatra del World Trade Center Mental Health Program (Programa de Salud Mental del World Trade Center, WTCMHP), en el World Trade Center Healthcare Center, en lo que entonces se llamaba NYU Medical Center/Bellevue Hospitals. Y, mientras sucedía todo esto a mi alrededor, yo atendía a pacientes muy enfermos al tiempo que mi madre se enfrentaba a una grave enfermedad cardiaca y un cáncer.

El cargo de directora fue un reto transformador que también me proporcionó un punto de vista profesional excepcional. Como única psiquiatra responsable tanto del programa de civiles como de emergencias en el hospital en aquel momento, conocí a personas en todos los puntos del espectro de estrés y trauma. Me di cuenta de que algunas habían estado muy expuestas a todos los aspectos potencialmente letales de aquel horrible día, pero no cumplían los criterios para que se les diagnosticase un trastorno de salud mental. Empecé a preguntarme: ¿cómo es que algunas personas sobreviven, e incluso avanzan, a pesar de las profundas dificultades? ¿Cómo podemos aprovechar las cosas sobre las que tenemos control al tiempo que nos protegemos del estrés?

Aunque la TCC ayudara a las personas a tratar los síntomas del estrés, la ansiedad y la depresión, ¿podía evitarse la aparición de esos síntomas? ¿No sería maravilloso que los médicos no solo fueran capaces de ayudar a los pacientes a pasar de un estado disfuncional a uno funcional (un logro importante y valioso en sí mismo), sino también de permitirles ir un poco más allá y pasar de un estado funcional a uno óptimo?

Como médica, me encontraba en un terreno desconocido. Sin embargo, teniendo en cuenta mi experiencia personal como paciente a la que pinchaban a causa de una debilidad inexplicable en las piernas y como hija que llevaba a su madre a sus citas médicas, sentía que a muchos pacientes les faltaba algo (al menos, desde mi perspectiva a ambos lados de la camilla de hospital).

Pasaron varios años hasta que logré determinar que mi formación médica y psiquiátrica occidental me había preparado para lo que llamamos «modelo del déficit»: arreglar lo que está roto y centrarse en las enfermedades. Por el contrario, un modelo basado en los puntos fuertes trata de maximizar nuestras fortalezas, recursos y herramientas no solo para ayudarnos a recuperarnos, sino también para ayudarnos a ir más allá del punto de partida una vez recuperados. Y, cuando nos centramos en lo bueno de una persona, resulta más probable que saquemos lo mejor de ella.

Mientras buscaba respuestas, a través de mis experiencias con los pacientes y sumergiéndome en la literatura, todos los caminos me llevaban al optimismo. Sin embargo, ¿cómo se plasmaba sobre el terreno? ¿Había alguna forma de combinar un modelo del déficit (en el que ya tenía una buena formación) con un modelo basado en los puntos fuertes (que estaba decidida a aprender) para ayudar a las personas —optimistas o no— no solo a ser resilientes, sino también a tener los medios para florecer? Aunque la resiliencia es importante, florecer es todavía mejor.

Perlas de OP

Florecer es algo más que recuperarse de la adversidad. Es prosperar ante ella.

La siguiente fase de mi vida profesional, primero como directora médica del Programa de Salud Mental del World Trade Center y más tarde en consulta privada, se centraría en aprender de las personas que habían salido adelante contra todo pronóstico. En el próximo capítulo, veremos los fundamentos del optimismo práctico (OP) con más detalle, pero baste decir que el OP evolucionó a partir de la confluencia de múltiples vertientes de mi trabajo. Mi labor con los supervivientes del 11 de septiembre, las familias en duelo y el personal de emergencias, sumado a mis años de experiencia con cientos de pacientes, entre ellos supervivientes de violencia doméstica, mujeres sin vivienda, personas en prisión y gente en otras circunstancias dolorosas, me ha dado una visión de lo difícil que puede ser la vida diaria, así como del valor y la perseverancia que se necesitan para mantener un rumbo emocional firme, sobre todo frente a la angustia emocional.

Además, ser colaboradora médica y asesora y consultora de medios de comunicación en cuestiones como tiroteos masivos, desastres naturales o la paternidad durante la pandemia, entre muchas otras, me dio la oportunidad de interactuar con el público a través de radio, televisión, redes sociales y charlas. Comprobé el gran interés de la gente por recibir información clara, práctica y compasiva sobre cómo dar sentido a una tragedia y cómo afrontarla. La impresionante respuesta que tuvieron los proyectos de los medios de comunicación para reducir el estigma en torno a la salud mental reforzó todavía más mi convicción de que debemos hacer que resulte más sencillo ayudar a nuestros seres queridos y ayudarnos a nosotros mismos. Además, enseñar a estudiantes de Medicina, residentes y terapeutas en formación durante las últimas dos décadas ha hecho que me dé cuenta de que a los profesionales de la salud les beneficiaría contar con una educación más sólida en el desarrollo de hábitos saludables, regulación emocional y habilidades de afrontamiento para que nuestros pacientes recurran a nosotros no solo en la enfermedad, sino también para que los ayudemos a promover su salud y bienestar. Otra cosa que comprobé es que nosotros también necesitábamos aprender a curarnos y mantenernos sanos para ofrecer así la mejor versión de nosotros mismos a la hora de atender a los demás. He tratado de combinar estos conocimientos con la ciencia más rigurosa recogida en cientos de estudios de investigación publicados a lo largo de los años y ofrecerlos en un marco viable, tangible y accesible.

Mi búsqueda para crear el optimismo práctico llegó muy lejos. Imagina mi sorpresa cuando me di cuenta de que, en muchos sentidos, siempre había tenido delante el modelo que buscaba para aquellos conocimientos.

EL OPTIMISMO PRÁCTICO PERSONIFICADO

Si le pidieras a mi padre, un psiquiatra neoyorquino de éxito, que te hablase de sus comienzos en la India, te diría que nació con las necesidades básicas más que cubiertas: amor, bondad ¡y muchos libros! Sin embargo, si analizásemos sus primeros años de vida, comprobaríamos que nació con muy poco. A pesar de sus humildes orígenes, mi padre tuvo una infancia alegre y con mucho movimiento, llena de exóticos paseos en camello, fiestas del monzón, noches en el desierto, cenas familiares a la luz de las velas, historias de fantasmas alrededor del fuego (no había electricidad, solo quinqués) y fiestas de pijamas en la azotea bajo las estrellas con sus cinco hermanos y sus padres. Durante toda mi vida, mi padre ha sonreído con nostalgia cada vez que hablamos de ello.

—Nunca fuimos pobres en las cosas importantes, Sue: amor, educación, risas y visión.

—¿Cuál es esa visión, papá?

—Una vida sencilla y pensamientos elevados.

—¿Qué más, papá? —indago, como haría cualquier buen psiquiatra.

—Ver lo mejor en todo, sacar lo mejor de todo y que todo lo que ha pasado también haya pasado de la mejor manera posible para ti.

Mi padre no niega que tuviera dificultades. Cuenta que suspendió y repitió quinto curso; que tuvo que arreglárselas con cosas rotas, insuficientes o inexistentes, desde juguetes hasta muebles y electrodomésticos, y que no entró en la Facultad de Medicina en su primer intento. Sin embargo, aquellos retos le sirvieron para aprender a perseverar y a resolver problemas: a no rendirse en primaria; a fabricar sus propios juguetes con sus hermanos cosiendo cuerda a una pelota para hacer un balón de fútbol y a jugar al críquet con ramas a modo de palos y trozos de madera como bates; a convertirse en un mago reparando electrodomésticos o fabricando muebles improvisados (como la ocasión en que, para disgusto de mi madre, instaló unas cortinas opacas para mi dormitorio con chinchetas, cinta de embalar y bolsas de basura negras). En cuanto a la solicitud de ingreso en la Facultad de Medicina, no cejó en su empeño y, al año siguiente, lo aceptaron en la Facultad Estatal de Medicina, la única (en aquella época) en uno de los estados más poblados de la India, con un gran número de solicitantes (unos cuatro mil al año) y una de las tasas de admisión más bajas de la India (alrededor de ochenta plazas). Mi padre reconoce que hubo chicos mucho más inteligentes que él que no lo consiguieron.

No se trataba de una positividad ingenua o de recuperarse de un revés o dos. Se trataba de un optimismo y una resiliencia enfocados, intencionados, de eficacia contrastada en el tiempo y en la práctica, de los que se juntan a partir de los pedazos rotos de la vida. Aquello era florecer en su máxima expresión.

—Papá, ¿naciste así?

—No. Pero ¿qué otra opción tenía? Podía reír o podía llorar —me dice desternillándose como suele hacer con un brillo travieso, pero sensato, en los ojos.

Con respecto a su actitud, creo que sí tuvo elección. Y yo también. Y tú también. Esa posibilidad, ese derecho a decidir, es lo que el optimismo práctico me ayuda a encontrar y a proporcionarme a mí misma y a mis pacientes una y otra vez. Eso es lo que quiero compartir contigo.

EL OPTIMISMO PRÁCTICO RESUMIDO

El optimismo práctico es una actitud y un conjunto de habilidades y acciones únicas que te equipan con herramientas y técnicas basadas en la evidencia para ayudarte a alcanzar tus objetivos profesionales, económicos, físicos, personales y de relaciones de manera más rápida. También te ayudarán a mantener el rumbo hacia tus objetivos futuros, sea cual sea el punto de tu trayectoria vital en el que te encuentres.

El optimismo práctico obtiene su fuerza de la unión de lo que muchos considerarían dos ideas opuestas. La parte del *optimismo* consiste en cultivar una actitud basada en creer en el potencial positivo ilimitado propio y de los demás. La parte *práctica* consiste en aplicar las habilidades conductuales clave que te darán acceso al procedimiento más razonable y racional de entre todos los posibles. También se refiere al hecho de que el OP es una práctica (sí, el optimismo se puede aprender y desarrollar), no muy distinta de la de cualquier otra cosa en la que quieras mejorar, ya sea un instrumento musical, una aptitud laboral, un idioma o un deporte. El optimismo práctico es concreto y se vuelve más natural con el tiempo.

Capítulo a capítulo, profundizaremos en los principios y las prácticas que he sintetizado en lo que llamo «ocho pilares del optimismo práctico»:

Pilar 1: Propósito. Identifica objetivos auténticos que te motiven e inspiren y céntrate en ellos.

Pilar 2: Procesamiento de emociones. Profundiza en tu sabiduría y tu conciencia emocional.

Pilar 3: Resolución de problemas. Combina la intuición, la lógica y la regulación emocional y domina la resolución de problemas.

Pilar 4: Orgullo. Haz frente a las conductas y pensamientos negativos y utiliza la autocompasión para desarrollar una autoestima estable e intrínseca.

Pilar 5: Competencia. Confía en tus capacidades y mejóralas.

Pilar 6: Presente. Reduce el desorden mental, evita las preocupaciones y recupera tu tiempo.

Pilar 7: Personas. Desarrolla una manera de relacionarte tanto contigo como con los demás para reducir la soledad y favorecer el sentido de pertenencia y la conexión.

Pilar 8: Hábitos saludables. Utiliza el optimismo práctico y otros trucos respaldados por la ciencia para implantar nuevos hábitos y mantenerlos.

Los principios que sustentan el optimismo práctico se basan en años de investigación científica y en enfoques que abarcan desde el tratamiento de la depresión y la ansiedad hasta el afrontamiento de la angustia y la gestión de los factores estresantes y los retos cotidianos. Conforman un enfoque multidisciplinar que integra las mejores prácticas y terapias de eficacia probada con *mindfulness*, habilidades de afrontamiento de la angustia, ejercicio y mucho más en un modelo accesible para vivir una vida óptima. Están probados por mí y por mis pacientes, pero también se fundamentan en años de investigación y teoría por parte de científicos e investigadores, escritores y profesionales, y me siento agradecida de poder apoyarme en ellos; he investigado su trabajo a fondo a lo largo de mi carrera y para escribir este libro. En conjunto, proporcionan una actitud para vivir con sabiduría que te ayudará a estabilizarte en aguas turbulentas o a guiarte durante una navegación tranquila.

Los pilares también funcionan como un plan de acción de ocho pasos: empezarías por tener una visión, un objetivo, una idea o una intención (propósito) y acabarías por hacerla realidad (hábitos saludables); entre esos dos extremos, te moverías por todo lo que fuese surgiendo, desde el procesamiento emocional hasta la resolución de problemas, desde adquirir competencia hasta cultivar relaciones con personas que te entiendan y te apoyen, entre otras cosas. Si quieres cambiar de profesión, volver a estudiar, formar una familia, ganar en salud o seguir cualquier camino vital importante para ti, el optimismo práctico te ayuda a establecer la visión; a reunir la dedicación, la perseverancia y el apoyo necesarios, y desarrollar un plan de acción y automatizarlo para mantenerte firme frente a los obstáculos.

EN TIEMPOS EXCEPCIONALES, SE NECESITAN UNAS HABILIDADES DE AFRONTAMIENTO EXCEPCIONALES

Cuando pregunto a mis pacientes de todas las edades qué les preocupa, me cuentan que no solo tienen que lidiar con el estrés cotidiano, sino que además experimentan fatiga pandémica, fatiga climática, fatiga política y agotamiento económico. En los últimos años, los acontecimientos mundiales han supuesto un desafío para todos. Ahora más que nunca, buscamos el modo de salir de una etapa estresante equipados con habilidades para proteger y salvaguardar nuestra salud, nuestra felicidad y nuestra capacidad de resiliencia. Veamos algunas conclusiones reveladoras:

- Según la encuesta anual *Stress in America*,[1] los estadounidenses se sienten maltratados por una multitud de factores de estrés que consideran ajenos a su control; por ejemplo, la división política, la inestabilidad económica, el clima racial y la preocupación por la violencia. Los participantes en la encuesta declararon tener síntomas físicos notables relacionados con su malestar emocional; entre otros, dolor de cabeza, fatiga, insomnio y nerviosismo.
- El *Informe Global Emotions* de Gallup de 2019 incluyó los resultados de entrevistas con más de ciento cincuenta mil personas encuestadas en ciento cuarenta países de todo el mundo. Reveló que el 55 % de los estadounidenses afirmaron que experimentaban estrés «gran parte del día», en comparación con solo el 35 % mundial. Según el informe, el estrés, la preocupación y la ira de los estadounidenses se habían intensificado antes del aislamiento social, la pérdida de empleo, las tensiones económicas, la muerte de seres queridos y otros factores de estrés de la pandemia de covid-19, por no hablar de sus posibles consecuencias a largo plazo.
- Según la Organización Mundial de la Salud (OMS), una de cada cuatro personas en el mundo se verá afectada por una enfermedad mental o neurológica en algún momento de su vida. Muchas mujeres tienen entre dos y cuatro veces más riesgo de sufrir trastornos mentales, lo que se cree que se debe en parte al creciente número de funciones que desempeñan dentro y fuera del hogar.
- Entre 1999 y 2014, se produjo un aumento del 65 % en el uso de antidepresivos. Los investigadores de este estudio descubrieron

que uno de cada ocho estadounidenses mayores de doce años había tomado alguno en el último mes.[2]

- A pesar de la disponibilidad de numerosas opciones de tratamiento, la OMS cita la depresión como la principal causa de falta de salud y de discapacidad en todo el mundo.
- Se ha descubierto que la depresión eleva el riesgo de muerte prematura. Un amplio estudio a largo plazo demostró que sufrir al menos un episodio depresivo grave está relacionado con un aumento de la mortalidad tanto en hombres como en mujeres. Las personas con antecedentes de depresión experimentan un incremento del 50 % en el riesgo de muerte por cualquier causa, lo que supone una reducción de la esperanza de vida de los afectados de una media de entre diez y doce años.
- Los datos actuales indican que la calidad de nuestras relaciones está disminuyendo y que cada vez más gente afirma no tener ninguna persona de confianza en su vida.

CÓMO (Y CUÁNDO) SE UTILIZA ESTE LIBRO

¿Alguna vez has pensado algo así?:

- ¿Podría cambiar algo, aunque fuese muy poco, para ser más feliz?
- ¿Cuáles son mis objetivos y cómo puedo alcanzarlos? ¿Qué hará que sienta que estoy consiguiendo mi plena realización?
- Hay días en los que siento que no hago más que seguir la corriente.
- Ha sido una crisis tras otra. ¿Cómo puedo mantener un equilibrio?
- Mi vida se encuentra en transición (nuevos estudios/trabajo, nueva maternidad/paternidad, soltería reciente, inicio de una relación seria, nido vacío, cuidador, etc.) y siento que me sobrepasa. Necesito mejorar mis habilidades de afrontamiento.
- Quiero hacer algo contra las injusticias y el sufrimiento en el mundo, pero es difícil mantener la motivación o incluso saber por dónde empezar.

Si te identificas con alguna de estas afirmaciones, espero que te dejes ayudar por el optimismo práctico. Cada persona llegará hasta aquí en diferentes momentos y por distintas razones. Puedes adaptarlo a tu ritmo y a tus necesidades, ya sea lidiar con las emociones en un momento difícil, encontrar enfoques más productivos en tus relaciones o en el trabajo, hacer algunos cambios fundamentales en tu vida, disfrutar más de la vida o ser tu mejor versión y aportar lo mejor de ti al mundo. Las técnicas de los ocho pilares resultan transformadoras para quienes sufren, y no porque padezcan un trastorno mental concreto, sino porque su vida no les satisface. Piensa que se trata de la forma definitiva de autocuidado, al ayudarnos a manejar los problemas sobre la marcha para que no se conviertan en estresores crónicos incontrolables.

También te animo a que te familiarices con las funciones del ejercicio, el sueño, la nutrición y otras muchas actividades que te ayudarán a maximizar tu bienestar mental. Mientras lees este libro, te pido que te preguntes: ¿Qué nuevas habilidades puedo aprender y utilizar?

Si te encuentras en una situación de estrés extremo, este libro te será de ayuda, aunque no está de más que también consideres la posibilidad de recibir apoyo y tratamiento de salud mental.

Tú aportarás tus puntos fuertes al optimismo práctico. Puede que se te dé bien resolver problemas, pero que te cueste estar plenamente presente en cada momento. O que cuentes con pasión y propósito, pero hayas dejado de lado el cuidado de tu salud. Te animo a que tomes lo que te resulte útil de cada capítulo. El optimismo práctico puede servirte de espejo y de ventana: una oportunidad tanto para reflexionar y comprender mejor tu viaje como para mirar fuera en busca de ideas, estrategias y habilidades que te ayuden a sacar el máximo partido a tu trayectoria vital.

Yo les digo a mis pacientes que, siempre que sea posible, lo mejor es aprender nuevas habilidades de afrontamiento en los momentos más tranquilos de la vida para que, como los salvavidas en un barco, estén a bordo y listas para usar cuando el mar se agite. Tómate tu tiempo para asimilar las ideas y utilizar las herramientas.

Cualquier habilidad que aprendemos requiere práctica para incorporarla y que sea de verdadera ayuda. Si tu experiencia es más o menos como la mía, tendrás numerosas oportunidades en tu vida diaria para aplicar el optimismo práctico. Está aquí para ti.

Conclusión: el camino del optimismo práctico es tan individual como tú. Te doy la bienvenida a este viaje mientras continúo dando todos y cada uno de los pasos, cada día, contigo.

KINTSUGI

Cuando echo la vista atrás, me doy cuenta de que, durante toda mi vida, he tenido un asiento en primera fila en esto del optimismo práctico. Mi padre fue mi primer caso de estudio sobre los beneficios de guiarse por los ocho pilares (8P). Cuando era pequeña, yo no sabía que era algo especial. Simplemente, veía que tanto a él como a mi madre les motivaba un propósito: servir a los demás en la salud y en la enfermedad (el uno al otro, a sus respectivas familias, a sus hijos, a sus pacientes en el caso de papá y a los alumnos y colegas en el caso de mamá).

Papá fue uno de los primeros psiquiatras infantiles del norte de la India y defensor de los derechos de los niños. Completó su formación en psiquiatría en Estados Unidos y tenía una brillante carrera en Nueva York, pero regresaba a la India con frecuencia para enseñar voluntariamente a médicos, profesores, trabajadores sociales y cuidadores infantiles sobre cómo atender a niños con discapacidades físicas o de aprendizaje, déficit de atención o problemas de conducta (niños que hasta entonces se consideraban una carga para la comunidad y eran castigados con dureza o expulsados de ella). Era un trabajo difícil que solo podía hacer alguien capaz de resolver problemas como nadie.

Aunque el ingenio, la creatividad, la flexibilidad y la apertura de mente parecen características intrínsecas de papá, me di cuenta de que trabaja cada día para desarrollar sus capacidades. Cuando se enfrenta a retos y obstáculos, procesa sus emociones para permanecer tranquilo, paciente y agradable. En la era de la multitarea y las innumerables distracciones, es un hombre de la vieja escuela que domina la sorprendente habilidad de permanecer en el momento presente, haciendo las cosas de una en una. Las personas saben que cuenta con toda su atención porque escucha, recuerda y hace un seguimiento de lo que es importante para cada una de ellas (cosas que ni siquiera recuerdan haber compartido) con una llamada telefónica, una tarjeta, una visita o un correo electrónico.

Nunca ha olvidado un cumpleaños ni un aniversario y siempre tiene una excusa para celebrar y dar y recibir la energía positiva que surge de estar en compañía. Es uno de los invitados favoritos en las fiestas (aunque no bebe), es el rey del grupo de chat de antiguos alumnos de su facultad y, después de cincuenta años, ha vuelto a conectar con antiguos colegas médicos de la isla de Vancouver, Heidelberg y Udaipur. Su práctica diaria de hábitos saludables desde que lo conozco (meditación, yoga, entrenamiento de fuerza, caminatas diarias y más) es en parte responsable de su excepcional longevidad y, lo que es igualmente importante, de una vida con una salud excepcional. No solo sigue cuidando de sí mismo a sus ochenta y tantos años, sino de todos nosotros. ¡Me corta la fruta y la verdura cada vez que nos vemos!

Y, en los momentos difíciles, cuando el cáncer de mi madre casi me paralizó, mi padre recurrió a todas las capacidades de los ocho pilares del optimismo práctico para permanecer presente, estar emocionalmente conectado y ser capaz de afrontar las verdades difíciles. Y todo ello mientras se desvivía por mi madre, la mujer de mente fuerte y supercapaz (una destacada educadora con cuatro carreras, cuatro másteres y un doctorado cuyos logros en la India atrajeron la atención nacional y que realizó importantes contribuciones a la educación y la salud mental infantil en Estados Unidos) que aceptaba su dolorosa realidad y se despedía de esta vida.

He aprendido de mi padre que un optimista es lo que un optimista hace. Esta unión de positividad y pragmatismo constituye la piedra angular del optimismo práctico.

En el salón de mi padre, hay una cerámica preciosa que trajo de Japón. Cuando era pequeña, me explicó que el *kintsugi* es el arte japonés de crear belleza a partir de piezas de cerámica rotas. Me atrajo la idea de recomponer un objeto y, en el proceso, dotarlo de algo que trascienda su belleza original. Ahora, me doy cuenta de que esa es la esencia misma del optimismo práctico. En mis primeros años como psiquiatra, supe que, cuando veía a pacientes que se describían a sí mismos como «rotos», no me interesaba limitarme a ayudarlos a recomponer su vida. «Mejor que bien» no era suficiente. Quería ser su cómplice y ayudarlos a crear algo radicalmente más duradero y radiante de lo que esperaban. El optimismo práctico te otorga la capacidad de trabajar con tu vida y todos sus altibajos (imperfecciones, grietas y roturas; promesas y potencial) empleando la paciencia, el sentido práctico, la creatividad, el ingenio, la habilidad y el amor para aplicar el pegamento dorado que da lugar a una creación todavía más hermosa y reforzada.

Este libro es un acto de amor para mí, un compendio de los años que he pasado ayudando a mis pacientes a llevar una vida más sana y feliz mediante las prácticas que se describen en estas páginas. Está basado en investigaciones y hechos, con conclusiones claras y medidas útiles. El optimismo práctico me ayudó no solo a sobrevivir, sino a crecer en los momentos más difíciles de mi vida. Ha mejorado la vida de mis pacientes durante las dos décadas que llevo ejerciendo. Ha cambiado mi vida. Y puede cambiar la tuya.

Para consultar las referencias científicas citadas en este capítulo, visita: <doctorsuevarma.com/book>.

1

¿POR QUÉ OPTIMISMO PRÁCTICO?

El pesimista se queja del viento; el optimista espera que cambie; el realista [optimista práctico] ajusta las velas.

William Arthur Ward (adaptada por la autora)

Cuando los pacientes entran en mi consulta por primera vez, vienen con un problema que quieren resolver. Algunos están pasando por uno de los momentos más oscuros de su vida, otros simplemente necesitan tomarse un respiro entre las oleadas de dificultades y traumas que conlleva el hecho de ser humano. En cualquier caso, decirles que vean el lado bueno de las cosas no sería un tratamiento eficaz. Probablemente, asentirían con educación (¡o no tan educadamente!) y no volverían nunca más porque yo no habría tenido en cuenta la gravedad de su situación. Eso no es optimismo, es negación.

Ahí es justo donde entra en juego el optimismo práctico. Incorpora la positividad resiliente que se les da tan bien a los optimistas sin la negación que, a veces, mete en problemas a los optimistas que se pasan de la raya, además de los pasos proactivos que conducen al crecimiento. Los optimistas prácticos afrontan lo que está roto y lo arreglan, pero no se detienen ahí: lo mejoran.

El optimismo práctico combina una mentalidad de afirmación, acción y convicción de que podemos marcar una diferencia positiva en nuestra vida y en la de los demás, con una clara aceptación (apreciación incluso) de la incertidumbre fundamental y lo misterioso de la existencia. Tanto si lo utilizas para enfrentarte a las realidades más duras como para gestionar mejor los retos de tu vida diaria o para impulsar tus sueños y metas, el optimismo práctico aprovecha tu resistencia natural y la potencia al máximo.

LOS OPTIMISTAS PRÁCTICOS SE HACEN, NO NACEN

No tengo claro si me considero una optimista nata, pero intento pensar y actuar como tal. El término *optimista* hace referencia a la persona que tiende a ver una situación determinada de forma positiva y anticipa un resultado favorable. Incluso podríamos considerar que los optimistas están predispuestos a ser alegres por naturaleza, dada su visión positiva de las cosas. Y, aunque pueden nacer con una tendencia más acusada a experimentar efectos positivos debido a sus interpretaciones más favorables de las situaciones, no son más felices porque sí o alegres pase lo que pase. Los optimistas tienen altibajos en su estado de ánimo en respuesta a lo que ocurre en su vida y en el mundo que los rodea, como cualquier persona. Lo que les permite experimentar un mayor bienestar y felicidad, así como un buen estado de ánimo general, es su actitud; en concreto, en qué aspectos de una situación se centran y sus interpretaciones de lo que ocurre a su alrededor. Los optimistas tienden a enfocarse en los aspectos positivos de una situación determinada y en las áreas que están bajo su control, lo que les permite tener más confianza en sí mismos a la hora de afrontar los retos de la vida. También tienden a responsabilizarse de su papel en una situación y a prescindir del resto. Además, su capacidad proactiva para emplear estrategias de afrontamiento claves cuando perciben que los están atacando (en lugar de recurrir a la vergüenza o la culpa) no solo hace que soporten el estrés mejor que los pesimistas, sino también que recuperen este estado de ánimo más elevado tras una adversidad o un contratiempo. Tienen acceso natural a esos valiosos recursos psicológicos. Los optimistas persisten ante los fracasos e intentan ver las cosas desde un punto de vista más abierto, flexible y esperanzador, gracias a lo que continúan siendo persistentes y proactivos ante los obstáculos.

Es posible que te preguntes: ¿cómo es que son capaces de hacerlo de forma natural? Gracias a mi trabajo, he aprendido que el optimismo no es solo un término positivo, sino que tiene una base neuronal en el cerebro. El aumento de la actividad en el hemisferio izquierdo se relaciona con el fomento del optimismo, la sensación de calma y agencia y un pensamiento y conducta proactivos. Y, aunque ambos hemisferios del cerebro, derecho e izquierdo, trabajan juntos para crear una experiencia fluida de nosotros mismos y del mundo, saber que cada uno de ellos desempeña un papel específico puede ayudarnos a conseguir mejores perspectivas y resultados en la vida. Por ejemplo, una mayor actividad en el hemisferio derecho (la parte del cerebro que escanea el entorno en busca de amenazas y peligros) se asocia con el pesimismo, la depresión, la pasividad y la evitación. Se ha demostrado que cada uno de los ocho pilares del optimismo práctico y los ejercicios tangibles asociados potencian el optimismo en el plano neurofisiológico, lo que conduce a la postura positiva, esperanzada y proactiva que los optimistas tienden a adoptar, la cual todos podemos aprender a practicar, independientemente de nuestra inclinación o predisposición natural. Es posible que los optimistas nazcan, pero los optimistas prácticos se hacen.

Los optimistas también viven más, están más sanos, se recuperan más rápido del estrés, las lesiones y las enfermedades y duermen más y mejor. En el número de septiembre de 2019 de *JAMA Network Open*, una de las publicaciones revisadas por pares más respetadas del mundo, los investigadores informaron de que el optimismo no solo se asocia con un menor riesgo de problemas cardiovasculares, sino que también puede disminuir la muerte por todas las causas. Combinando los resultados de más de quince estudios, los autores pudieron analizar datos de más de doscientos mil individuos y llegaron a esta conclusión. Un metanálisis de ochenta y tres estudios sobre el optimismo demostró que este se relaciona con resultados beneficiosos en el funcionamiento inmunitario, la salud cardiovascular, el cáncer, el embarazo, los síntomas físicos y el dolor.

Además, los optimistas son más exitosos y afirman tener unos ingresos más elevados y estar más satisfechos con su trabajo, cuentan con mejores hábitos de salud (mejor alimentación, actividad física más constante y menos probabilidades de ser fumadores), relaciones más sólidas y una mayor satisfacción vital y, lo que es más importante, son más felices.

Sin embargo, he aquí un dato sorprendente: las investigaciones demuestran que, aunque el optimismo es hasta cierto punto genético, solo el 25 % de la propensión a este se hereda. Cuando se trata de la salud psicológica, los genes predicen nuestro destino, pero no lo determinan por sí solos.

Por tanto, el hecho de nacer con optimismo resulta más bien irrelevante.

Cada vez existen más estudios que analizan cómo utilizar el optimismo como método en lugar de considerarlo un rasgo innato. Algunos de esos métodos nos piden que imaginemos resultados futuros positivos; por ejemplo, cómo sería la vida si lográsemos todo aquello por lo que trabajamos.

Aunque estoy totalmente a favor de esos ejercicios que mejoran el estado de ánimo y la esperanza, los resultados pueden ser pasajeros. Para que sean duraderos, tenemos que cambiar no solo cómo vemos el mundo, sino también cómo interactuamos con él. De hecho, a los optimistas les beneficiaría seguir las pautas del optimismo práctico, pues, como ya he mencionado, los optimistas poco realistas pueden meterse en problemas. Quizá dominen el arte de esconder la cabeza como un avestruz: ignorar la información incómoda o contraria a sus creencias y fingir que todo está (o estará) bien, o bien utilicen esa actitud para eludir su responsabilidad; por ejemplo, adoptando conductas de riesgo, no solicitando atención médica preventiva o subestimando el peligro y sobrestimando su capacidad para afrontarlo.

El optimismo práctico hace algo más que animarnos a visualizar unos resultados positivos. Nos dota de una mentalidad, un conjunto de habilidades y de acciones para lograrlos, además de la capacidad de aplicar esas competencias aunque no nos resulten naturales, sobre todo ante los retos y la adversidad.

¿PUEDE EL OPTIMISMO PRÁCTICO REDUCIR EL PESIMISMO?

El doctor Martin Seligman, pionero en el campo de la psicología positiva y el estudio del optimismo, descubrió que, aunque los optimistas y los pesimistas experimentan más o menos el mismo número de sucesos vitales adversos, los pesimistas tienen las tres P del pensamiento negativo: personalización, propagación (omnipresencia) y permanencia. Cuando les ocurre algo malo, se culpan sobre todo a sí mismos (se lo toman como algo personal), creen que todos los aspectos de su vida están en peligro (propagación) y lo consideran una pérdida permanente. Podría añadir una cuarta P: pasividad ante los obstáculos.

También en este caso, la genética forma parte de la historia. En 2011, investigadores de la Universidad de California (UCLA) descubrieron que el optimismo se asocia con el gen receptor de la oxitocina (gen *OXTR*) y que este también está relacionado con el hecho de tener buenos recursos psicológicos. ¿Y cuáles son esos recursos? Los investigadores de la UCLA los definieron como optimismo, dominio, autoestima y sensación de control y agencia.

La oxitocina se conoce popularmente como la hormona del abrazo y el vínculo afectivo. Es la que segrega una madre cuando establece un vínculo con su bebé, durante el parto y la lactancia, así como en la actividad sexual. Además, la oxitocina funciona como un neurotransmisor cerebral que aumenta en respuesta al estrés y se asocia con habilidades prosociales como la empatía, la confianza, el desarrollo de relaciones y el disfrute de estar en compañía. Y ahora se cree que también está relacionada con la existencia de recursos psicológicos clave que marcan la diferencia entre experimentar decepción y tristeza pasajeras o caer en una depresión prolongada.

Resulta que existen variantes de este gen *OXTR*. Un individuo con la variante A (adenina), con una copia o dos, tiene más probabilidades de ser sensible al estrés, tener menos habilidades sociales y peores resultados en salud mental.

No te voy a engañar. Las trampas del pesimismo no son buenas para la salud. Los pesimistas tienden a rumiar sobre el pasado y, por tanto, están más predispuestos a la depresión. También se preocupan por el futuro, lo que los hace más propensos a la ansiedad. En cualquier caso, rara vez viven en el presente, y eso les impide relajarse plenamente y disfrutar de los momentos felices. Se hallan sujetos a guiones antiguos, obsoletos o improductivos en su vida diaria, en la que les puede resultar difícil ser asertivos y resolver problemas.

Las personas con características propias del pesimismo tienen algunas cosas en común. En ocasiones, las creencias negativas obstaculizan el desarrollo de relaciones estrechas y de confianza, pues las relaciones íntimas les pueden resultar agotadoras por diversos motivos (por ejemplo, por sentirse heridas o rechazadas). Es posible que se impongan unos niveles de exigencia muy elevados (a veces, arbitrarios o poco realistas) a sí mismas y a los demás, lo que les dificulta reconocer el mérito de los resultados positivos propios y ajenos. Su cerebro y cuerpo están expuestos a altos niveles de hormonas del estrés, como el cortisol, la norepinefrina y la epinefrina. La exposición crónica a niveles elevados de estas hormonas conduce a una mayor inflamación y daños en los vasos sanguíneos, aterosclerosis y aumento del riesgo de todo tipo de trastornos, desde depresión hasta derrames cerebrales, cardiopatías o demencia vascular, entre otros.

La buena noticia es que el gen *OXTR* no es el único determinante de la capacidad de resiliencia emocional. La mayoría de nosotros, con un poco de concienciación y entrenamiento, podemos reforzar nuestros recursos psicológicos protectores para mitigar el estrés y florecer. Los investigadores de la UCLA sugieren que, a través de la terapia cognitivo-conductual (TCC), los participantes en el estudio podrían emplear esos recursos psicológicos para protegerse frente al estrés, la depresión y la ansiedad.

¿Qué es la terapia cognitivo-conductual (TCC)?

La terapia cognitivo-conductual (TCC) es una forma de tratamiento psicológico muy estudiada y respaldada que ha demostrado ser eficaz para una amplia gama de problemas, como la depresión, los trastornos de ansiedad, el abuso de sustancias, los problemas conyugales, los trastornos alimentarios y las enfermedades mentales graves.[3] Aunque se basa en el pasado del paciente, la TCC se centra en el funcionamiento y la calidad de vida en el presente, que ha demostrado mejorar.

La TCC se sustenta en la premisa de que nuestras interpretaciones sobre las personas, los acontecimientos, el futuro, el mundo e incluso nosotros mismos son importantes y que los problemas psicológicos suelen ser el resultado de pensamientos erróneos, patrones de conducta inadaptados o de escasa utilidad (basados en maneras de pensar anticuadas, desfasadas o distorsionadas, en ocasiones denominadas «guiones») y emociones negativas persistentes. Cuando estas no se ajustan a la realidad, conducen a un pensamiento distorsionado, a la rumiación, a una preocupación excesiva y, en última instancia, incluso a un deterioro del funcionamiento (ansiedad y depresión).

Aprender a identificar estos patrones de pensamiento inútiles y a cuestionarlos con un pensamiento más preciso, realista y lógico nos ayuda a sentir que llevamos las riendas. Las personas que trabajan con técnicas de TCC en colaboración con su terapeuta se basarán en ellas y pondrán a prueba en casa lo que se trabaja en las sesiones. Poco a poco, amplían sus habilidades de afrontamiento e incorporan una amplia variedad de técnicas positivas y proactivas; entre otras, la relajación, la asertividad y la recuperación de la relación con personas y actividades en lugar de la evitación. Es posible que utilicen registros, ejercicios que nos incitan a descubrirnos y a afrontar el pensamiento distorsionado, las emociones angustiosas, los patrones de conducta inadecuados y los hechos que los desencadenan. Los diarios de preocupaciones en la TCC nos ayudan a tomar conciencia de la naturaleza cíclica de lo que nos inquieta. Lo cierto es que muchas de las situaciones que nos preocupan no son tan malas como tememos que acabarán siendo y casi siempre somos mucho más capaces de gestionarlas de lo que creemos.

La ciencia del optimismo ha captado la atención de investigadores de casi todos los campos de la medicina, desde la psiquiatría hasta la inmunología, la cardiología y la cirugía. Los ocho pilares del optimismo práctico se fundamentan en enfoques basados en la evidencia y en las mejores prácticas en múltiples áreas, incluyendo medicina interna, psiquiatría, neurociencia, psicología conductual y positiva, ciencias sociales, psiquiatría positiva, neurobiología, yoga y *mindfulness*, e incluso filosofía. Están formulados para ayudarte a aumentar tus reservas psicológicas y servirte como habilidades en las que confiar en momentos de necesidad. Piensa que son como amortiguadores emocionales que te protegen de los inevitables badenes y baches (en ocasiones enormes) de la vida.

¿OPTIMISTA O PESIMISTA? NORMALMENTE, ES UNA MEZCLA, Y TÚ PUEDES INFLUIR EN ELLA

La mayoría de las personas muestran cualidades optimistas y pesimistas. Se sentirán optimistas en algunos aspectos de su vida, más pesimistas en otros y, a veces, ambas cosas a la vez. Por ejemplo, si en el trabajo solo tú te esfuerzas en tu equipo y tu bonificación depende del rendimiento del grupo, es posible que te sientas pesimista acerca de las relaciones con tus compañeros y sobre tu futuro laboral, pero que confíes plenamente en tu eficacia en general. Esto no te convierte en pesimista, sino en alguien en contacto con la realidad.

Conclusión: el optimismo y el pesimismo pueden coexistir. Por eso, es normal creer en el mejor resultado posible y esperarlo al mismo tiempo que se tienen miedo y dudas. La clave está en ser capaz de aceptar el miedo y la duda manteniendo una actitud constructiva, aplicando habilidades de afrontamiento sólidas y haciendo todo lo posible para lograr cambios positivos en las áreas de tu vida que lo necesitan.

No sé si conoces el cuento de los dos lobos. Existen diferentes versiones de la historia, pero en la que yo me sé un anciano cheroqui enseña a su nieto de qué va la vida. «Dentro de mí hay una lucha —le dice al niño—. Una lucha horrible entre dos lobos. Uno es malo: la ira, la envidia, la tristeza, el arrepentimiento, la codicia, la arrogancia, la autocompasión, la culpa, el resentimiento, la inferioridad, la mentira, el falso orgullo, la superioridad y el ego». Y continúa: «El otro es bueno: es alegría, paz, amor, esperanza, serenidad, humildad, bondad, benevolencia, empatía, generosidad, verdad, compasión y fe. La misma lucha tiene lugar dentro de ti, y dentro de cada persona.»

El nieto piensa un momento y, a continuación, pregunta a su abuelo: «¿Qué lobo ganará?». El anciano cheroqui se limita a responder: «Aquel al que alimentes».

Esta es una historia sobre la conexión entre la responsabilidad personal y el potencial humano. Según un estudio publicado en

Psychology and Aging sobre el papel del optimismo y el pesimismo en la recuperación del cáncer de mama, era más importante no ser pesimista que ser optimista. Se trata de un hallazgo de peso, porque, como hemos dicho, el pesimismo y el optimismo son en realidad dos vías que coexisten a menudo. El camino que elijas, como el lobo que alimentes, depende de ti.

DE LANGUIDECER A FLORECER

El cuento de los dos lobos también es válido para nosotros como sociedad. Podríamos cuidar mejor de nosotros mismos y de los demás en muchos aspectos.

El bienestar es algo más que la ausencia de enfermedad. La Organización Mundial de la Salud (OMS) define la salud mental como un estado de bienestar en el que una persona es consciente de sus capacidades y es capaz de afrontar las tensiones normales de la vida, trabajar de manera productiva y contribuir a su comunidad.

Estamos muy lejos de conseguirlo, lo que ha dado lugar a la cultura del pesimismo. En 2023, Estados Unidos ocupaba el decimonoveno lugar en el índice mundial de felicidad. Además, como sabemos, las probabilidades de lograr una salud física y mental óptima y mantenerla no está al alcance de muchas personas. Los factores sociales de la enfermedad incluyen todas las consecuencias de la pobreza y la discriminación: acceso limitado a la educación, el empleo y la atención médica y prenatal, así como una mayor asociación con encarcelamientos, violencia, trastornos mentales, abuso de sustancias y mortalidad. El estrés crónico asociado a esos problemas socava nuestra capacidad para tomar buenas decisiones, establecer objetivos y resolver problemas.

Con la entrada en la década de 2020, asistimos a un aumento de la soledad, las tasas de suicidio y los trastornos por consumo de opiáceos, y todo eso fue antes de la pandemia de covid-19 (un periodo al que me refiero con nostalgia como a. C.). Los imprevisibles acontecimientos y presiones a causa de la pandemia agravaron el sufrimiento médico, emocional, social y económico de la familia humana hasta el punto de que el estudio *Estrés en America 2022* reveló que entre el 65 y el 80 % de las personas están estresadas por una amplia gama de factores: incertidumbre económica y financiera, conflictos políticos y bélicos, salud y un largo etcétera.

La depresión y los trastornos mentales representan una de las principales causas de enfermedad en todo el mundo y suponen un coste anual de 250.000 millones de dólares a Estados Unidos. En este país, más de la mitad (54,7 %) de los adultos con enfermedades mentales no reciben tratamiento.

Quienes buscan ayuda para sus problemas de salud mental descubren que, por mucho que las opciones de tratamiento cambien la vida de muchas personas y las salven, los medicamentos no siempre funcionan en todos los casos, aunque se sigue investigando. Lo que sí sabemos es que lo que aprendemos en terapia permanece con nosotros años y crea cambios duraderos en nuestra vida e incluso en nuestros circuitos cerebrales, dando lugar a nuevos patrones de aprendizaje y promoviendo la restructuración del pensamiento y la modificación del comportamiento. Por eso, cuando prescribo medicación (de manera muy estudiada y controlada) en colaboración con mis pacientes (es decir, después de debatirlo y con su participación), casi siempre lo hago conjuntamente con terapia.

Para mí, la esencia de mi terapia fueron las habilidades que adquirí, que utilicé el resto de mi vida: mayor autoconciencia, autocompasión y regulación emocional, estrategias de afrontamiento flexibles y diversas y una conciencia más atenta y presente en el mundo tal como es. Aunque ningún libro reemplaza el trabajo individualizado y la sintonía que ofrece la terapia, creo que es importante que todos aprendamos habilidades fundamentales para la vida como estas. Cuando se practican con diligencia, cambian la forma en que nos vemos a nosotros mismos, a los demás y nuestro mundo de manera positiva para lograr resultados positivos. Este tipo de recursos psicológicos clave sirven como depósito para reducir el estrés y como fuente de emociones positivas y habilidades de afrontamiento, pues nos ayudan a conectar con nuestro propósito, procesar nuestras emociones, resolver problemas, beneficiarnos de la conciencia del momento presente y perfeccionar nuestras habilidades interpersonales. Este es el núcleo del optimismo práctico.

Lo bueno del OP es que es proactivo, no reactivo. El OP no sugiere «Esperemos a que ocurra algo malo, entonces lo arreglamos y ya está». Piensa en una lesión que hayas tenido (un brazo roto, por ejemplo). La escayola permite que el hueso se cure, pero, cuando se quita, ¿funciona el brazo al cien por cien? Para eso se necesita más. Del mismo modo, el tratamiento de una enfermedad mental favorece la curación, pero no aporta bienestar de inmediato. Significa que estás mejor, pero no bien. Si a una de cada cinco personas se le diagnostica una enfermedad mental a lo largo de su vida, cinco de cada cinco (todo el mundo) tienen el potencial de crear una vida con sentido, dominio, alegría y propósito. Para cualquiera de nosotros, alcanzar una alta calidad de vida depende de diversos factores, entre ellos nuestra salud, sistema de apoyo, equipo de tratamiento, hábitos de vida y, sinceramente, actitud.

Demasiadas personas languidecen (término que utilizamos los profesionales para describir el extremo inferior del espectro del bienestar mental, o el hecho de conformarse con un bienestar mental moderado) cuando el objetivo debería ser florecer: alcanzar el máximo bienestar mental.

La languidez conlleva sus propios costes; entre otros, problemas cardiovasculares, bajas laborales, menor productividad, descenso de la calidad de vida y mayor riesgo de ansiedad y depresión. Esta, aunque no responde a un criterio de trastorno mental a pesar de que implica que no se funciona de manera óptima (la persona se siente aburrida, vacía, acabada, atrapada, estancada), suele pasar desapercibida.

¿Qué significa florecer? Florecer es experimentar plenamente el sentido, el placer, la autoaceptación y el dominio de nuestra vida. Consiste en asumir retos, crecer como persona y disfrutar de nuestras relaciones. Es crear una vida de alegría y propósito, potenciando los aspectos positivos y tomando medidas para reducir los negativos. Es sentir que importamos, tanto en el mundo como para los demás, y es tratar de hacer lo que tiene importancia para nosotros y para los demás. Eso es alimentar al lobo bueno. El florecimiento y la resiliencia, junto con los pasos tangibles para practicarlos, son la esencia misma del OP.

Está claro que, como sociedad, tenemos que corregir nuestras tácticas en muchos frentes, pero el beneficio más inmediato vendrá de un enfoque múltiple de la salud mental y el bienestar general que incluya hacer lo posible por desarrollar una práctica de bienestar accesible y flexible. El optimismo práctico se creó para ayudar a salvar las distancias entre la enfermedad y el bienestar proporcionando un enfoque singular que combina técnicas útiles para todo el mundo, tanto si necesitas mecanismos de afrontamiento durante una crisis como energía para florecer o una manera de dar un paso más allá en tu vida.

EL PODER DEL OPTIMISMO PRÁCTICO: VIVIR CON PLENITUD Y ALEGRÍA EN UN MUNDO IMPERFECTO

Los ocho pilares del optimismo práctico se basan en muchas de las técnicas basadas en la evidencia que utilizamos para abordar los síntomas de la ansiedad y la depresión y reducirlos mediante la gestión eficaz del estrés y las habilidades de afrontamiento. El OP puede ayudarte a sobrellevar el estrés y los momentos difíciles para que los bajones no sean tan pronunciados: podrás tomártelos con calma y trabajar para evitarlos la próxima vez.

Sin embargo, como ya he mencionado, prevenir los bajones es solo una parte de la ecuación.

El optimismo práctico combina un modelo de salud basado en los puntos fuertes con el modelo médico occidental tradicional del déficit y la enfermedad en una práctica de bienestar diseñada para partir desde donde te encuentres en cuanto a bienestar y animarte a que no te limites a reducir el malestar. Se trata de liberar tus puntos fuertes y talentos naturales y construir una vida llena de significado, propósito, alegría y conexión.

Con el optimismo práctico, te entrenarás para no obcecarte en la adversidad o en una mentalidad basada en regar las malas hierbas. De ese modo, evitarás la rumiación, un factor de riesgo clave de la depresión y la ansiedad. En su lugar, adoptarás el hábito más saludable de vivir en la posibilidad.

El optimismo práctico te da las herramientas de autoconocimiento no solo para abordar lo que no funciona en tu vida, sino para desarrollar patrones de pensamiento más productivos, respuestas emocionales más compasivas y estrategias de comportamiento más eficaces. Además, refuerza tu sentido de propósito. No se trata de pensamiento mágico, sino de una filosofía concreta y un conjunto de habilidades basadas en las mejores prácticas.

Los optimistas prácticos son ingeniosos, realistas y reflexivos a la hora de resolver problemas. Igual que los cocineros reúnen los ingredientes y los utensilios que precisan para que su trabajo salga bien, estos adoptan un enfoque pausado para resolver los problemas, son capaces de descifrar con precisión lo idóneo para una situación determinada porque son conscientes de sí mismos y saben lo que necesitan, así como lo que los demás necesitan de ellos, confían en sus capacidades, reconocen lo que no saben y aprenden lo que hace falta saber para vivir mejor.

La positividad auténtica de los optimistas prácticos es muy contagiosa. Atraen a las buenas personas y las buenas oportunidades. La gente los ve como imanes del éxito. No esperan a ver el lado bueno de las cosas, sino que lo crean: detectan las oportunidades en hechos cotidianos, buscan formas de dar la vuelta a los sucesos negativos y mejoran todavía más las situaciones positivas. Tienen la valentía de alejarse de las oportunidades que no les sirven o no les permiten crecer, por muy tentadoras que sean. Conocen el efecto liberador de dirigir su energía hacia donde resulta más necesaria, valorada y merecida. Poseen algo de valor que no abunda: los recursos internos para vivir de manera plena y alegre en un mundo imperfecto.

Ejercicio: El optimismo práctico y tú

El siguiente ejercicio está diseñado para ayudarte a utilizar los ocho pilares del optimismo práctico de manera óptima. Se trata de que hagas un selfi amable de tu vida (que no compartirás con nadie más) sobre las áreas que funcionan bastante bien, solo bien o tal vez no tan bien como te gustaría. A través de la reflexión sin prejuicios, tendremos una idea más clara de dónde centrar nuestros esfuerzos.

Si quieres, tómate un momento ahora para empezar a escribir un diario o unas notas sobre tu práctica del OP. Plasma tus respuestas en este ejercicio y en los siguientes, recoge lo que vayas aprendiendo en el proceso y haz un seguimiento de tu progreso si lo deseas. Ten en cuenta que este ejercicio no pretende proporcionar un diagnóstico.[4] Considéralo una sesión, sin sentir presión alguna, para evaluar las áreas de tu vida que necesitan tu atención, identificar las fuentes de desequilibrio y hacerte una idea de cómo te sientes en cada aspecto del optimismo práctico.

Para cada una de las siguientes afirmaciones, escribe «sí» para indicar que la mayoría de las veces es cierta en tu caso o «no» si tu respuesta es negativa la mayoría de las veces. No hay respuestas correctas o incorrectas. Considera este ejercicio una oportunidad para reflexionar en silencio, un regalo de atención a tus necesidades y tus verdades en lo más profundo de tu corazón.

1. Rara vez me aburro.
2. Por lo general, afronto el día con optimismo y positividad por la mañana.
3. Soy una persona llena de energía, satisfecha y realizada con las actividades de mi vida y tengo al menos una

actividad que me hace sentir que fluyo o en la que me concentro mucho.

4. Tengo un sentido de dirección en mi vida y miro hacia el futuro.
5. Siento que contribuyo en el mundo a mi manera.
6. Soy una persona introspectiva y capaz de nombrar e identificar mis sentimientos.
7. Normalmente, puedo señalar el desencadenante o antecedente de emociones positivas o negativas intensas.
8. Incluso cuando mis emociones negativas me resultan incómodas, puedo examinarlas y aceptarlas sin caer en la autodestrucción ni utilizar mecanismos de afrontamiento poco saludables.
9. Soy capaz de expresar adecuadamente mis sentimientos a familiares, amigos y compañeros de trabajo.
10. No experimento muchos síntomas médicos inexplicables; es decir, mi médico me ha examinado a fondo y ha descartado que los síntomas (dolores de cabeza, palpitaciones, debilidad, fatiga, etcétera) estén relacionados únicamente con el estrés.
11. Cuando me plantean un problema, soy capaz de encontrar unas cuantas soluciones posibles con bastante facilidad.
12. Después de aportar soluciones y opciones, soy capaz de seleccionarlas y de tomar muchas decisiones con facilidad.
13. Al regular mis emociones de forma saludable, soy capaz de recuperarme de los contratiempos y las decepciones de manera que no interfieran en mis tareas cotidianas ni en mis relaciones.
14. Cuando no puedo cambiar una situación que me disgusta, intento cambiar mi actitud al respecto. Este cambio de perspectiva me permite replantear lo que habría sido una situación desagradable para mí y convertirla en una experiencia más tolerable (¡e incluso agradable!).

15. Persistiré hasta llevar a cabo una tarea; soy de la creencia de que quien la sigue la consigue.
16. Cuando cometo errores, no me fustigo demasiado ni dedico mucho tiempo a pensar en lo que debería haber hecho.
17. Me complace enormemente que a los demás les vaya bien y soy capaz de reconocer el mérito de quien lo merece. Me resulta fácil elogiar y reconocer abiertamente el éxito de los demás.
18. No me culpo a mí por el mal comportamiento de otros ni tampoco a ellos, ni lo interiorizo o me lo tomo como algo personal.
19. Me defiendo de forma respetuosa porque creo que yo también cuento o que lo valgo.
20. Me cuido y no siento que necesite el permiso o la aprobación de los demás para descansar.
21. Sé cuáles son mis habilidades y muestro seguridad en ellas.
22. Si creo que algo se me da regular o si me he fijado un nuevo objetivo, me siento capaz y confío en mis habilidades para aprender las destrezas necesarias a fin de llevar a cabo el objetivo o la actividad, e incluso hacerlo muy bien.
23. No dejo que mis miedos, preocupaciones o remordimientos me impidan perseguir mis sueños o metas, sino que elijo ver los reveses y los retos como oportunidades de aprendizaje y tomo la iniciativa para intentarlo de nuevo.
24. No temo pedir opiniones o consejo a mis modelos y mentores cuando quiero conseguir algo.
25. Siento que controlo mi entorno, incluida mi capacidad para regular mis emociones en situaciones angustiosas o complicadas.
26. Limito las distracciones y las interrupciones, es decir, desactivo de forma regular las redes sociales, silencio

mi teléfono móvil y restrinjo el momento de responder a los mensajes. Me resisto a la multitarea y a las prisas.
27. No me consume el miedo a perderme nada y soy capaz de meterme de lleno en las actividades que he elegido y de centrarme en las personas que tengo delante.
28. Rara vez me comparo con los demás.
29. No me pesan los remordimientos del pasado.
30. No me desgastan las preocupaciones por el futuro.
31. Me satisfacen la calidad y la cantidad de mis amistades o relaciones importantes. Siento que las personas importantes de mi vida me comprenden y puedo contar con su apoyo.
32. Puedo equilibrar el disfrute de la compañía de otras personas con el tiempo significativo en soledad.
33. Puedo proponerme hacer amistades y mantenerlas (sobre todo, cuando siento soledad) y me resulta fácil.
34. Soy capaz de equilibrar el acto de tranquilizarme yo con el de recurrir a los demás en busca de consuelo emocional.
35. En las relaciones, muestro proactividad a la hora de resolver conflictos y proporcionar apoyo y consuelo emocional a otros. Los demás me buscan como fuente de consuelo emocional.
36. Tengo previsto alcanzar (o ya lo estoy haciendo) muchos de mis objetivos de salud y bienestar, y el ejercicio habitual es uno de ellos.
37. Hago todo lo posible por recibir atención médica y someterme a pruebas cuando lo necesito.
38. Intento fijarme nuevos objetivos y adoptar los hábitos necesarios para alcanzarlos.
39. Intento abrirme a aprender cosas nuevas.
40. Dedico tiempo a estar en silencio y a reflexionar.

Aunque sugiero leer este libro en su totalidad, resulta útil saber de antemano a qué áreas convendría prestar más atención. Para ello, cada afirmación del ejercicio se corresponde con un principio concreto del OP, como se indica a continuación:

1-5: Propósito
6-10: Procesamiento de emociones
11-15: Resolución de problemas
16-20: Orgullo
21-25: Capacidad
26-30: Presente
31-35: Personas
36-40: Hábitos saludables

El objetivo de estas afirmaciones consiste en ayudarte a comprender las áreas de interés para ti a medida que te acercas a los pilares. Quizá en algunas áreas te vaya bastante bien, pero hayas perdido de vista otras, o es posible que identifiques un área en la que estás rindiendo por encima de tus posibilidades (por ejemplo, te desempeñas bien en el trabajo, pero trabajas demasiado) y suceda todo lo contrario en otra (por ejemplo, a la hora de establecer relaciones con familia y amigos; el capítulo 7, «Presente», y el 8, «Personas», te ayudarán en este sentido). Los pilares funcionan de forma sinérgica, de modo que las áreas sólidas te ayudarán a mejorar en las que necesites.

Todo el mundo, por muy capaz que sea, tiene vulnerabilidades y puntos ciegos. Sé que yo los tengo. Por tanto, aunque creas que dominas un área concreta, espero que te decidas a leer todo el libro, como he sugerido. A medida que vayas avanzando en los capítulos y practiques las técnicas, regresa a este ejercicio siempre que lo necesites para evaluar cómo te sientes con respecto a las ideas centrales que se analizan.

Muchas de ellas te parecerán ideales muy ambiciosos, sobre todo en momentos de estrés. Es completamente normal. Y, si no te identificas con algunas de estas afirmaciones, ¡no te preocupes!

El OP no es un curso intensivo ni una solución rápida, sino un acompañamiento constante y un enfoque de bienestar de por vida que puedes personalizar en función de tus necesidades. Si estas preguntas despiertan en ti la curiosidad de profundizar en ellas, incluso de considerar la posibilidad de hacerlo en un entorno individualizado con un profesional de la salud mental, espero que el OP te resulte útil en ese viaje.

Te animo a que leas el libro en orden, porque los pilares se construyen unos sobre otros, empezando por la reflexión sobre tu sentido de propósito y terminando con la práctica de los hábitos saludables que te ayudarán a cumplir ese propósito. Los pilares entre esos extremos sirven de andamiaje para desarrollar la conciencia emocional, la capacidad de resolver problemas, un sentido saludable del orgullo personal, el dominio de las habilidades que necesitas y deseas, una conciencia firme de lo maravilloso de la vida y un estimulante sentido de pertenencia. Si sientes que debes pasar a un pilar específico, hazlo, pero no olvides volver a los demás, pues todos trabajan juntos para sostener la construcción hermosa y única que TÚ eres.

También puedes volver a pilares específicos si te atascas o tienes dificultades. Pregúntate: «¿Qué pilar necesito ahora mismo?». Procesar las emociones te ayudará si estas son abrumadoras. Consulta el capítulo 4, «Resolución de problemas», para refrescar la memoria si te enfrentas a un reto. No te desanimes. Busca los puntos fuertes de tu vida. Siempre están ahí, en cada uno de nosotros.

Los ocho pilares del optimismo práctico

¡Aquí están! Echa un vistazo a estas descripciones más completas de los pilares que te he presentado en la introducción. Después, profundizaremos en ellos.

Pilar 1: Propósito. El pensamiento centrado e intencionado resuelve casi cualquier problema, incluida la vieja pregunta «¿Cuál es mi propósito?». Veremos cómo conectar con tu propósito e idear objetivos auténticos que te motiven y te inspiren. Y te contaré un secreto que los optimistas prácticos (OP) conocen: no siempre tienes que buscar el sentido de la vida, sino que puedes crearlo.

Pilar 2: Procesamiento de emociones. Identificar las emociones, expresarlas y liberarlas con habilidad incrementa la energía y mejora el estado de ánimo, la memoria, la concentración y la salud en general. Cuando se trata de emociones potentes, hablaremos del modo de nombrarlas, reivindicarlas y dominarlas. Profundizarás en tu sabiduría y en tu conciencia emocional, aprenderás a lidiar con las emociones dolorosas o negativas y a potenciar las positivas y (lo mejor de todo) a dejar que trabajen a tu favor, no en tu contra.

Pilar 3: Resolución de problemas. Te presentaré las 5R de la regulación emocional y la resolución de problemas en el mundo real para ayudarte a unir intuición y lógica. Dominarás la solución de problemas, transformarás los obstáculos en oportunidades, participarás en la resolución proactiva de problemas, tomarás mejores decisiones y... aprenderás a dejar estar las cosas, porque no todo ni todos merecen tu energía.

Pilar 4: Orgullo. Te enseñaré a combatir los pensamientos y comportamientos negativos y autodestructivos, así como a utilizar la autocompasión para desarrollar un sentimiento de autoestima sano que se mantenga firme a pesar de los altibajos de la vida. Resultado: una existencia más feliz, auténtica y satisfactoria.

Pilar 5: Capacidad. Los optimistas prácticos saben cómo pasar del «Quiero hacerlo» al «¡Lo he hecho!». Analizaremos por qué creer en tus capacidades es tan importante (si no más) como tu capacidad real y veremos cómo crear confianza en tus capacidades y mejorarlas.

Pilar 6: Presente. Aquí veremos el poder de la concentración para reducir el desorden mental, alejar las preocupaciones, librarse de las cavilaciones y los remordimientos del pasado, acabar con las distracciones y combatir las comparaciones. Trabajaremos con las herramientas necesarias para recuperar tu tiempo en el aquí y el ahora, desarrollar una relación más sana con la tecnología y las redes sociales, y mantener a raya la depresión y la ansiedad.

Pilar 7: Personas. Te enseñaré formas de relacionarte (contigo y con los demás) para reducir la soledad, crear nuevas amistades, consolidar los vínculos existentes y cultivar un sentido de pertenencia, mayor alegría y satisfacción en los vínculos con los seres queridos y en el trabajo (pista: la sintonía emocional es la receta).

Pilar 8: Hábitos saludables. Profundizaremos en los motivos por los que los optimistas son más sanos y presentan una longevidad excepcional y aprenderemos a utilizar el OP para crear nuevos hábitos. Compartiré contigo las 4M de la salud mental (maestría, movimiento, mediación significativa y mindfulness) como hábitos respaldados por la ciencia para el tratamiento y la prevención de enfermedades y por qué la automaticidad es el secreto de la longevidad.

En los próximos capítulos, profundizaremos en cada uno de los ocho pilares del optimismo práctico. Te presentaré a pacientes (cuyos nombres y datos identificativos se han cambiado en la composición de los casos) que han utilizado estos principios para cambiar su perspectiva y su vida: Sam, un ejecutivo quemado que teme que su mejor momento haya pasado y tiene problemas en su matrimonio; Nicole, una madre trabajadora con dificultades para tomar decisiones laborales y familiares; Lina, que merece que la tengan en cuenta en el trabajo, pero le cuesta exigirlo; Shelly, que acudió a mí describiéndose a sí misma como «rota» por un trauma, y otros. Compartiré más detalles de mi propia historia mientras intentaba reconciliar mi *dharma* (mi deber para con la familia, la sociedad y los pacientes) con el sentimiento de que merecía la misma compasión que daba a los demás. En el proceso, aprenderás maneras de convertir el optimismo práctico en una práctica regular en tu vida.

El optimismo práctico es una actitud, una elección y una práctica en la que trabajo a diario. Algunos días es solo un ejercicio de

OP de cinco minutos; otros, le dedico algo más de tiempo. De algo estoy segura: es un músculo que merece la pena ejercitar. La incorporación de mi formación en optimismo práctico a mi práctica médica no solo ha sido una parte esencial de mi plan de tratamiento con muchos de mis pacientes, también ha transformado mi vida. Me ha ayudado a arriesgarme, a persistir a pesar de los obstáculos y a disfrutar de éxitos que en algún momento pensé que no estaban a mi alcance. Que el optimismo práctico te ayude a iluminar tu rincón del mundo.

Cuando leas los capítulos y practiques los pilares, no olvides que todo lo que aparece en este libro son sugerencias: si no te funcionan, sigue adelante. Si te convence algo, ¡pruébalo! Es posible que, con el tiempo, te identifiques más con algunos pilares. Mi gran esperanza es que este libro te sirva de compañero y de referencia. Tal vez otros se inspiren en tu ejemplo. Solo hace falta una persona para cambiar el mundo. ¡Espero que seas tú, una persona optimista práctica!

Para consultar las referencias científicas citadas en este capítulo, visita: <doctorsuevarma.com/book>.

2
PROPÓSITO
Conectar con lo que te da energía y te inspira

> Si una persona no sabe hacia qué puerto navega, ningún le viento es favorable.
>
> Séneca

En esta parte, se habla brevemente del suicidio. Puedes saltártela si el tema te afecta demasiado o dedicarle más tiempo si te sientes con fuerzas. Aunque este capítulo se centra en el papel del propósito como pilar esencial del programa de OP, también habla de lo que ocurre cuando no sentimos que tengamos un propósito.

Sam, un ejecutivo de marketing de cuarenta y siete años, vino a verme por insistencia de su mujer. Estaba perdiendo los nervios con ella y los niños, y ella ya estaba harta. En muchos sentidos, él también.

Cuando le pregunté qué lo hacía feliz, qué lo hacía levantarse de la cama cada mañana, me respondió:

—Doctora Varma, siento que he perdido el rumbo. El trabajo se me hace largo y agotador, además de las dos horas y media diarias de desplazamientos, pero no recibo el reconocimiento que merezco. Tengo la sensación de que funciono por inercia y que lo único que hago es meter más dinero en los bolsillos de la empresa. Esto no es lo que me había imaginado a los cuarenta y siete años.

Le pregunté a Sam si se sentía igual de desanimado en casa.

—Estoy más irritable —respondió—. Mi mujer se queja de que estoy distante. Se acuesta antes que yo, creo que en parte para evitarme. A veces, me quedo dormido en el despacho de casa. No recuerdo la última vez que salimos solos o que me lo pasé bien. Pero, con tres niños, los dos estamos bastante agotados al final del día.

A pesar de su fatiga y de las señales de desgaste, algo preocupaba a Sam:

—Hay una compañera de trabajo atractiva y más joven que me presta mucha atención. No quiero ser infiel. Quiero a mi mujer, pero, sinceramente, lo estoy disfrutando. Esta mujer y yo hemos tomado una copa unas cuantas veces, siempre con compañeros. También estoy bebiendo más.

Las palabras de Sam me dieron pistas sobre varias cuestiones de su vida que había que abordar, incluida la lucha interna de la que oigo hablar a menudo: se sentía desconectado de su propósito.

La búsqueda de significado, propósito, profundidad o rumbo es un anhelo humano universal. Se trata de un tema que aparece en la mitología, en los textos sagrados y en la literatura popular, lo que demuestra que muchos de nosotros no nacemos sabiendo cuál es nuestro propósito. Si no sientes que tengas un propósito claramente definido, ten por seguro que hay más gente igual que tú.

Sam también estaba dejando pasar oportunidades de experimentar alegría y diversión. La alegría, sumada al propósito, conduce al florecimiento, un objetivo fundamental de los optimistas prácticos. Perseguir un propósito a expensas de la alegría puede llegar a resultar un trabajo pesado, incluso si lo que haces vale la pena y es significativo (ya sea el trabajo, criar a los hijos, cuidar de un ser querido o servir a tu comunidad, por ejemplo). Buscar la felicidad sin un propósito puede resultar superficial. La falta de ambos (la situación de Sam) conduce a la languidez, e incluso a la infelicidad. Si ese estado se prolonga, hace que la persona pierda la esperanza y la capacidad de actuar. Cuando esto ocurre, la depresión se convierte en un riesgo real.

He observado que la gente acude a mí cuando el propósito y la alegría se apagan. Creo que eso fue lo que acabó llevándome a mí a terapia. Tenía muchísimo propósito en mi servicio a los demás. En lo que no tenía tanta formación era en buscar la alegría. No me costaba nada dar, pero no sabía tomar lo que necesitaba para seguir dando.

¿Qué significa tener un propósito y alegría? Es disfrutar de nuestras relaciones (¡la mayor parte del tiempo!), encontrar formas de hacer que nuestro trabajo tenga sentido (posiblemente, a través de un cambio de rol; hablaremos de esto más adelante) y realizar actividades que nos hagan entrar en lo que se conoce como «estado de flujo».

El flujo, descrito por Mihály Csíkszentmihályi en 1975, es la experiencia de las personas que realizan actividades por placer, aunque no reciban una recompensa extrínseca (por ejemplo, dinero o fama). El flujo implica concentrarse profundamente, meterse de lleno en algo que hace disfrutar y estimula. Aquí se encuentran la conciencia y la acción: estamos absortos, alerta, llenos de energía y parece que nada más importa. Nuestro nivel de habilidad y el reto de la tarea están casi perfectamente alineados. Parece el estado definitivo de dominio y concentración absoluta: estás aprendiendo, creciendo y disfrutando. Fluir es la unión perfecta entre propósito y alegría.

La clave para lograr una vida con sentido, alegría y flujo consiste en buscarlos con determinación. Te explicaré cómo desarrollar tu hoja de ruta personal hacia el propósito a través de un plan concreto de tres pasos que yo llamo «Tres caminos» para reavivar tu propósito (y que se reducen al acrónimo AIM; véase la página 68).

DETERMINAR EL PROPÓSITO

Yo defino el propósito como una forma muy intencional y reflexiva de abordar lo que uno quiere hacer. El propósito es lo que te hace levantarte por la mañana. Te motiva, te entusiasma y te empuja de manera positiva. Cuando sientes motivación por algo que beneficia a los demás y la búsqueda de ese objetivo también es beneficiosa para tu salud y tu bienestar sabes que tienes un propósito.

Cuando vivimos con un propósito, otras cosas tienden a encajar. Resulta más sencillo tomar decisiones («¿Está esto en consonancia con mi propósito?») y decir que no, algo que a muchos les cuesta. El propósito es un protector contra la envidia, las comparaciones y el miedo a perderse algo (el llamado síndrome FOMO por sus siglas en inglés). El propósito es nuestro primer pilar porque representa el proyecto para planificar tu vida y el andamiaje para construirla como optimista práctico.

La falta de propósito puede manifestarse de varias maneras. Como le ocurría a Sam, podemos tener la sensación de actuar por inercia. Tal vez la incertidumbre, la duda y la irritabilidad sean nuestros compañeros diarios. Los comportamientos de distracción o evasión (como la atracción de Sam por su compañera de trabajo o su tendencia a beber demasiado) son señales de un sentido de propósito que flaquea agravado por la falta de alegría, y todo ello se manifiesta en determinadas conductas que pueden contradecir nuestros valores fundamentales.

Con mis pacientes, presto atención a las frases clave. A mí, a sus amigos o a sus parejas nos dirán cosas como «Antes me entusiasmaba lo que hacía, pero ya no aprendo/crezco/disfruto/me siento realizado», «Lo evito o procrastino», «Me siento perdida/aburrida/cínica/constantemente irritada/poco valorada».

En ocasiones, estos comentarios forman parte de una constelación más amplia de síntomas que indican depresión o desgaste laboral (en particular, la constelación de cinismo, falta de autoeficacia, temor al trabajo y agotamiento físico y mental), por lo que es necesaria una evaluación meticulosa. Para Sam, su trabajo era uno de varios factores estresantes. Ahora le preocupaba que las cosas no fuesen a mejorar en diversas áreas. Esos factores, así como la forma en que empezaban a afectar a su funcionamiento y a su calidad de vida, sugerían una depresión.

Sam confesó que hubo un breve momento en el que llegó a preguntarse por qué vivía si su familia estaría mejor sin él. Me explicó que no pensaba acabar con su vida y que nunca había llegado a ese punto. Después de que me asegurara que no tenía intención de hacerse daño, le hice preguntas más profundas sobre esos pensamientos (y continué evaluándolos y controlándolos con preguntas específicas a lo largo de nuestro trabajo conjunto, lista para abordarlos con el tratamiento adecuado según fuera necesario).

La ciencia continúa trabajando para mejorar nuestra competencia en la detección precoz del suicidio y su prevención,[5] sobre todo porque una característica fundamental es la impulsividad. Así, aunque hicimos una evaluación exhaustiva del riesgo, como haría con cualquier paciente, y a pesar de que consideré que el riesgo de suicidio de Sam era bajo, también sabía que algo en su vida tenía que cambiar para que continuase siendo así. La línea entre los niveles de riesgo oscila en ocasiones y va precedida de una sensación de inutilidad y de sentirse como una carga para los demás. Sabía que, como parte de la depresión, la culpa y la vergüenza intensas pueden apoderarse de la persona y sumarse a la impotencia y la desesperanza. Contar con un plan claro resulta crucial cuando cambia el nivel de riesgo, y Sam y yo planteamos uno.

Cuando le pregunté a Sam si se sentía así hacía un año o más, me contestó:

—Para nada. En realidad, estaba deseando cumplir los cincuenta.

Bajó la mirada y se le llenaron los ojos de lágrimas. Sam estaba deprimido y, por lo que me contaba, se sentía falto de propósito. Me preocupaba que eso se convirtiera rápidamente en desesperanza, que podría llevar a una trayectoria cada vez más descendente para su salud mental.

A veces, resulta difícil separar la depresión de la falta de propósito. Una persona puede estar realizando un trabajo significativo y, sin embargo, luchar contra la carga de la depresión, lo que demuestra que no es posible salir de un trastorno médico como la depresión con solo proponérselo. A la inversa, la depresión nubla tu sentido de propósito y la falta de este resulta deprimente. Y tener un propósito sin alegría puede hacer que la vida parezca vacía o desprovista de significado o esencia. Por eso, pongo mucho cuidado en el trabajo con pacientes como Sam utilizando un enfoque integral que incluye una revisión médica completa, una evaluación del riesgo y, cuando está indicado, medicación junto con terapia y cambios en el estilo de vida.

No comparto todo esto para alarmarte, sino para subrayar la importancia de no ignorar esos sentimientos. Cultivar un sentido de significado o propósito es vital para la salud mental y puede proteger contra trastornos; junto con otros tratamientos basados en la evidencia, al menos disminuye la carga y nos ayuda a estabilizarnos mientras abordamos un trastorno de salud mental con un terapeuta en caso necesario.

En general, sin embargo, en ausencia de otras señales de advertencia, la insatisfacción, la procrastinación persistente o la sensación de estancamiento o languidez me dicen que mis pacientes necesitan volver a dedicarse a su propósito y ver si hay alguna manera de obtener más placer mientras lo hacen. Puede ser algo tan sutil como que los padres se ofrezcan voluntarios en el colegio de sus hijos para participar más en su vida y salir por la noche después de las reuniones. He visto una de estas combinaciones de propósito y placer adoptando la forma de una sesión de ejercicios para recaudar fondos seguida de una cena en grupo. O que alguien cuyo trabajo le ocupa las noches y los fines de semana decida recuperar su tiempo y devolverlo trabajando como voluntario en un huerto comunitario los sábados. El esfuerzo no tiene que ser muy grande. Solo tiene que abordar esta cuestión fundamental:

¿Cómo puedo aportar valor a los demás a través de mis talentos e intereses innatos y, al mismo tiempo, invertir en mí para aumentar mi alegría en el proceso?

En ocasiones, el anhelo de encontrar un propósito en nuestra vida adopta la forma de unas ganas de probar algo nuevo, un ansia de algo más profundo o un deseo de contribuir de manera significativa, de hacer nuestro mundo un poco mejor y más alegre.

Las fuerzas externas también influyen. Vemos a gente que hace cosas inspiradoras. Tal vez nuestro nuevo jefe sea un ejemplo de propósito unido a la profesión o los acontecimientos mundiales nos inciten a actuar. Para muchas personas, la pandemia de covid-19 cambió su propósito y sus prioridades.

Las raíces familiares y culturales también influyen en nuestro propósito. Mis padres tenían carreras prósperas en Estados Unidos, pero siempre creyeron que su propósito, su trabajo y la comunidad a la que debían servir estaban en la India. Para los hindúes, la palabra *dharma*, de origen sánscrito, es la creencia en la rectitud, que incluye desde la conducta ética, religiosa y moral hasta lo que uno considera la manera correcta de vivir. El *dharma* nos llama a practicar esa rectitud: solo entonces habremos logrado nuestro objetivo en la vida. Mis padres creían que cada persona tiene un *dharma* que cumplir. El de mi familia era adquirir humildad y ofrecer servicio. Mis padres pensaban que devolver algo al mundo —buscando las grandes necesidades y tratando de satisfacerlas de manera acorde con sus intereses, talentos y tendencias naturales— les daba vida y animaba a quienes los rodeaban.

En la India, llevaron a cabo su misión de dar protagonismo a la salud mental de los niños garantizando que la evaluación de las dificultades de aprendizaje y su tratamiento estuvieran disponibles en los sistemas escolares. Para ello, se guiaron por un modelo basado en los puntos fuertes, en el que los niños, independientemente de sus discapacidades o trastornos, tuviesen las mismas oportunidades académicas, artísticas y culturales a través de aulas integradas, no separadas. Fue algo revolucionario si tenemos en cuenta el notable estigma y discriminación que esos niños sufrían hasta entonces.

Cuando regresamos a Nueva York, mi madre fundó el Instituto Cultural Indio para llenar el vacío creado por el abandono de nuestras actividades centradas en un propósito en la India. En el centro, enseñaba hindi y cultura y teatro indios a los niños de nuestra comunidad. Uno de sus trabajos de investigación versó sobre las ventajas del aprendizaje de los niños bilingües y creía que un fuerte sentido de identidad, comunidad y pertenencia era importante para su autoestima. Su instituto combinó esas filosofías para mejorar la vida de los niños de nuestra comunidad. Mi madre continuó trabajando como supervisora de un equipo de apoyo escolar de Nueva York y realizando pruebas de rendimiento escolar a alumnos para evaluar sus necesidades de aprendizaje, además de abogar por que dichas pruebas fuesen en la lengua materna de los niños. Cuando yo era preadolescente, me animó a enseñar a niños un poco más pequeños que yo, ya que en la India absorbí la cultura y la historia del país y aprendí a hablar, leer y escribir en hindi con fluidez. Desde entonces, he tenido muchos empleos: como dependienta, en servicios de alimentación y en organizaciones educativas, sanitarias y comunitarias. El ejemplo de mis padres y mis primeros recuerdos colaborando en la mejora de la vida de los demás me ayudaron a encontrar sentido y satisfacción en mis trabajos, sabiendo que aportaba consuelo y ayuda a quienes servía.

Es posible que leer esto te dé ideas sobre las influencias vitales que conecten con tu propósito. Las preguntas de autoevaluación que aparecen más adelante te ayudarán a profundizar más.

Tres ideas erróneas sobre el propósito

Existen tres ideas erróneas sobre el propósito que pueden desviarnos del camino en la búsqueda del nuestro:

Idea errónea 1: el propósito debe proceder de nuestro trabajo.

Nueva idea 1: el propósito es más que un sueldo.

El propósito puede surgir de muchos aspectos de la vida, incluyendo las aficiones, los campos de interés y las relaciones. Es maravilloso que tu sentido del propósito proceda de tu trabajo, pero este podría verse afectado si tu situación laboral cambia (o tú cambias; hablaremos de esto en breve).

Aunque fue la relación con su mujer lo que hizo que Sam viniera a verme, sus problemas empezaron con el estrés y el desgaste laboral, que afectaban a su autoestima. Sus padres, de origen griego, se habían esforzado mucho para sacar adelante a sus hijos. Sam fue el primero de su familia en obtener un título universitario y le recordaban continuamente que no lo desperdiciara. «La satisfacción laboral no formaba parte de la mentalidad de mis padres. Se trataba de allanar el camino para la calidad de vida de la siguiente generación y darles las oportunidades que las generaciones anteriores no tuvieron: "Estudia; consigue un buen trabajo estable; conserva el trabajo"». Sam depositaba en su trabajo una gran parte de su autoestima y su identidad, por lo que, cuando este no iba bien, repercutía en su vida familiar. Así, empezó a sentirse desamparado y desesperanzado por su situación laboral y, después, empezó a cuestionarse su propia valía.

Recordar que tu propósito es transferible y no depende de tu sueldo te ayudará a no perderlo de vista independientemente de lo que ocurra en el trabajo. Aumentamos nuestras oportunidades de florecer cuando buscamos sentido y propósito en diversas fuentes, incluidas nuestras relaciones (con la pareja, los hijos, los amigos y los compañeros de trabajo) y nuestras aficiones e intereses.

Por tanto, si tu trabajo es solo un trabajo (como le ocurre a tanta gente), no te preocupes. El propósito no tiene por qué ser remunerado.[6]

Idea errónea 2: propósito significa hacer algo grande e importante (o que cuente con la aprobación de los demás). Nueva idea 2: nuestro propósito no tiene que ser grande o glamuroso ni estar aprobado por nadie.

Tu propósito no tiene por qué ser glamuroso ni aparecer en las redes sociales. No tiene que estar a la altura del propósito del vecino (o de las Kardashian) ni es preciso que se corresponda con lo que los demás creen que deberías hacer.

Sam se vio condicionado a hacer lo necesario para apoyar a su familia, por poco gratificante que fuera. Cada vez que pensaba en poner en marcha su propio negocio, sus padres y su familia (a la que estaba muy unido) le quitaban la idea: «No quieren que pase apuros, como ellos».

«¿Estoy siendo autocomplaciente por querer algo diferente? –se preguntó–. Hago esto para hacer feliz a mi familia, pero está teniendo el efecto contrario».

Eres tú quien ha de establecer tu propósito y llevarlo a cabo, nadie más. Tiene que ser importante solo para ti.

Idea errónea 3: el verdadero propósito dura toda la vida. Nueva idea 3: el sentido de propósito puede cambiar con el tiempo.

El propósito puede cambiar y crecer, igual que nosotros. Después de nuestro regreso de la India, mi madre trasladó su sentido de propósito a nuestra vida en Estados Unidos fundando el Instituto Cultural Indio, trabajando como evaluadora educativa en el sistema público de enseñanza y defendiendo a los profesores del sur de Asia a través de una organización que creó con mi padre. Realinear su propósito con nuestra vida en Nueva York dio lugar a una nueva y generosa fuente de actos de bondad.

Tu propósito a los dieciocho años será distinto del que tengas a los ochenta. Es natural. Un estudio longitudinal publicado en *Psychology and Aging* en el que se analizaba a personas durante un periodo de sesenta y tres años demostró que, aunque la personalidad cambia de forma gradual a lo largo de la vida, cuando nos hacemos mayores esta es notablemente distinta a la que teníamos en la infancia.

Ser consciente de tus necesidades cambiantes te ayudará a alinearte mejor con tu propósito. Me gusta pensar que es como actualizar el *software*. Veo muchos casos de personas que se quedan atascadas pensando que han perdido el sentido de propósito. Y lo que ocurre en realidad es que se aferran a un propósito con el que ya no encajan.

EL PROPÓSITO ES BUENO PARA TI: LA CIENCIA DE LA RETRIBUCIÓN

Vivir con propósito mejora todos los aspectos de nuestra vida, desde la salud personal hasta el éxito educativo, profesional y comunitario.

En un estudio publicado en *The Lancet*, los participantes que manifestaron un sentido de significado y propósito tenían un 30 % menos de probabilidades de morir durante el periodo medio de seguimiento de ocho años y medio que los que presentaron un nivel de bienestar más bajo.

Un estudio de 2013 publicado en el *Journal of Behavioral Medicine* demostró que, por cada aumento de un punto en una escala de seis puntos que medía el propósito en la vida, los adultos con cardiopatías tenían un 27 % menos de riesgo de sufrir un infarto durante un periodo de dos años. Y, según el *Journal of Psychosomatic Research*, en el caso de los adultos mayores, una diferencia de un punto en cuanto al propósito suponía un 22 % menos de riesgo de sufrir un derrame cerebral. Los estudios también han demostrado que el altruismo reduce el dolor físico.

¡El sentido de propósito incrementa la esperanza de vida! ¿Sabías que hacer voluntariado al menos dos horas a la semana aumenta la longevidad y mejora la salud mental? Según el «Estudio sobre salud y jubilación», publicado en *American Journal of Preventive Medicine*, en una muestra amplia, diversa, prospectiva y representativa de casi trece mil participantes mayores de cincuenta años estadounidenses, quienes trabajaban como voluntarios cien horas al año o más para mejorar la vida de otras personas tenían un 44 % menos de riesgo de morir que quienes no lo hacían y manifestaban un mayor afecto positivo, un sentido de propósito más acusado, más optimismo y menos abatimiento, depresión y soledad.

Conseguir que los adolescentes hagan voluntariado también beneficia su salud. Un estudio aleatorizado publicado en *JAMA Pediatrics* demostró que los adolescentes que lo hacían cada semana (en este caso específico, se trataba de ayudar a niños de primaria con los deberes, las manualidades, la cocina y los deportes) veían reducido su riesgo de padecer enfermedades cardiovasculares (en concreto, disminuía la inflamación, el colesterol y la incidencia de obesidad). Los estudios demuestran que dar apoyo resulta incluso más beneficioso para nuestra salud que recibirlo (aunque creo que ambos son igual de importantes para nuestro bienestar y relaciones).

Conectar con una visión y una perspectiva del mundo más amplia nos ayuda a gestionar los inevitables altibajos de la vida. Las personas con propósito presentan niveles bajos en la orina de cortisol y epinefrina, hormonas relacionadas con el estrés, lo que demuestra que tener un propósito se traduce en menos estrés. El sentido de propósito también nos protege contra la depresión, la ansiedad, el pesimismo y el desgaste laboral y nos permite experimentar la alegría y el placer con mayor plenitud. Además, se asocia con un mejor descanso nocturno, menor riesgo de demencia y mayor probabilidad de adoptar medidas de salud preventivas (por ejemplo, vacunarse contra la gripe y hacerse mamografías y colonoscopias).

El estrés provoca cambios celulares y, en ocasiones, cuando este es excesivo, causa daños que hacen que tu edad biológica sea mayor que la cronológica (es decir, tienes cincuenta años, pero tu salud es propia de una persona mucho mayor). Sabemos que uno de los signos del envejecimiento biológico es el acortamiento de los telómeros, los extremos de los genes que tienden a acortarse de forma natural a medida que envejecemos. El acortamiento de los telómeros también puede ser un signo de envejecimiento debido al estrés psicológico.

Sin embargo, un estudio con madres muy estresadas que practicaron meditación demostró que estas evitaron el acortamiento de sus telómeros; su práctica de la meditación se vinculó con el apoyo, la renovación o la ayuda para identificarse con un sentido de propósito. Como veremos en el capítulo 3, la meditación es algo más que sentarse en silencio y despejar la mente. Es un proceso reflexivo que nos ayuda a guiar nuestros actos.

Tener un propósito crea mejores hábitos educativos y laborales. Por ejemplo, los estudiantes a los que se anima a considerar la educación algo relevante para su vida tienden a esforzarse más en las clases que les parecen aburridas o difíciles. Después de matricularme a los dieciséis años en un exigente programa de introducción a la medicina mientras trabajaba a tiempo completo para pagármelo, doy fe de que conectar con mi sentido del propósito fue una gran motivación para mi educación.

El propósito es bueno para el mundo empresarial. Según el informe anual *State of the American Workplace*, de Gallup, las empresas que anteponen el propósito a los beneficios tienden a ser más agradables para sus empleados y a tener mayor éxito económico a largo plazo. Las empresas con un sentido de propósito son capaces de crear entornos más atractivos para los empleados, lo que se traduce en una mejor salud mental, mayor productividad y prosperidad, longevidad laboral y menos absentismo y presentismo (cuando el empleado acude al trabajo, pero no es productivo o comete muchos errores).

Tener un propósito es beneficioso para nosotros como individuos, pero también como colectividad. Nuestros actos impulsados por un propósito nos acercan a aquellos a quienes sirven. Una investigación reveló que los trabajadores de los hospitales se mostraban un 45 % más dispuestos a seguir una buena higiene de manos si se les decía que ayudaba a evitar que los pacientes contrajeran enfermedades que si se les informaba de que solo los ayudaba a ellos. Vincular sus hábitos a un propósito orientado al servicio los inspiró para mejorar su conducta. Tener un propósito, y uno con una inclinación altruista, se relaciona con una mejora general de la sensación de bienestar. Como aprendí en mis primeros empleos, cuando replanteamos nuestro trabajo o nuestros actos cotidianos en función del beneficio que obtienen los demás, resulta sorprendente el modo en que muchos momentos del día que parecen monótonos adquieren un cariz satisfactorio y significativo.

Por tanto, teniendo en mente los beneficios del propósito para la salud, pasemos a los tres caminos para reavivar tu propósito.

PONER *AIM* AL PROPÓSITO: LOS TRES CAMINOS PARA REAVIVAR TU PROPÓSITO

En inglés, *aim* es un sustantivo ('objetivo') y un verbo ('apuntar a', 'tener como objetivo'): algo que tienes; algo que haces. Como sustantivo, describe tu intención, meta, propósito o resultado deseado. Como verbo, se refiere a elegir un rumbo, una meta o un objetivo. *Aim* es apropiado para enmarcar la vida humana: somos lo que pensamos y lo que hacemos. Es adecuado para definir nuestra búsqueda de propósito, que se forma, interiormente, por lo que sentimos, pensamos y decidimos y, externamente, por lo que hacemos. Encontrar nuestro objetivo significa preguntarnos: «¿Adónde quiero ir y cómo quiero llegar?».

En mis tres caminos, AIM significa:

Admite: admite tus decisiones vitales, incluidas las que te han llevado al punto en el que te encuentras. Aunque te arrepientas de cosas y sientas insatisfacción, reflexiona sobre lo que te han enseñado y cómo te han preparado para este momento. Cuando reconoces el punto en el que estás ahora mismo, liberas recursos mentales imprescindibles para ir desde aquí hasta donde quieres estar (a pesar de la ambivalencia o la tristeza que a veces provoca cambiar lo viejo por lo nuevo).

Identifica: identifica lo que funciona y lo que no, lo que te aporta significado y alegría y lo que tiene que ocurrir para añadir más de ambos a tu vida.

Muévete: da los pasos necesarios para encontrar un sentido a tu vida. Por ejemplo, saca ideas de tu pasado o consulta con tus mentores, modelos de conducta y amigos. Celebra cada paso y experimenta la alegría y el entusiasmo por tu cambio de trayectoria.

Conocer tu objetivo (*aim*) te permite decidir a qué te enfrentas, asumir la responsabilidad de tus decisiones pasadas: «Elegí este camino, y no el otro» (observa que no he escrito «mejor», porque tal vez ese camino te ayudó a llegar al que estás eligiendo ahora).

Conocer tu objetivo significa darte cuenta de que el propósito no siempre sigue un camino lineal. Algunas de las personas más interesantes y sabias que conocemos son aquellas que han dado muchas vueltas y giros a lo largo del camino y saben apreciarlo como parte de un hermoso viaje. Conocer tu objetivo te permite sacar el máximo partido de esos giros y vueltas, aprender de ellos, elegir nuevas trayectorias y dejar las que ya no te sirven.

A medida que leas cada parte y completes las autoevaluaciones que figuran a continuación, espero que veas tu AIM cada vez más claro.

Camino 1: Admite

La mayoría de las personas están tan ocupadas que el desarrollo personal pasa a un segundo plano. Cuando Sam empezó a trabajar, dio el 200 % de sí mismo y se quemó. Ascendió en el escalafón con bastante rapidez, pero a costa de perderse mucho tiempo con la familia y actividades, aficiones y tiempo libre, que habrían renovado su energía y le habrían aportado riqueza y alegría. Al carecer de esa alegría y de propósito, Sam se sentía triste, pero ya se daba cuenta de que también estaba haciendo desgraciada a su familia al asumir el papel de mártir y esforzarse al máximo en un trabajo poco gratificante. Su mujer observó: «Nunca pensé que serías infeliz con tus decisiones. Creía que querías esto». Sam se dio cuenta de que él también pensaba que lo quería, pero ya no era suficiente.

El gran avance de Sam consistió en tomar las riendas de su vida. En lugar de culpar al trabajo y a su familia, fue capaz de reconocer, en esencia: «Estas son las decisiones que tomé. Fue bien durante un tiempo y me alegro de haberlo hecho. Este trabajo me ha aportado mucho». Sam apreció la oportunidad, la experiencia, el impulso profesional y la estabilidad económica que le habían proporcionado su gran esfuerzo y su empleo, pero también se dio cuenta de lo que había perdido: crear recuerdos y celebrar fechas señaladas con la familia y los amigos. Necesitaba llorar aquellas pérdidas mientras hacía balance y seguía adelante.

Admitir lo que ha pasado no significa machacarnos por la culpa o intentar arreglarlo. A veces, nadie tiene la culpa. A veces, no es posible arreglarlo. Lo único que podemos hacer es aprender la lección y decidir qué dirección tomamos a partir de ahora.

Con estas ideas en mente, plantéate las siguientes preguntas:

- ¿Hay situaciones en mi vida de las que deba responsabilizarme más?
- ¿En qué he contribuido a mi situación actual?
- ¿Qué circunstancias me hicieron elegir el camino en el que estoy? [Algunos ejemplos: era lo que quería entonces, pero ya no; era la única opción que tenía/podía permitirme; mi familia quería que lo hiciera; era la mejor opción en aquel momento].
- ¿Se me ocurre algún beneficio por haber tomado el camino que me trajo hasta aquí, tal vez incluso personas u oportunidades por las que debería dar las gracias, aunque ya no quiera estar en este lugar?
- ¿Qué tengo que aceptar de mi vida para cambiarla?

Conviene tenerlo en cuenta

Propósito y desgaste (*burnout*)

Es posible que te centres tanto en tratar de obtener logros que otras áreas de tu vida se resientan. Incluso aquellos impulsados por un propósito tienen un precio, como demuestra la historia de Sam (¡y la mía!).

Como ocurre con nuestro cuerpo, el desarrollo excesivo de los músculos en algunos aspectos de la vida (hipertrofia) puede dar lugar a un subdesarrollo o descuido de las capacidades en otros (atrofia). Ese desequilibrio crea problemas con el tiempo. En ocasiones, invertimos demasiado en nuestro propósito (trabajo, servicio), y no lo suficiente en nuestro placer.

Cuando nuestro trabajo, incluido el importante trabajo que realizamos con nuestras familias y en nuestros hogares, empieza a parecernos una carga, esto significa varias cosas: la necesidad de reconectar con nuestro propósito (es decir, ver el valor de lo que ya estamos haciendo) o el comienzo de un agotamiento que, si no se aborda, podría conducir a la languidez, e incluso a la depresión.

El desgaste incluye sentimientos de falta de energía y agotamiento, cinismo y negatividad con respecto al trabajo y, como resultado, una menor eficacia y productividad.

Aunque estar en contacto con lo que da propósito, significado y alegría a tu vida te protege del desgaste, nadie es inmune a él. Puedes tener un propósito firme y sentir una profunda satisfacción en tu trabajo, incluso placer, y aun así ser vulnerable al desgaste. Si hay factores que escapan a tu control –por ejemplo, tareas de poca importancia, papeleo o burocracia que absorben tu tiempo; constantes obstáculos frustrantes; discriminación; exceso de tareas; injusticias; falta de apoyo o ausencia de reconocimiento; compensación inadecuada, u otros factores que se interponen entre los elementos significativos de tu trabajo y tú o imposibilitan un trabajo significativo–, puede apoderarse de ti el desgaste, que, si no se controla, podría conducir al pesimismo y a la depresión. He aquí un ejemplo paradigmático: el desgaste entre los profesionales sanitarios sometidos a las tensiones implacables de la pandemia de covid-19, además de las tensiones ya existentes en el sistema de salud.

Resulta fundamental analizar la situación con tu familia, con tu trabajo y contigo cuando proceda. Aunque prevenir el desgaste, en ocasiones, requiere cambios en factores sistémicos de mayor envergadura, también es cierto que, a menor escala, sentir reconocimiento, valor y agradecimiento por los esfuerzos realizados resulta de gran ayuda. También es importante buscar de manera activa oportunidades para crecer y añadir valor (en diversas áreas de tu vida), de modo que reconozcan tu valía (y tú la sientas). Que los demás aprecien tus esfuerzos y los reconozcan (en el trabajo, en la comunidad o en tu día a día) es esencial para prevenir el desgaste. Asimismo, busca oportunidades para reconocer los esfuerzos de otras personas y, cuando proceda, hazles saber el efecto positivo que han tenido en el trabajo o en casa. En los últimos pilares, encontrarás estrategias y prácticas de autocompasión que te ayudarán a reducir el exceso de obligaciones, o «el dharma a toda marcha» (capítulo 5, «Orgullo»), y a bajar el ritmo para vivir el momento al máximo (capítulo 7, «Presente»). También encontrarás uno de mis ejercicios favoritos de autocuidado, las 4M (capítulo 9, «Hábitos saludables»).

Camino 2: Identifica

Mis pacientes suelen sorprenderse cuando examinamos la interacción entre numerosos aspectos de su vida como parte del tratamiento. Sam se quedó estupefacto al darse cuenta del efecto dominó en su vida. Su insatisfacción laboral estaba creando tensiones en casa, y viceversa, y ambas estaban alimentando (todavía más) su atracción por su compañera de trabajo. Los desplazamientos tan largos no le dejaban tiempo para divertirse, lo que hacía que la compañera de trabajo y las copas por las tardes le resultasen más atractivas. No prestaba atención a su salud, lo que le restaba todavía más energía y aumentaba su sensación de haber dejado atrás su mejor momento a medida que se acercaba a los cincuenta. Aunque Sam se sentía agradecido por su estabilidad económica, se asombró al ser consciente de que, en realidad, tenía problemas en muchas otras áreas.

La retrospección es la ventaja de una vida bien vivida. Y, en mi opinión, esta debería incluir al menos un motivo de arrepentimiento o dos. Lo digo medio en broma. Al fin y al cabo, si no te arrepientes de nada, ¿has vivido de verdad? Casi siempre tomamos las mejores decisiones posibles con los conocimientos y las herramientas que tenemos en ese momento.

Por tanto, responde a estas preguntas sin machacarte:

- ¿Ha influido mi entorno familiar o cultural en mi propósito?
- ¿Mi camino actual todavía me sirve o necesito/quiero hacer algún cambio? ¿Cuál podría ser? [Aquí tienes algunos ejemplos: desprenderte de relaciones insanas, papeles que ya has superado o expectativas obsoletas; invertir en otras relaciones].
- Sabiendo lo que sé ahora, ¿qué camino *elegiré* esta vez [¡la cursiva es intencionada!]?
- ¿A qué me arriesgo o a qué renuncio si cambio el rumbo?
- ¿Qué ganaría o aprendería?
- ¿Qué ayuda necesitaría para lo que venga después?
- Si visualizo una balanza antigua, con el propósito de mi vida en un platillo y lo que me da alegría en el otro, ¿la balanza está equilibrada o se inclina hacia alguno de los lados?
- ¿Qué actividades me gustan, me entusiasman o me resultan satisfactorias o gratificantes? ¿Cuándo fue la última vez que las hice?
- ¿A quién me gustaría ayudar o devolver un favor?
- ¿Cuándo y dónde (o con quién) experimento un estado de flujo, aprendizaje, crecimiento e inspiración? [Nota: tu lista de personas inspiradoras puede incluir a personas vivas o fallecidas y a personajes de ficción o históricos]. ¿Por qué me inspiran esos lugares, esas actividades o esas personas?

Si estas preguntas te plantean dificultades, tómate un descanso. A continuación, regresa a la tarea a tu ritmo.

Perlas de OP

- Está bien expresar gratitud, incluso por cosas que ya no quieres, y lamentar la pérdida de las cosas que elegiste. El dolor y la gratitud pueden coexistir.
- Está bien tomar un camino diferente al de la vida que te has construido y con la que te has comprometido.
- Está bien elegir un camino diferente al de la gente que te rodea o uno que solo tú entiendes.
- Está bien dedicar tiempo al placer y a lo significativo; servir a los demás no tiene que ir en detrimento de tu bienestar.
- Está bien que te tomes tu tiempo.

Camino 3: Muévete

Cuando Sam tuvo una idea más clara de su situación, sentimientos y necesidades, estudiamos qué podía hacer para dar más sentido a su vida y experimentar una mayor satisfacción.

Dado que el autoconcepto de Sam estaba muy influido por su vida profesional, quería empezar por ser proactivo intentando darle un propósito a su trabajo. Aunque recibir una remuneración justa seguía siendo una prioridad para él, había otra: quería que su labor ayudara a los demás y tuviese repercusiones. Preguntó a su jefe sobre la gestión de marcas centradas en la sostenibilidad, la educación o los mensajes sobre salud o que tuviesen una rama benéfica, algo que se ajustaba a sus valores.

Al ver que los proyectos en los que trabajaba hacían un bien al mundo, el propósito de Sam empezó a fusionarse con la idea de contribuir a algo más grande que él mismo. Esto lo llevó a ver cómo podían influir sus actos de manera positiva en los demás, lo que lo ayudó a contrarrestar su tendencia a centrarse en cómo le afectaban a él los actos de los demás.

Cuando Sam conectó con un propósito, su actitud empezó a cambiar: su irritabilidad disminuyó y dejó de estar resentido ante el hecho de que nadie aplaudiese sus esfuerzos y de preocuparse por que la gente se preguntase qué valor aportaba él a medida que se incorporaba a la empresa gente más joven y buena por la mitad de su sueldo. Su actitud cambió cuando hablamos del modo en que sus ideas sobre el envejecimiento interferían en su búsqueda de propósito. Cuando hizo un esfuerzo consciente por ser más amable y paciente, elogiar a los demás y estar disponible como mentor para los ejecutivos de cuentas más jóvenes que llevaban menos tiempo en la empresa (a los que antes veía como competencia), recibió reconocimiento por colaborar en el desarrollo de sus compañeros júniores.

También trabajé con Sam para ayudarlo a desarrollar una vida más significativa en casa mejorando la comunicación con su mujer (en lugar de dedicarse a su compañera de trabajo), incrementando sus momentos de intimidad y ampliando su red de amistades. Todas estas acciones añadieron elementos positivos al cubo de la alegría, y nada al cajón de la monotonía. También conseguimos que sacara tiempo para la relajación, el aprendizaje y el ejercicio. A medida que se fue sintiendo más descansado, fue participando más en las actividades de sus hijos: empezó a trabajar como voluntario en su colegio y a ayudar en sus equipos deportivos.

Al comprometerse con el proceso y hacer las cosas poco a poco, Sam logró grandes cambios hacia una vida más placentera y con más sentido. El placer consistía en comer con sus compañeros de trabajo, salir por la noche con su mujer y hacer el tonto con sus hijos.

Algunas de las acciones que emprendas serán internas, como cuando Sam cuestionó sus creencias negativas sobre el envejecimiento o abordó su irritabilidad (más información sobre la gestión de las emociones en los capítulos 3 y 4, «Procesamiento de emociones» y «Resolución de problemas»). Otras serán externas, como cuando Sam pidió una tarea acorde con su propósito, cuidó más su salud para estar más presente y ser más paciente con su familia y buscó formas de orientar a los jóvenes en el trabajo.

El siguiente paso consiste en desarrollar un plan de propósito en marcha. Este es el componente práctico del propósito. El propósito te pertenece, pero también depende de ti. ¿Qué vas a hacer para propiciar el propósito en tu vida? Cuando ocurran cosas negativas, ¿qué aprenderás, decidirás y harás para sacarles un significado constructivo?

No te presiones para averiguar tu propósito ahora mismo. A menudo, el propio viaje nos da pistas. ¡Empieza sin más! A continuación, encontrarás algunas ideas. Intenta dedicar unos minutos al día a una de estas actividades o a un par de ellas para favorecer el descubrimiento de tu propósito. Espero que te ayuden a explorar las numerosas maneras de encontrar sentido y placer a través de la curiosidad, el aprendizaje, el servicio, la conexión, el movimiento y el tiempo en la naturaleza, ¡por citar solo algunas!

1. **Cultiva la curiosidad** a través de libros, documentales, pódcast, revistas o artículos. Haz una lista con las recomendaciones de tus amigos. Realiza un seguimiento de lo que leas y veas: ¿qué intereses aparecen una y otra vez?
2. **Busca más flujo a través de los retos que elijas.** La curiosidad y una pequeña dosis de desafío nos ayudan a despertar el entusiasmo y a combatir la autocomplacencia, además de servir de antídoto contra la languidez y el desgaste. Apúntate a una clase o a un curso, desarrolla tus habilidades y solicita ese ascenso, mejora en un idioma o deporte. Esta es la parte de crecimiento personal/aprendizaje/dominio del propósito.
3. **Prueba un truco llamado «activación conductual».** Si no tienes claro qué propósito elegir, empieza la casa por el tejado: deja que la acción significativa te lleve hacia él. Empieza a llenar tu calendario de actividades que creas que pueden despertar y alimentar tu motivación, energía, sentido e interés, aunque en este momento no te sientas con fuerzas. ¿Quieres pasar un verano en el extranjero, pero no sabes por dónde empezar? Mientras

buscas opciones, apúntate a clases del idioma que te ayudará a comunicarte cuando estés allí. Este pequeño paso te servirá para más adelante.

4. **Asómbrate.** Recordarnos a nosotros mismos que formamos parte de algo más grande nos ayuda a conectar con el deseo de contribuir a esa gran red de vida de la que formamos parte. Prueba las prácticas del capítulo 7, «Presente», especialmente las dedicadas a disfrutar y asombrarse.
5. **Busca un mentor o guía tú a otros.** Pregunta a tres personas que te conozcan bien qué creen que haces mejor. A veces, necesitamos ayuda para responsabilizarnos de nuestros objetivos. Pide ayuda a quienes se preocupen de verdad por tus intereses. Antes has tenido que hacer una lista de personas que te inspiran. ¿Qué patrones de pensamiento o acciones te acercarían más a los ideales que estas representan? ¿Qué habilidades y pasiones tuyas beneficiarían a los demás?
6. **¿Encontrarías más sentido a tu trabajo con un cambio de puesto?** Por ejemplo, habla con tu jefe sobre la posibilidad de asumir tareas que te resulten nuevas y estimulantes (un proceso conocido como *task crafting* 'adaptación de tareas') y transfiere algunas funciones a otra persona o investiga otra división o departamento cuya labor te resulte más gratificante. En ocasiones, se trata de ver o hacer el mismo trabajo de una manera distinta (por ejemplo, asumiendo una iniciativa, un proyecto o una función social de la empresa que te resulte divertida o significativa o que esté en consonancia con tus valores) o de recordarte cómo ya ayuda a los demás tu trabajo (un proceso denominado *cognitive crafting* 'adaptación cognitiva'). También puedes probar a hacer un test en línea para definir tus puntos fuertes.
7. **Busca un objetivo en grupo.** Únete a un grupo de *networking*, un Rotary Club, un grupo de *meet-up* o un club de lectura, o crea tú uno.
8. **Convierte tu dolor en un propósito.** ¿Tu dolor te ha llevado a comprender algo o ha transformado tu manera de pensar de un modo que resultaría útil para otros? Conozco a personas

cuyas experiencias vitales extremas las han obligado a hacer frente a pérdidas, traumas y dificultades y compartir lo que aprendieron se convirtió en una parte importante de su propio proceso de sanación. Sabemos que el altruismo es terapéutico para quienes han sufrido estrés grave. Varios de mis pacientes han expresado su interés por el asesoramiento, la rehabilitación y la terapia del duelo, ya fuese ayudando a personas con lesiones físicas o con trastornos por consumo de sustancias como resultado de sus experiencias, pérdidas, dificultades y triunfos. Si te parece que devolver lo recibido es mucho pedir, sobre todo si te encuentras en medio de un proceso doloroso, no pasa nada. Cuando sientas que puedes hacerlo, ten en cuenta que no se trata de hacer un gran gesto ni algo que te deje sin fuerzas. Muchos de mis pacientes del Programa de Salud Mental del WTC simplemente acompañaban a otros a sus citas médicas en el centro. Su presencia suponía el mayor regalo para sus congéneres.

9. **Muévete por un propósito.** ¡Es cierto! El ejercicio nos ayuda a generar más propósito, y tener un propósito fomenta el ejercicio y el movimiento (consulta «La conexión entre el movimiento y el propósito», en la página 79). Al menos tres días a la semana, dedica tiempo al ejercicio que prefieras. Escribe en tu diario cómo influye el movimiento en tu estado de ánimo, memoria, concentración y motivación. ¿Te ayuda a fijarte metas en otros aspectos de tu vida?
10. **Practica la alegría.** Elimina las tareas que te desmoralizan y haz otras que te animen. Para eso, tendrás que pedir ayuda, tal vez en el trabajo (véase el punto 6), a tu pareja o a otras personas. El propósito consiste en recuperar lo que es importante para nosotros, incluidos nuestro tiempo y atención, a través del autocuidado, algo de diversión y la reducción de las interrupciones constantes (también nuestros hábitos de multitarea o distracción). Potencia tu propósito reduciendo la velocidad y apreciando los matices y el valor de las tareas que realizas, tus conversaciones y tu efecto en el mundo (más información al

respecto en el capítulo 7, «Presente»). Estar en la naturaleza reactiva mi energía y mi alegría. En los días ajetreados, practicar la alegría es tan sencillo como salir a tomar un café por la mañana o a comer entre reunión y reunión, trabajar con el portátil al aire libre o traer el exterior a mi mesa de trabajo con una planta o flores frescas. Anotar el tiempo en tu diario, observar los picos y los valles emocionales y prestar mucha atención a los contextos y las actividades que te producen mayor alegría te dará pistas sobre posibles fuentes de propósito.

Piensa a lo grande

- Imagina tu vida dentro de un año, cinco y diez. ¿Cómo sería para ti una vida significativa y bien vivida en esos momentos?
- ¿Qué te gusta tanto que lo harías gratis? (En realidad, no tienes que hacerlo gratis, pero ayuda en el proceso de lluvia de ideas).
- ¿Qué necesita el mundo o qué le vendría bien ahora mismo?

La conexión entre el movimiento y el propósito

Me fascina (y me convence) el poder del ejercicio para impulsar el propósito. Suelo decirles a mis pacientes que piensen en el ejercicio como un antidepresivo natural. Cuando empiezan a practicarlo, pasan a creer ciegamente en él.

El ejercicio es un antídoto contra la procrastinación y un impulsor del propósito. En el marco del «Estudio sobre salud y jubilación» mencionado anteriormente, un proyecto en el que participaron unos trece mil adultos mayores de cincuenta años, se hicieron preguntas a los participantes para evaluar su sentido de propósito en la vida y la cantidad de actividad física que practicaban de forma regular. Los autores definieron el sentido de propósito como «tener metas y objetivos que aportan rumbo y sentido a la vida».

Tener un propósito se tradujo en una mayor actividad física y, en general, las personas con mayor actividad física mostraron un propósito más sólido.

El ejercicio proporciona estructura, sentido y sensación de logro, y mejora la autoestima y la sensación de competencia. Mejora el estado de ánimo, la memoria, la concentración, el procesamiento de la información y la creatividad, y todo ello nos ayuda a sentirnos más abiertos a las posibilidades. Al aumentar nuestra motivación, creamos un círculo virtuoso: completamos las tareas que nos proponemos, mejorando así el compromiso con nuestros objetivos, lo que refuerza nuestro propósito. Además, el ejercicio y el propósito contribuyen a una longevidad excepcional.

SÉ FLEXIBLE EN TU CAMINO, PERO FIRME EN TU PROPÓSITO

En *El hombre en busca de sentido*, el célebre psiquiatra austriaco Viktor Frankl habla de lo que aprendió como superviviente de los campos de concentración de Auschwitz: la importancia de tener un propósito en la vida. «Desgraciado de aquel que no viera ningún sentido en su vida, ninguna meta, ninguna intencionalidad y, por tanto, ninguna finalidad en vivirla. Ese estaba perdido».

Aunque la mayoría de nosotros nunca experimentará las horribles penurias de un campo de concentración ni las presenciará, contar con un propósito que nos mueva es vital para salvaguardar nuestra salud, felicidad y relaciones. El filósofo Daniel Dennett dijo en una ocasión: «Encuentra algo más importante que tú y dedícale tu vida».

Espero que este capítulo haya despertado tu interés por buscar lo que alimenta tu alma, que haya confirmado el propósito que te impulsa o lo haya revitalizado y que te haya conectado con fuentes de alegría para alimentarlo. Hacerte cargo de tu presente y tu futuro de este modo es la esencia del optimismo práctico.

Los estudios demuestran, inequívocamente, que necesitamos un propósito para vivir una vida larga, sana y significativa. Deja que tu búsqueda de propósito te llene de energía y te alimente. Confía en que, cuando sientas esa oleada especial de energía, ese resplandor de satisfacción del alma, lo sabrás. No existe otro sentimiento igual.

Para consultar las referencias científicas citadas en este capítulo, visita: <doctorsuevarma.com/book>.

3

PROCESAMIENTO DE EMOCIONES

Nómbralas, hazlas tuyas, domínalas (y reformúlalas)

Todo lo que es humano es mencionable, y todo lo que es mencionable puede ser más manejable.

Fred Rogers

—Dormir cuando el bebé duerme es un buen consejo —me dijo Nicole en nuestra primera sesión, hace ya varios años—, pero probablemente viene de alguien que nunca ha visto un bebé.

Sonreí. ¡Si mis pacientes supieran cuánto me identifico a veces con sus experiencias!

Nicole era capaz de llorar y reír al mismo tiempo. Acudió a mí por un problema de ansiedad y depresión tras el nacimiento de su primer hijo. Hablamos de la transición a la maternidad (de los cambios en su identidad y en su cuerpo después de dar a luz a su primer hijo y de que, sorprendentemente, se sentía poco preparada para todo ello) y de la mezcla de amor, preocupación e inquietud por su bebé, que la mantenían intranquila y le impedían dormir mientras el bebé dormía.

Trabajamos juntas hasta que su segundo hijo cumplió un año, momento en el que Nicole continuó practicando por su cuenta las habilidades aprendidas en la terapia. Acordamos que se pondría en contacto conmigo si lo necesitara en el futuro.

Cuando terminamos la terapia, Nicole se encontraba en un buen momento y estaba lista para «volver de lleno al trabajo y a los amigos». Un tiempo después, recibí un mensaje: «Tenemos que hablar». Nicole y su marido (al que conocí durante nuestro trabajo juntas) habían tenido su tercer bebé hacía unos meses.

En ese momento, Nicole era una madre trabajadora con tres hijos menores de seis años. Acababa de apuntar a una guardería a Emma, su hija de ocho meses, y había vuelto al trabajo a tiempo completo después de la baja por maternidad.

—Me siento agobiada, pero es diferente a la depresión posparto —me dijo—. Ahora, sé lo que me preocupa, pero sigo sin saber qué hacer. Siento un gran peso, como si tuviera un elefante sentado en mi pecho.

Nicole me explicó que, con sus dos primeros hijos, ella y su marido se habían apañado para hacer malabarismos con el colegio, los deportes y las quedadas con amiguitos para jugar, pero, con tres niños, su número de malabares se había convertido en un desastre. Emma era propensa a las infecciones de oído, lo que obligaba a Nicole o a su marido —pero sobre todo a ella— a ausentarse del trabajo para acudir al pediatra y atender a su hija. Después de varias recaídas con su correspondiente medicación, los médicos pensaron que una operación reduciría las infecciones. En un último intento por evitar la cirugía, el pediatra sugirió que Emma se quedase dos meses en casa, pues sus oídos se recuperarían mejor sin la exposición a otros niños en la guardería.

Para Nicole, aquello fue como un puñetazo en el estómago. Como era la que menos ganaba, ella sería la que sacrificaría su trabajo para quedarse con Emma.

Yo sabía que Nicole prefería la guardería al canguro en casa, pues citaba la organización y la socialización como prioridades en el cuidado de los niños. Ahí fue cuando me enteré de que había más factores.

Nicole comprendió que contratar a una niñera para Emma le permitiría conservar su trabajo y reducir la exposición de su hija.

Por suerte, la familia podía permitírselo. Sin embargo, algo mantenía a Nicole estancada:

—Esa voz interior me dice que no soy una buena madre si pido ayuda.

Los trastornos mentales en el periparto (es decir, antes o después del parto) son complejos y se producen dentro de un contexto social más amplio. Aunque Nicole utilizaba activamente su trabajo en terapia para mantener a raya los síntomas, a veces incluso las mejores habilidades de afrontamiento resultan insuficientes cuando no se siente apoyo, sobre todo ante las barreras más grandes (las sistémicas).

Nicole y yo hablamos de los problemas a los que se enfrentan muchas madres y familias jóvenes y del escaso apoyo que reciben, en general, en nuestra sociedad, incluida la forma en que la brecha salarial entre hombres y mujeres da lugar a retrocesos profesionales para muchas mujeres, que acaban renunciando a su trabajo, peor pagado, para dedicarse al cuidado de la familia. Si a esto añadimos la expectativa poco realista de que las mujeres deben ser perfectas como profesionales, madres y compañeras, tenemos un nivel de exigencia imposible y unos sacrificios insostenibles.

Sin embargo, aunque nos consuele saber que no estamos solas, que lo que experimentamos forma parte de una construcción social más amplia que, en su mayor parte, escapa a nuestro control o responsabilidad, casi siempre existen algunas variables que sí podemos manejar. Es importante aprovechar la percepción de que tenemos opciones. En ocasiones, saber que las tenemos (aunque sean limitadas) fomenta un sentido de agencia en nuestra situación, y eso nos ayuda a combatir la impotencia que puede llevarnos cuesta abajo (como ocurre en la depresión).

Yo era consciente del contexto social, pero me di cuenta de que era necesario procesar las emociones. Era importante que analizásemos por qué Nicole no se sentía capaz de actuar en una situación en la que sabía que había soluciones. Las posibilidades y las soluciones se encontraban al otro lado del dique que había levantado contra algunas de las intensas emociones que aquella situación le causaba y que amenazaban con desbordarse.

Si tuviese que resumir la esencia del optimismo práctico, sería «maneja tus emociones o ellas te manejarán a ti». En pocas palabras, gestionar las emociones consiste en ser capaz de nombrarlas, hacerlas nuestras, dominarlas y, a continuación, reformularlas a fin de que nos sirvan como una valiosa información que nos ayude a resolver problemas y a mejorar nuestras relaciones. Existen dos formas principales de hacerlo: mediante el procesamiento emocional y mediante la regulación emocional.

El procesamiento emocional, como veremos aquí, implica ser conscientes de lo que sentimos y de que nuestras emociones se vinculan a experiencias pasadas.

La regulación emocional, que trataremos en el próximo capítulo como parte de la resolución de problemas, implica sentir nuestras emociones de manera precisa en cada momento y gestionarlas. El procesamiento emocional y la regulación emocional son pilares distintos pero relacionados del optimismo práctico. Ambos son necesarios para ser plenamente eficaces.

Si no procesamos nuestras emociones, estamos a su merced y reaccionamos ante la vida por reflejo en función de nuestros sentimientos intensos, necesidades insatisfechas, guiones obsoletos y miedos. Puede que nos cueste elegir la respuesta más racional a las situaciones. O, como Nicole, que quedemos tan atrapados en nuestras emociones que nos sintamos incapaces de actuar. Este pilar se centra en comprender nuestras emociones para aprender a resolver mejor y con mayor eficacia los problemas y abogar por nosotros mismos, trabajando de la forma más eficaz posible según las circunstancias (y dándonos cuenta de que, a veces, tenemos un poco más de control de lo que pensamos, aunque solo sea cómo reaccionamos ante una situación).

En este capítulo, veremos cómo podemos trabar amistad con nuestras emociones, reconocerlas, respetarlas, comprenderlas y trabajar con ellas.

EL EFECTO ICEBERG

«Tardé quince años en tener éxito de la noche a la mañana», reza un viejo dicho. El marketing inteligente y las redes sociales pueden hacer que el éxito parezca fácil. Sin embargo, cuando observamos a una persona que consideramos inspiradora y altamente eficaz, solo estamos viendo la punta del iceberg: es tranquila, segura de sí misma, ingeniosa, decidida y empática. Nos atrae su energía positiva y sus actos. No vemos el trabajo interior que hace para elevar su potencial y el de los demás.

Ese es el trabajo del procesamiento emocional. Sin el obstáculo de las emociones intensas y dolorosas, esas personas pueden tomar decisiones con claridad y ejercer una fuerte influencia positiva en los demás.

Nicole era brillante y muy capaz. En el trabajo, les sacaba las castañas del fuego a otros constantemente. Sin embargo, ¿qué pasa cuando algo en nuestro interior impide que nos sintamos bien y que demos lo mejor de nosotros? ¿Evaluamos las situaciones con precisión, sin proyectar quejas y traumas del pasado en nuestra vida actual? ¿Son adecuadas nuestras respuestas, están en consonancia con nuestros valores y objetivos? Tengo pacientes que me dicen: «Quiero estar más cerca de mi pareja, pero le molesto con mis palabras. ¿Qué ocurre?».

Si no estás en contacto con tus emociones, no puedes responder adecuadamente, porque tus emociones, te guste o no, te nublan el juicio. Te manejan.

El verdadero éxito no solo requiere habilidades tangibles, sino también la capacidad de gestionar con destreza el mayor intangible de todos: nuestra mente. Ese es el juego interno del procesamiento emocional.

HERRAMIENTAS DE TRABAJO: CÓMO NOS AYUDAN LAS EMOCIONES

La palabra *emoción* procede del latín *emotio* y significa «alteración del ánimo intensa y pasajera, agradable o penosa, que va acompañada de cierta conmoción somática», y engloba estados mentales que antes se caracterizaban como apetitos, pasiones, afectos o sentimientos.

Históricamente, las emociones se consideraban intrusiones con las que ningún individuo comedido que se preciara quería tener nada que ver. La ciencia revela una historia distinta.

Aunque todavía se está estudiando cómo surgen las emociones y cómo interactúan con nuestra conciencia, podemos considerarlas experiencias biológicas breves, intensas y espontáneas que se producen cuando nuestra reacción a algo del entorno se correlaciona con un proceso fisiológico en el cerebro y el cuerpo. Algunas, como el miedo, duran unos segundos o minutos. Otras, como la tristeza, duran hasta dos horas (o muchas más). Aquellas que persisten durante horas o días se denominan «estados de ánimo».

Al contrario de lo que se cree, las emociones tienen una finalidad. Están íntimamente relacionadas con nuestras motivaciones y lo que nos impulsa. Los impulsos pueden movilizar nuestras emociones para lograr un determinado resultado fomentando conductas específicas. Charles Darwin creía que las emociones eran adaptaciones que permitían sobrevivir y reproducirse a los seres humanos y a los animales. El miedo nos motiva a huir de una amenaza; la ira, a enfrentarnos a ella. Motivado por el amor o por el deseo de sentirlo, uno puede buscar pareja y reproducirse. Nuestras emociones nos ayudan a priorizar, planificar y centrarnos en lo que requiere nuestra atención influyendo en nuestros procesos de pensamiento. Así, las emociones sirven para maximizar nuestras posibilidades de supervivencia, ya que nos permiten evitar el peligro, salir adelante asumiendo los riesgos oportunos y apropiados y, por último, transmitir esa acumulación de riqueza, sabiduría y conocimientos a las generaciones futuras. A partir de los 46 movimientos faciales únicos detectados por los expertos Paul Ekman y Wallace Friesen se han descubierto más de siete mil combinaciones distintas de movimientos faciales. Parece evidente que no tendríamos una gama tan asombrosa de capacidades expresivas si las emociones no desempeñasen un papel positivo.

Desde una perspectiva evolutiva, nuestra supervivencia depende de nuestras relaciones comunitarias. Las emociones favorecen la cohesión del grupo ayudándonos a entendernos unos a otros.

A pesar de los puntos comunes en la experiencia de las emociones, existen diferencias culturales en la forma de expresarlas, normas sociales que interiorizamos de pequeños. En un experimento clásico, los investigadores observaron en secreto a participantes japoneses y estadounidenses viendo imágenes y vídeos horripilantes y violentos que incluían amputaciones y cirugías. Participantes de ambos orígenes mostraron expresiones faciales similares, haciendo muecas y transmitiendo repugnancia.

Sin embargo, cuando había un científico en la sala mientras los participantes veían las escenas, los japoneses eran más propensos a ocultar sus sentimientos con sonrisas. En la cultura japonesa, se considera menos aceptable que en la estadounidense mostrar emociones negativas intensas delante de otras personas (sobre todo, si son vistas como figuras de autoridad o tienen un cargo importante). Al disfrazar sus expresiones, los espectadores japoneses seguían las normas (tradicionales) de expresión emocional de su cultura. Así, aunque muchas expresiones emocionales son innatas, quedan determinadas por presiones sociales, influencias culturales y experiencias pasadas.

Si las emociones tienen todos esos fines positivos, ¿por qué en ocasiones son tan perturbadoras? Tenemos más neuronas en la corteza cerebral que cualquier otro animal. Y podemos agradecerle a la corteza cerebral nuestras sofisticadas capacidades: autoconciencia, lenguaje, resolución de problemas, pensamiento abstracto, funciones ejecutivas y habilidades visuales y espaciales, entre otras. Sin embargo, todos estos talentos tienen un inconveniente: la capacidad de preocuparse, obstinarse y proyectar en el futuro cosas que, probablemente, nunca ocurrirán.

Perlas de OP
El propósito del cerebro es mantenernos vivos, no necesariamente felices.

El optimismo práctico nos ayuda a maximizar las capacidades positivas de nuestro cerebro al tiempo que pone límites a aquellos procesos de pensamiento menos productivos. Quizá pienses que preocuparse ayuda, pero hay una diferencia entre la preocupación que conduce a la planificación y la prevención de problemas y el dar vueltas sin parar característico de la preocupación excesiva.

Como ya he mencionado, la mayoría de las emociones son breves, pero, si una situación negativa es importante, es probable que la emoción persista. La tristeza dura bastante más tiempo porque casi siempre se relaciona con circunstancias vitales prolongadas o cambiantes, como la pérdida o el duelo. Las emociones pueden prolongarse si tienen que ver con acontecimientos vinculados a nuestra identidad o con una situación que nos obliga a cuestionarnos lo que creemos que es cierto o, por el contrario, con una que lo confirma.

Es importante apreciar la naturaleza fugaz de las emociones para que no nos atasquemos en ellas ni caigamos en el miedo de abrir las compuertas emocionales. Piensa en ellas como las visitas: déjalas venir y marcharse. Somos una de las pocas especies que puede actuar en contra de sus emociones. Poseemos la respuesta rápida de la conciencia emocional y el contrapeso del pensamiento racional. A menudo, las emociones desaparecen en cuestión de minutos si nos limitamos a observar nuestros pensamientos, sentimientos y sensaciones corporales sin involucrarnos. Compartiré algunos ejercicios contigo para que practiques.

Creo que las emociones nos proporcionan información valiosa y pueden ayudarnos a tomar decisiones a condición de que: a) estemos en contacto con ellas, y b) seamos capaces de regularlas. Imagina que tu gama emocional es como el teclado de un piano. Un piano tiene 88 teclas que abarcan más de siete octavas y proporcionan una fuerza expresiva única. Puedes tocar notas altas y bajas, incluso de manera simultánea. Nuestro objetivo consiste en ser emocionalmente versátiles, como un piano bien afinado.

CÓMO NOS ENTORPECEN LAS EMOCIONES NO PROCESADAS

Las emociones no procesadas pueden dominarnos hasta el punto de que ya no nos protegen ni nos conectan, sino que nos causan daño (a nosotros y a los demás). El dolor de la pérdida, la agitación de la ansiedad crónica y la vergüenza, el miedo y la ira que constituyen el legado tóxico del trauma nos sitúan en riesgo de sufrir innumerables problemas de salud física y mental si no se procesan. Lo aprendí de primera mano cuando mis piernas dejaron de sostenerme, literalmente, durante la sobrecarga de estrés y tristeza que me supuso ser estudiante de Medicina a la vez que me enfrentaba a la enfermedad de mi madre.

Estos son algunos patrones que suelo observar y que me indican que es necesario procesar las emociones.

Sobrestimar la amenaza, subestimar nuestra capacidad de gestionarla

Cuando sobrestimamos la amenaza y subestimamos nuestra capacidad de gestionarla, respondemos con ansiedad, miedo, retraimiento o evitación, y nada de eso soluciona el problema ni nos ayuda a manejar la angustia.

Las personas vulnerables a esa respuesta emocional pueden ser más sensibles a los detalles y a las influencias externas y más propensas a considerar los resultados posibles de las situaciones. Las ramificaciones potenciales de las situaciones son muy importantes para ellas. Incluso consideran los estímulos neutros o que suponen una amenaza baja más peligrosos de lo que son, lo que aumenta su riesgo de sufrir ansiedad y depresión.

Los ejemplos abundan. He oído innumerables razones por las que la gente tiene miedo de pedir un aumento de sueldo: «Me dirán que no me lo merezco», «Es demasiado pronto» o «Tengo suerte de tener trabajo». Se ponen en el peor de los casos y descartan las pruebas que les recuerdo: «Has mantenido unido al departamento durante el último año», «La semana pasada te elogiaron y te dieron las gracias» o «Eres muy capaz de pedir lo que necesitas». Nicole temía negociar el salario de una cuidadora, pues se preguntaba cómo poner precio al hecho de que cuiden de tus hijos. Le recordé que ella había trabajado muchos años en recursos humanos negociando salarios y responsabilidades laborales. Aunque la situación que nos ocupaba era totalmente distinta, Nicole tenía las capacidades necesarias, pero no se daba a sí misma el reconocimiento oportuno. En el próximo capítulo, aprenderás a abordar los procesos de pensamiento distorsionados que mantienen este ciclo en marcha.

Demasiado estrés frente a lo justo

El estrés controlable en pequeñas cantidades es bueno para nosotros, ya que favorece el crecimiento neuronal en el hipocampo (neurogénesis). Algunos ejemplos son un trabajo extra, una afición, un proyecto que hayas aceptado voluntariamente o un bebé. Sin embargo, incluso los retos positivos pasan a ser problemáticos cuando superan nuestra capacidad de respuesta y recuperación. El estrés crónico incontrolable provoca un descenso de la neurogénesis en el hipocampo, que se asocia a depresión y problemas de memoria. De hecho, la definición misma de estrés habla de exigencias y expectativas externas que sobrepasan nuestra capacidad y recursos internos para manejarlas.

Sin embargo, rechazar los retos por temor a que nos estresen nos impide perseguir metas y sueños. Muchas personas han interiorizado la idea de que nuestras emociones son demasiado. Sin embargo, no es la presencia o la ausencia de emociones lo que predice el éxito: la cuestión es si son de una intensidad manejable.

La ansiedad en pequeñas dosis —la suficiente para motivarte, no para paralizarte— resulta útil. Los niveles bajos de epinefrina o adrenalina (piensa: un poco de excitación) conducen a una cascada de respuestas biológicas que culminan en niveles de norepinefrina en el cerebro que facilitan la memoria y el aprendizaje. Unos niveles de estrés manejables contrarrestan el aburrimiento y nos motivan, fomentando el máximo rendimiento y la productividad. En cambio, un estrés significativo hace todo lo contrario y dificulta la retención de la memoria. Un interesante experimento con estudiantes universitarios que estudiaban para un examen descubrió que, en pequeñas cantidades, el aumento de los niveles de ansiedad se correlacionaba con la mejora del rendimiento en el examen hasta cierto punto. A partir de ese punto, cualquier tensión o presión externa adicional provocaba un aumento de la ansiedad, que a su vez conducía a una disminución del rendimiento.

El procesamiento emocional consiste en aprovechar el poder de las situaciones de presión de modo que las condiciones sean favorables y puedas dar lo mejor de ti. Como Ricitos de Oro en la casa de los tres osos buscando las gachas, la silla y la cama ideales, tenemos que encontrar el nivel ideal de estímulo.

Sin embargo, he aquí un secreto del OP: en realidad, el estrés no es el problema. El problema radica en cómo lo percibimos. Si nos parece que algo es manejable, lo más probable es que lo sea. ¡Piensa en lo poderoso que es esto! Primero, es preciso saber cuánta ansiedad es la adecuada para nosotros, cosa que no descubrimos evitando nuestros sentimientos, sino aprendiendo a enfrentarnos a ellos y procesarlos de forma controlada y compasiva. Entonces, podremos aprovechar nuestra ansiedad para impulsarnos hacia delante.

Así, cuando algún paciente dice que no quiere hacer algo porque le produce ansiedad, respeto sus sentimientos, pero también analizamos: «¿Vale la pena hacer esto?». Si hay algo que ganar, pasamos a analizar su nivel de ansiedad. Si existe un leve malestar, pero lo empuja a crecer, la actividad merece la pena.

Bucles emocionales: rumiación

Aunque las emociones suelen durar poco, existen algunas excepciones notables. Las emociones negativas están especialmente vinculadas a la rumiación, un proceso de pensamiento repetitivo que repite los acontecimientos y las emociones negativas asociadas a ellos. Supongamos que has suspendido un examen decisivo o que no has conseguido un ascenso importante y llevas días de bajón: eso es un bucle emocional. El pensamiento que lo ocupa todo podría ser algo así como «No hago nada bien».

A veces, sentimos la angustia de esos bucles. Otras, apenas los notamos hasta que el procesamiento emocional nos hace darnos cuenta del ruido mental que hemos estado soportando. Me di cuenta de que, bajo la ansiedad paralizante de Nicole en torno a la contratación de una persona para cuidar de Emma, había algunos bucles emocionales asentados.

Como muchas mujeres, Nicole sintió una enorme presión para amamantar a sus hijos.

—Algunas amigas y los profesionales sanitarios me decían que lo mejor es la leche materna y yo los creí —afirmó.

Sin embargo, Nicole añadió que su trabajo no le facilitó demasiado la extracción de leche después de la baja por maternidad. Cuando podía tomarse veinte minutos libres de su apretada agenda llena de reuniones para sacarse leche, no había un espacio designado para ello. A menudo, lo hacía en el almacén, apoyada en la puerta y deseando que no apareciese nadie a buscar bolígrafos. La irregularidad de su horario de extracción y sus niveles de estrés le provocaron un descenso considerable de leche, lo que agravó su ansiedad:

—No pude amamantar a Emma tanto tiempo como a los otros dos; a lo mejor, se perdió los beneficios de la leche materna para el sistema inmunitario.

Además, Nicole procedía de un entorno familiar que juzgaba duramente a las mujeres que contrataban ayuda externa. Su familia y sus amigos estigmatizaban las guarderías y la percepción de su familia era que tener niñeras a tiempo completo en casa era cosa de mujeres privilegiadas que no querían dedicarse a criar a sus propios hijos. Las mujeres de su familia, decía Nicole, parecían «hacerlo todo ellas solas».

Muchas mujeres se culpan por tener dificultades con la maternidad en lugar de darse cuenta de que, en realidad, hace falta una tribu para criar a un niño. La capacidad de una mujer para amamantar a su bebé y trabajar requiere apoyo. Las decisiones sobre el cuidado de los hijos son estresantes y, al parecer, todo el mundo tiene una opinión. Es fácil entrar en un bucle emocional del tipo «No lo estoy haciendo bien», «No hago lo suficiente» o «No soy una buena madre».

La pequeña locomotora que no pudo: la indefensión aprendida

La indefensión aprendida se produce cuando nos sentimos incapaces de evitar resultados negativos. Los experimentos llevados a cabo con varias especies animales (ratas, perros y humanos, entre los más estudiados) demuestran este fenómeno. En 1967, los psicólogos estadounidenses J. Bruce Overmier y Martin Seligman describieron la indefensión aprendida basándose en experimentos en los que se observó que los perros que recibían descargas eléctricas que no podían controlar no aprendían a escapar de las descargas en una situación en la que sí les era posible evitarlas. Poco después, Seligman y Steven F. Maier realizaron experimentos que confirmaron su hipótesis de que la pasividad de los perros se debía a la naturaleza incontrolable e ineludible de las descargas originales.

Aunque esos experimentos sentaron importantes bases sobre la relación entre el pesimismo y la pasividad con la ansiedad y la depresión, más de cincuenta años de investigación en neurociencia nos proporcionan conocimientos más precisos y actualizados. De hecho, en un artículo titulado «Learned Helplessness at Fifty: Insights from Neuroscience», Seligman y Maier señalaron que su equipo había entendido la teoría al revés. Cinco décadas después, explicaron que la pasividad y la ansiedad en respuesta a un *shock* no se aprenden (como se pensaba antes), sino que son nuestra respuesta por defecto como mamíferos a las condiciones adversas prolongadas. Por tanto, lo que aprendemos no es la indefensión, sino el control. Podemos superar nuestra pasividad predefinida recurriendo a nuestra agencia y percepción de control.

¿Cómo ocurre esto en el cerebro? La actividad de la corteza prefrontal ventromedial (CPFVM), implicada en la percepción y detección del control, es crucial para inhibir la actividad serotoninérgica en el núcleo dorsal del rafe (NDR), que da lugar a la ansiedad y la pasividad surgidas de acontecimientos adversos continuados. En palabras de Maier, es como si nuestro cerebro anterior, más racional (evolucionado más tarde), le dijese a nuestro tronco cerebral, más reactivo (evolucionado antes), lo siguiente: «Tranquilo, tronco cerebral, tenemos la situación bajo control». Entrenar al cerebro para activar la CPFVM con el fin de mejorar nuestra percepción del control nos tranquiliza y nos anima a salir de esa indefensión predeterminada que nos hace asumir que el estrés es incontrolable. El OP nos ayuda a percibir una sensación de control y fomentarla de diversas maneras. Mediante la resolución de problemas, el fomento de la capacidad, el cuestionamiento de las distorsiones y la reformulación de los pensamientos negativos, el OP activa nuestro circuito de la esperanza.

Cuando las experiencias de la vida nos condicionan a creer que no podemos hacer nada ante las situaciones, corremos el riesgo de convertirnos en espectadores pasivos de nuestra vida. Cuando la vida nos lo pone difícil, interfiriendo en nuestra capacidad de recuperar el equilibrio y el aliento, nos volvemos escépticos, incluso pesimistas, sobre nuestras posibilidades de cambiar el futuro. Empezamos a sentirnos tristes, desesperanzados, indefensos, atascados en la falta de autoestima, cuestionando nuestra valía y, a veces, incluso el propósito de nuestra existencia: «La vida no va a mejorar, solo puede ir a peor». Es entonces cuando sé que tengo que intervenir con rapidez, ya que la depresión puede arraigar y el riesgo de suicidio aumentaría rápidamente.

Disonancia cognitiva: nosotros contra el mundo

—Quiero conservar mi trabajo —me dijo Nicole—. Me he esforzado mucho para llegar a este punto.

Además, era consciente de que la mayoría de las familias necesitan dos sueldos. Sin embargo, le costaba contratar ayuda en casa por las expectativas con las que la habían educado, según ella.

Según Nicole, las buenas madres eran capaces de levantarse a las cinco de la mañana, hacer ejercicio y tener sexo con sus maridos antes de peinarse, maquillarse y vestirse como modelos y, a las siete de la mañana, tener listas unas tortitas caseras sin gluten para desayunar y unas fiambreras bento dignas de las redes sociales; después, llevaban a sus hijos al colegio y estaban en su despacho (a distancia o presencial) a tiempo para una reunión a las ocho. Todo ello sin ayuda externa y sin despeinarse.

Todos conocemos a mujeres así, al menos a través de las redes sociales. Rara vez vemos la historia que hay detrás. De hecho, Nicole es el tipo de madre que otros pondrían en un pedestal —dinámica, sexi, en forma, con estilo—, pero en realidad es un ser humano vulnerable a las dudas y las inseguridades que todos tenemos. Y eso demuestra que lo mejor es no comparar lo que nos pasa de puertas para dentro con lo que otros muestran de puertas para fuera.

Cuando nos sentimos divididos, como Nicole, entre los retos de la vida actual y los roles y expectativas impuestos, el resultado es lo que se denomina «disonancia cognitiva». Aunque no nos convenzan del todo las expectativas de la sociedad, es posible que nos esforcemos por alcanzarlas en cierta medida.

Según los economistas Rakesh Sarin y Manel Baucells, comprender nuestras expectativas y gestionarlas es un elemento fundamental del bienestar. En su libro *La fórmula de la felicidad: la matemática del bienestar*, comparten esta ecuación: felicidad = realidad – expectativas. Esta ecuación aumenta la felicidad de dos maneras: o bien la realidad resulta ser mejor de lo que esperabas, o bien tus expectativas se moderan (lo hagas tú u otra persona).

Nicole esperaba estar a la altura de los inalcanzables estándares de la sociedad, pero eso me hacía preguntarme si mantenía bajas sus expectativas respecto a los demás como técnica de supervivencia para seguir siendo feliz. «No esperes demasiado y no te defraudarán», decía.

Nicole tenía una relación complicada con su madre, que tomaba «mucho alcohol» y era «mala» cuando lo hacía. Su experiencia era que su madre la criticaba (sobre todo, cuando había bebido demasiado) y juzgaba sus decisiones sobre el cuidado de los niños sin ayudarla realmente. La relación de Nicole con su padre también era complicada. No podía pedir ayuda a nadie de su familia. Y me dijo que su marido ya hacía «mucho»; trabajaba muchas horas como ella y compartía las responsabilidades del cuidado de los niños:

—Él gana más dinero, su trabajo es más exigente. No puedo pedir más.

Sentía que cualquier ajuste en su horario de trabajo haría que la tomasen menos en serio profesionalmente; de hecho, le habían dado la baja por maternidad de seis meses a regañadientes.

Parecía que la realidad de Nicole había caído por debajo incluso de su listón. Sin embargo, sus expectativas respecto a sí misma seguían siendo tan implacables como siempre. Una realidad insatisfactoria, con una sensación de apoyo limitado por parte de su familia y su jefe, junto con unas expectativas extremadamente altas de sí misma (que sentía que no estaba cumpliendo) equivalían a una infelicidad evidente. Este tipo de pensamiento es una pendiente resbaladiza hacia la depresión y el pesimismo. Y produce otro tipo de disonancia cognitiva.

Disonancia cognitiva: nosotros contra nosotros

A veces, los mayores factores de estrés provienen de un choque entre nuestros propios valores. Nicole aprecia hacer las cosas por sí misma, pero necesita ayuda. Aprecia que las mujeres hablen claro, pero, como hija mediana que desempeñó el papel de pacificadora y complaciente en su familia, no le gusta causar problemas. Estos intereses contrapuestos se centraban en aspectos fundamentales de la identidad de Nicole:

—Quiero hacer X, pero habrá costes y consecuencias, y además choca con otros valores míos.

Nicole necesitaba actualizar su *software* para trabajar con su realidad en aquel momento: tenía que poner límites y pedir ayuda. Era como si la vieja Nicole se enfrentase a la nueva en un combate de boxeo; según el día que le preguntaras, ganaría una u otra.

La disonancia cognitiva —ya sea nosotros contra el mundo o nosotros contra nosotros— resulta incómoda y despierta emociones intensas. La disonancia cognitiva de Nicole le provocaba una ansiedad considerable. Se paralizaba y lloraba. Necesitar algo y no sentirse capaz de pedirlo puede provocar resentimiento e ira. La energía necesaria para reprimir esas emociones tenía un elevado coste: a Nicole le pesaban como si tuviese un elefante sobre el pecho.

NÓMBRALA, HAZLA TUYA, DOMÍNALA, REFORMÚLALA: CUATRO PASOS HACIA LA AUTOCONCIENCIA

A menudo, trato de convencer a mujeres de éxito como Nicole de que quejarse (es la palabra que ella utiliza) sobre su vida o experiencias como madres no significa que su vida les guste menos o que quieran menos a sus hijos. Significa que son seres humanos racionales conscientes. Yo intento validar sus sentimientos y empatizar con ellas, pero con cuidado de no excederme, ya que podría interferir con la necesidad innata de las personas de procesar emociones incómodas y con su capacidad para ello. Quiero que las personas sepan que sus experiencias son normales, pero también quiero darles las herramientas para procesar sus emociones y afrontar nuevos retos. La autoconciencia es el primer paso.

La autoconciencia empieza por ser capaces de prestar atención a nuestras emociones sin necesidad de responder o cambiar nada. Como escribió Rumi: «¿Te visitas con regularidad?». A menudo, nos aislamos de nuestros sentimientos mediante la insensibilidad, la distracción o la automedicación. Esto envía al cerebro el mensaje de que hay que evitar las emociones en lugar de comprenderlas, procesarlas y regularlas. Acabamos padeciendo dolores de cabeza, debilidad en las piernas, ansiedad, depresión, insomnio, gastritis, hipertensión, dolor crónico e inflamación, enfermedades autoinmunes y cardiopatías.

Todos tenemos formas de evitar enfrentarnos a las emociones fuertes. De hecho, a veces planteo esta broma: «¿Cómo puedo evitar mis emociones? ¡Espera, que cuento las maneras de hacerlo!».

Nuestras respuestas de evitación suelen ser tácticas que desarrollamos en el pasado que pueden no ser saludables para nosotros o para los demás, entonces o ahora. Por lo general, surgieron por haber tenido que adaptarnos a situaciones ante las que nos sentíamos impotentes.

Quizá reprimamos nuestras emociones, como Nicole, llevándolas por dentro, refugiándonos en comportamientos destructivos —comer en exceso, beber, etcétera— o volviéndonos irritables y arremetiendo contra los demás, como hemos visto en el caso de Sam en el capítulo 2.

¿Qué puedes hacer con los sentimientos intensos? Aquí tienes un método de cuatro pasos que te ayudará a tomar conciencia de tus patrones emocionales y a procesar la emoción en lugar de reprimirla o mostrarte irritable: nómbrala, domínala, hazla tuya y reformúlala.

Paso 1: nómbrala

Las emociones pueden reconocerse como sensaciones físicas. Permitir que tu mente y tu cuerpo experimenten las emociones y etiquetarlas después disminuye tu respuesta de miedo, al reducir los niveles de actividad en la amígdala, nuestro centro del miedo. Cuando hablas de las cosas, reduces su poder sobre ti. El «etiquetado emocional», como se denomina, puede resultar increíblemente liberador.

Reprimir los sentimientos consume energía porque requiere un proceso activo de inhibición. Según un estudio, este agotador esfuerzo se asocia con un aumento de las enfermedades, disfunciones orgánicas (la respuesta de lucha o huida se descontrola) y una reducción de la inmunidad. Cuando las personas entran en psicoterapia, también disminuyen sus visitas al médico por problemas de salud física. Hablar o escribir sobre experiencias dolorosas o traumáticas no solo alivia la carga asociada a los acontecimientos que las provocaron, sino que también nos permite asimilar lo que nos ha ocurrido o darle sentido.

Etiquetar las emociones resulta complicado al principio, y conviene prepararse para experimentar algunas sensaciones corporales intensas, como le ocurrió a Nicole cuando le pedí que etiquetara algunas de sus emociones.

—Estoy triste —dijo.

Yo asentí con empatía y permanecimos en silencio.

—Nicole, me pregunto si estarías dispuesta a profundizar un poco en esos sentimientos. ¿Hay algo más que te preocupe en este momento?

Vi que le costaba, así que le pregunté:

—¿Puedo decirte lo que oigo?

Ella asintió.

—Nicole, oigo mucha tristeza. También oigo cierto rechazo, decepción, traición, frustración y rabia en lo que has compartido hoy y en otras sesiones, pero también compasión hacia tu familia.

—Son buena gente —dijo con lágrimas en los ojos.

—Por supuesto, Nicole, y son tus padres y los quieres. Y también estás enfadada con ellos. Lo entiendo; en este momento es difícil. Aprecio que lo compartas y que conectes con tus emociones. Es un paso enorme e importante para ti.

Cuando eres capaz de nombrar tus emociones y no hacer nada con ellas, estás al mando. Puedes sentir furia contra alguien, pero ser capaz de decir «Tengo un cabreo monumental con fulanito» y no tener que llamarlo inmediatamente y gritarle. ¡Eso es liberador! Ahora, puedes pasar a la verdadera resolución de problemas: «¿Qué es lo mejor en esta situación?». Así introducimos una pausa muy importante (lo veremos en el siguiente capítulo) y evitamos una reacción refleja, casi siempre destructiva. De ese modo, podremos elegir nuestra respuesta: no enviar ese correo electrónico instintivo, darnos un respiro con nuestra pareja o hijos o calmarnos durante una reunión tensa.

Ejercicio: Nombrar tus emociones

Siéntate en silencio y piensa en una situación o una persona que te provoque emociones negativas; para empezar, elige algo que te cause sentimientos de nivel medio.
¿Experimentas sensaciones en tu cuerpo?, ¿opresión en el pecho?, ¿un nudo en el estómago?, ¿la mandíbula apretada?, ¿tensión en manos o pies?
¿Hay alguna palabra que exprese la emoción que sientes? Comprueba si puedes etiquetarla.
Piensa un momento en esa etiqueta. ¿Tiene diferentes caras esa emoción? Prueba a decirte «Cuéntame más». Por ejemplo, si sientes enfado, un «Cuéntame más» te aportará detalles: «Siento que me han tratado injustamente. Siento que no me comprenden. Siento humillación».
Continúa hasta que consideres que has acabado de nombrar esas emociones en particular.
A continuación, reflexiona sobre las afirmaciones siguientes o complétalas. ¿Qué sientes y dónde lo sientes, incluidas las sensaciones corporales?

- Cuando siento una profunda tristeza, yo...
- Cuando siento un profundo dolor, yo...
- Cuando siento un profundo miedo, yo...
- Cuando siento una profunda ira, yo...

Paso 2: hazla tuya

Este paso profundiza en el origen y los desencadenantes de nuestras emociones. Los estudios demuestran que, cuanto más detallados seamos etiquetando, diferenciando y conociendo los desencadenantes de nuestras emociones, mejor las gestionaremos y saldremos adelante. Pasamos de un impreciso «sentirse mal» a relacionar emociones concretas con situaciones: «Cuando hizo/dijo X, sentí que me humillaba».

Cuando comprendes tus emociones y lo que las desencadena, tienes control sobre las situaciones a las que eres vulnerable y puedes reconciliar el pasado con el presente y trazar un plan para el futuro.

Ejercicio: Haz tuyas tus emociones

Responde a las siguientes preguntas:

1. ¿Hay emociones que te resultan más difíciles o prohibidas que otras?
2. ¿Hay situaciones que te superan o que temes que te estresen?
3. ¿Cuáles son algunos de los bucles emocionales en los que tiendes a entrar?
4. ¿Con qué frecuencia sientes impotencia o indefensión para cambiar una situación?
5. ¿Qué esperas de ti? ¿Y de los demás? ¿Cómo crees que debería ser tu vida? ¿Cómo te sientes cuando no se cumplen tus expectativas acerca de ti, de los demás o de tu vida?
6. El maestro zen Thích Nhất Hạnh dijo: «Que tu ira sea el compost para tu jardín». ¿Qué significa para ti esta afirmación?

7. ¿Qué crees que intentan decirte tus emociones intensas?

Recuerda la fuerza que te ha traído hasta aquí, donde puedes optar por hacer las cosas de otra manera.

Paso 3: domínala

Existen varias maneras de dominar tus emociones. Estas son mis cuatro prácticas preferidas para desarrollar los músculos del procesamiento emocional:

1. Interrumpe los patrones emocionales poco saludables con las 4C del afrontamiento sano.
2. Rompe los bucles emocionales negativos con el descentramiento.
3. Entabla amistad con tu mente y tu cuerpo.
4. Vacía tu carpeta de correo basura de la ansiedad en un diario de preocupaciones.

Veamos cada una de ellas.

Interrumpe los patrones emocionales poco saludables con las 4C del afrontamiento sano

Una táctica fundamental para dominar las emociones consiste en disponer de algunos mecanismos de afrontamiento saludables y flexibles que te ayuden a trabajar con tus emociones, no a evitarlas.

Un mecanismo de afrontamiento eficaz debe hacerte sentir mejor, no peor. Debería pasar esta pequeña prueba y mostrar:

1. **Compasión.** Un mecanismo de afrontamiento eficaz es delicado (¡Autoflagelación, fuera!).
2. **Corrección.** Ha de abordar el problema subyacente, o al menos no empeorarlo. Las conductas de evitación (comer com-

pulsivamente, cortarse, abusar de sustancias, anestesiarse con el juego, el consumo descontrolado de información o de las redes sociales, las compras compulsivas, las apuestas, etcétera) solo conducen a la vergüenza, más angustia emocional o problemas añadidos. Una estrategia de afrontamiento correctiva viene del conocimiento. Fue lo que ayudó a Nicole a contrarrestar su sentimiento de culpa por buscar ayuda para cuidar de su hija:

—En realidad no creo que esos valores anticuados hayan servido nunca a nadie en mi familia. Cuando yo era pequeña, no había necesidad de canguros. Dos de mis tías vivían cerca y tenía primos mayores. Cuando mi madre no estaba en casa, yo cuidaba de mis hermanos. No es que nos vigilara las veinticuatro horas del día. Todo el vecindario estaba pendiente de nosotros.

3. **Calma.** Un mecanismo de afrontamiento saludable ha de crear una distancia tranquilizadora con respecto a la ira, la ansiedad o la agresividad para resolver los problemas. Una respuesta habitual de ira es señal de que la persona no es capaz de procesar sus emociones o regularlas, y casi siempre es porque no le enseñaron cómo hacerlo o porque aprendió a través de experiencias tempranas que la ira y la agresividad eran las únicas formas de ser vista y escuchada. Por el contrario, reprimir las emociones, como en el caso de Nicole, no hace que desaparezcan. Desarrollar una práctica sencilla pero regular de respiración, *mindfulness*, meditación o escritura de un diario ayuda a recuperar la calma. Hay quien recurre a la naturaleza, el ejercicio, el yoga, la cocina o la jardinería. Solo hay que asegurarse de que la actividad elegida sea en dosis moderadas y no suponga una distracción malsana. Y, por supuesto, busca ayuda profesional si sientes angustia.
4. **Conexión.** Lo ideal es que nuestros mecanismos de afrontamiento nos ayuden a conectar mejor, lo que conduce a una comunicación más fluida con las personas con las que interactuamos (piensa en tu jefe, un compañero de trabajo o un familiar).

Rompe los bucles emocionales negativos con el descentramiento

Al aferrarnos a una emoción y añadirle nuestra propia interpretación, nos quedamos atrapados en bucles emocionales. Si nos limitamos a observar y no nos involucramos, la respuesta fisiológica suele remitir.

El descentramiento es una estrategia de cambio fundamental de la terapia cognitiva basada en el *mindfulness* (MBCT, por sus siglas en inglés)[7] que implica salir de nuestras experiencias mentales y verlas desde una posición neutral y sin juicios. Así, permitimos que nuestras emociones y pensamientos negativos sean experimentados como sucesos mentales pasajeros (o visitantes) en lugar de aferrarnos a ellos, personalizarlos o verlos como reflejos de nosotros mismos o de la realidad externa. En la terapia cognitiva, a continuación, nos enfrentamos a los pensamientos irracionales (a veces, denominados «distorsiones cognitivas»). En la práctica del *mindfulness*, los pensamientos se perciben sin juzgarlos y se dejan ir.

Perlas de OP

No tienes que creerte todos tus pensamientos.

Volvamos a un ejemplo anterior: has suspendido un examen o no has conseguido ese ascenso. Estás en un bucle emocional de ira y vergüenza del que no sabes salir.

En la MBCT, identificas el pensamiento que hay detrás de esos sentimientos: por ejemplo, «No sé hacer nada bien». Con la práctica, aprendes a limitar su alcance: «He tenido problemas con eso», «No es preciso decir que no sé hacer nada bien», «Mira lo bien que me va en estos otros aspectos de mi vida», «Tengo sentimientos intensos porque esto es importante para mí, como lo sería para la mayoría de la gente» o «Con práctica y ayuda, puedo hacerlo mejor».

Entabla amistad con tu mente y tu cuerpo

En este paso de dominación, sí dejamos espacio para nuestras emociones, como si las invitáramos a cenar o a tomar el té, les diéramos la bienvenida y les prestáramos atención sin juzgarlas.

Nicole estaba reprimiendo su rabia por su situación y canalizando toda esa energía en ansiedad. Era como tocar una y otra vez la misma tecla de su piano emocional. Mi trabajo consistía en ayudarla a afrontar toda su gama de emociones —incluida la ira, un sentimiento que le costaba mucho aceptar y expresar— y comprender que podía dar cabida a todas ellas. Solo entonces empezaría a tocar una melodía distinta.

Estos ejercicios de entablar amistad se pueden realizar en cualquier momento: por la mañana para establecer la pauta del día, antes de una reunión importante, para relajarse después del trabajo o antes de acostarse. También puedes probarlos antes o después de una situación estresante.

La práctica regular de estos ejercicios, no solo cuando te sientas mal, te ayudará a fortalecer tu conciencia de las emociones en cada momento, algo importante para regularlas sobre la marcha.

Si estás experimentando una angustia o un trauma significativo o agudo, es posible que desees realizar algunos de estos ejercicios con la guía de un terapeuta. No están pensados para alterar a nadie, pero, a veces, cuando tenemos heridas importantes, necesitamos un poco más de ayuda y apoyo durante este viaje.

Ejercicio: Entabla amistad con tu respiración

Busca un lugar tranquilo. Siéntate en una silla, con los pies relajados en el suelo. Encoge un poco los hombros y deja que caigan de manera natural.

Cierra los ojos. Inhala lentamente por la nariz mientras cuentas hasta cinco y exhala lentamente por la boca también contando hasta cinco. Si quieres, ponte una mano en el abdomen y nota cómo se expande al inhalar. Esto favorece una respiración diafragmática más profunda (respiración que comienza en el vientre, no en el pecho).

Y ya está. No existe una forma correcta ni incorrecta de hacer este ejercicio.

Ejercicio: Entabla amistad con tu cuerpo

Empieza con el ejercicio anterior, «Entabla amistad con tu respiración». Cuando quieras, presta atención a tu cuerpo. ¿Notas alguna sensación? En la cabeza, los brazos, las piernas, los pies o el estómago, ¿notas tirantez, tensión, debilidad o dolor? ¿Cómo son los latidos de tu corazón (rápidos o lentos)? ¿Y tu respiración (superficial o profunda)? ¿Estás sudando? Solo tienes que percibir las sensaciones.

Percibe cualquier sentimiento que surja: tristeza, preocupación, ira o calma. Da cabida a todos ellos mientras sigues respirando.

No existe una forma correcta ni incorrecta de realizar este ejercicio. Se trata de reconocer estas sensaciones sin obcecarte en ellas. Percibe... y deja ir.

Vacía tu carpeta de correo basura de la ansiedad en un diario de preocupaciones

Nuestra autoestima se resiente cuando aparece la ansiedad. Liberar nuestros miedos escribiéndolos en un diario de preocupaciones, un ejercicio utilizado en la terapia cognitivo-conductual (TCC), es una de las formas más sanas de dominar las emociones. Lo creas o no, los estudiantes que se desahogan obtienen mejores resultados en un examen de matemáticas, incluso los que tienen un buen rendimiento en este campo. Si te enfrentas a un examen, una actuación o cualquier otra cosa importante, tómate diez minutos antes para escribir sobre cualquier aspecto que te preocupe.[8]

¿Por qué dedicar tiempo a preocuparse cuando se trata de dejar de preocuparse? Porque:

- **Es un alivio.** Del mismo modo que levantar la tapa de una olla hirviendo deja salir el vapor. Se necesita más energía para retener las cosas que para dejarlas salir.
- **Te das cuenta de algo importante.** La mayoría de las veces, las cosas que nos preocupan no ocurren. Sin embargo, cuando ocurren, estamos mejor preparados para afrontarlas, pues escribirlas nos ayuda a quitarles hierro con el tiempo. Es lo que se llama «terapia de exposición».
- **Observas patrones.** Resulta menos probable que nuestras emociones nos sorprendan cuando vemos los patrones: «Otra vez esa preocupación por el fracaso (aunque siempre estoy preparado)» o «Ahí está esa preocupación por parecer necesitada (aunque a la gente le encanta ayudar)».
- **Puedes dejar a un lado tus preocupaciones.** Una vez fuera de tu cabeza y en la página, tienen menos poder sobre ti.

Paso 4: reformúlala

Este último paso del procesamiento emocional se sigue practicando y mejorando con el tiempo. Se podría decir que forma parte de un proyecto a largo plazo llamado «vivir».

Básicamente, la reformulación consiste en tratar de entender algo o verlo desde un ángulo distinto. Es intentar ver desde la perspectiva de otro o buscar una conclusión favorable: ver el lado positivo, aprender una lección, librarse de una buena o esquivar una crisis.

La reformulación utiliza la empatía y la comprensión compasiva con nosotros mismos y los demás para liberar las emociones negativas que nos mantienen atrapados. Nos permite abrir la mente a un montón de posibilidades e ideas que tal vez nunca habríamos descubierto desde nuestra posición anterior. Nos hace más adaptables, mejores solucionadores de problemas y más capaces de sanar de las dificultades. Reformular las emociones es la tarea más difícil en el dominio de estas, pero la ciencia demuestra que es la más poderosa, sofisticada y duradera.

A medida que practicamos el procesamiento emocional, vamos dándonos cuenta de que, a veces, nuestros conflictos interpersonales surgen de las emociones no procesadas de los demás. Nicole consiguió ver que el elefante que tenía en el pecho (su médico le dio el visto bueno) era su propia rabia no expresada, entre otras cosas, por el modo en que los problemas emocionales no resueltos de su madre la afectaban a ella y a la familia. Aunque parecía que las mujeres de la generación de su madre daban prioridad a la familia y que así les había ido bien, Nicole se dio cuenta de que aquello tenía un coste. Nicole sospechaba que su madre había vivido con depresión y ansiedad posparto sin diagnosticar ni tratar. Esto, combinado con su conocimiento de las presiones sociales de entonces, la ayudó a reformular la ira y las limitaciones no procesadas de su madre (y las formas poco saludables de manifestarlas, es decir, la bebida y el comportamiento crítico): «A lo mejor, si no hubiera sentido la presión de esforzarse tanto para ajustarse a las expectativas de la sociedad, no habría estado tan enfadada continuamente. Me identifico con eso. Yo también siento la presión de la sociedad. No todo fue culpa suya».

Nicole también tenía problemas con la ira. La reprimía:

—No me enfado muy bien. Acabo llorando.

También estaba enfadada por la abnegación que todavía se les exige a las mujeres y le molestaba lo mucho que se había esforzado por estar a la altura de un estándar erróneo: se espera que las mujeres trabajen como si no fuesen madres y que sean madres como si no trabajaran.

Aprender a expresar sus necesidades de una forma sana en lugar de dejar que se convirtieran en una ira profunda que después reprimía era fundamental para el éxito de Nicole. Necesitaba la rabia justa que la ayudase a poner límites y pedir cuentas a los demás. Necesitaba que su sistema de apoyo la apoyara de verdad, incluidos su madre (en lugar de juzgarla y no ayudarla), su marido (que tenía que adoptar un papel más proactivo junto con ella en el cuidado de los niños y en las decisiones al respecto, así como respetar sus reticencias sobre el cuidado de los niños en casa, aunque él estuviera a favor) y su jefe.

Al procesar su rabia y sus necesidades no reconocidas, Nicole reformuló la visión que tenía de su madre. Se dio cuenta de que esta se estaba automedicando cuando bebía (a veces en exceso). A la mujer se le había encomendado la tarea de encargarse de una familia con varios hijos —algunos con necesidades especiales— y tenía que hacerlo casi todo sola porque el padre de Nicole viajaba con frecuencia por trabajo. Nicole fue capaz de mirar a su madre con empatía.

¿Cuál fue la mayor reformulación de Nicole? Podía estar al mando. Se dio cuenta de que había estado esperando que le diesen permiso para hacer lo que sabía que tenía que hacer (por ejemplo, contratar ayuda y pedir a su marido que se implicase un poco más en casa, de modo que la suposición por defecto no fuese que a ella le correspondía hacer esas cosas o delegar) y de que se aferraba a cosas que ya no necesitaba (como la aprobación de los demás). Dejó de sobrestimar el riesgo (perder el respeto y la aprobación de los demás por mantenerse firme y pedir ayuda) y de subestimar su capacidad para afrontarlo. Afrontaba bien las cosas y era una excelente malabarista; al fin y al cabo, incluso a los malabaristas expertos se les cae alguna pelota de vez en cuando. Sabía que no estaba sola ante las dificultades y que lo hacía lo mejor que podía. Su reformulación la llevó de «Soy una mala madre» a «Soy una madre que lo hace lo mejor que puede, dadas las circunstancias. En realidad, estoy haciendo un gran trabajo, incluso cuando creo que no es así. Tengo derecho a pedir ayuda. Tengo derecho a sentirme mejor. No es posible (ni siquiera aconsejable) que cumpla continuamente las expectativas de los demás. Sus expectativas dependen de su forma de pensar y sus circunstancias. No me sirven. Este puede ser un momento de avance para mí». Procesar sus emociones aligeró la carga de Nicole.

—Aquella presión, el elefante en mi pecho, ha desaparecido —me diría más tarde.

LA OBRA DE LA SABIDURÍA

Encontrar este equilibrio entre la empatía por los demás y la empatía por nosotros mismos es obra de la sabiduría. Cada uno a su manera, todos estamos aquí juntos, sujetos a las vicisitudes de la vida. Como parte de mi proceso emocional, intento recordar estos principios:

Comparte nuestra humanidad común. Nadie es perfecto.

Extiende la empatía. Cada persona camina por la vida con sus propias luchas.

Reconoce tu propio dolor y tus sentimientos, y permítete lamentar una resolución que muy probablemente no tendrás.

Practica la compasión. Ofrece perdón, aunque solo sea en tu mente.

Deja ir. Libera tu dolor de la forma que te resulte adecuada (por ejemplo, escribiendo una carta que nunca enviarás).

Ajusta las expectativas. Acepta que esa persona no puede darte lo que necesitas.

Deja de culparte. Pase lo que pase, puedes aprender algo de ello.

En el próximo capítulo, veremos cómo resolvió Nicole sus problemas cotidianos, incluido el hecho de reafirmarse para pedir lo que necesitaba. Sus ejercicios de procesamiento emocional la ayudaron a mantenerse firme. Practicó con regularidad la respiración profunda y la conexión con la experiencia corporal de las preocupaciones. Cuando estaba estresada, utilizó las 4C de afrontamiento sano, usando el yoga para calmarse. Etiquetar sus emociones antes, durante y después de las situaciones estresantes la ayudó a validar sus sentimientos y a mantener la cabeza fría a la hora de pedir ayuda y adaptaciones en el trabajo y en casa.

El procesamiento emocional fue el primer paso imprescindible de Nicole para hacer las paces con un pasado que no podía cambiar y encontrar empoderamiento en su fuerza para cambiar su historia. Espero que te empodere para dar forma a la tuya.

Para consultar las referencias científicas citadas en este capítulo, visita: <doctorsuevarma.com/book>.

4
RESOLUCIÓN DE PROBLEMAS
Hacia la acción

> Se le puede quitar todo a una persona excepto una cosa, la última de las libertades humanas: elegir la actitud de uno en cualquier conjunto dado de circunstancias, elegir el propio camino.
>
> Viktor E. Frankl, *El hombre en busca de sentido*

Ninguno de nosotros vive en un vacío. El mundo exterior nos reclama constantemente. Hay cambios, retos, oportunidades y desorden. Resolver problemas es lo que hacemos con lo que el mundo nos lanza.

Cuando pensamos en resolver problemas, tendemos a pensar en soluciones concretas. En realidad, lo hacemos interna y externamente a la vez; la mayor parte de las veces, en nuestro interior. En cuanto identifica un problema, la mente se pone a trabajar para determinar qué acciones debemos emprender.

En general, esto ocurre al margen de nuestro pensamiento consciente y de nuestra conciencia. Sin embargo, la destreza en la resolución de problemas tiene mucho que ver con nuestro proceso de pensamiento consciente. ¿Podemos gestionar conscientemente nuestras emociones minuto a minuto? ¿Sabemos distinguir los sentimientos de los hechos y actuar con sensatez basándonos en lo que ambos revelan? La combinación de nuestras habilidades cognitivas con nuestros recursos psicológicos y emocionales se denomina «regulación emocional»: es la maquinaria de resolución de problemas que tiene nuestra mente.

En el capítulo 3, hemos visto que no podemos gestionar nuestras emociones si no sabemos cuáles son. El reconocimiento emocional resulta esencial para la regulación emocional. No obstante, nombrar los sentimientos que experimentamos y hacerlos nuestros es solo la mitad de la batalla. La resolución de problemas es la habilidad con la que regulamos nuestras emociones y actuamos cuando nos enfrentamos a la realidad.

La regulación emocional en la resolución de problemas nos permite:

- hacer una pausa,
- comprobar cómo nos *sentimos*,
- prestar atención a lo que *pensamos* y
- evaluar racionalmente una situación para poder *responder*, no simplemente *reaccionar*.

Y todo esto ocurre en cuestión de **segundos**.

Este aspecto interno de la resolución de problemas es crucial porque determina nuestra visión del problema. Y si algo he aprendido como médico es que uno de los pasos más importantes para abordar un problema consiste en analizarlo detenidamente antes de abordarlo. La seguridad y la eficacia de tus soluciones dependen de ello.

La regulación emocional no consiste en anular nuestros sentimientos (o suprimirlos). Eso puede ser tan perjudicial o más que reaccionar de forma exagerada. Nuestras respuestas deben ajustarse a las situaciones. El objetivo no consiste solo en controlar el estrés y sobrevivir, sino también en utilizar nuestra sabiduría emocional para crecer.

En este capítulo, compartiré contigo un conjunto de técnicas para resolver problemas como lo hacen los optimistas prácticos.

Descubrirás cuál es tu manera de hacerlo (tu perfil resolutivo) y las distorsiones cognitivas que obstaculizan las soluciones meditadas. Compartiré contigo unas poderosas estrategias que llamo «las 5R de la regulación emocional y la resolución de problemas en el mundo real», así como cuatro pautas para solucionar problemas con otras personas. Por último, te enseñaré un método rápido basado en preguntas que he desarrollado para ayudar a mis pacientes a llegar al meollo de un problema. Incluiré ejemplos de cómo se usan estas herramientas: en uno de ellos, veremos cómo atajó Nicole, a la que has conocido en el capítulo 3, sus problemas con el cuidado de sus hijos sumados a su exigente trabajo y a una relación inestable con su madre.

Con estas herramientas no pretendo ofrecer soluciones rápidas. Las relaciones humanas son muy complejas y no podemos presumir de comprender la situación única de cada persona. Si te enfrentas a retos vitales importantes, espero que este capítulo te proporcione opciones útiles. También es posible que te convenga probarlas con el apoyo de un terapeuta.

TU PERFIL RESOLUTIVO

Muchos de mis pacientes me dicen que saben lo que tienen que hacer para resolver un problema, pero que les cuesta hacerlo (la brecha entre la intención y la automatización; trataremos esta cuestión en el capítulo 9, «Hábitos saludables»). Casi todos evitamos los problemas de alguna manera en ocasiones. A menudo, nos quedamos atascados preocupándonos por los posibles obstáculos sin analizar las cosas objetivamente. Quizá parezca que preocupándonos conseguimos algo, pero lo único que hacemos es evitar los sentimientos incómodos (que pueden provocar síntomas relacionados con la salud física y mental).

El siguiente cuadro detalla las prácticas habituales de resolución de problemas de los optimistas prácticos y los optimistas en comparación con las de los pesimistas y los excesivamente optimistas (a este último grupo nos referiremos como «optimistas avestruz» por su tendencia a evitar los problemas, negarlos o adoptar un enfoque pasivo escondiendo la cabeza).

Prácticas de resolución de problemas de los optimistas prácticos	Prácticas de resolución de problemas de los pesimistas y optimistas avestruz
Reconocen el problema y sus pensamientos al respecto: «Hay algo importante que necesita mi atención ahora mismo».	**Niegan el problema/Entran en proyección:** «¿Qué problema? Yo no tengo ningún problema». «A lo mejor eres tú quien tiene un problema».
Se esfuerzan por entender el problema: «Quiero más información. ¿Cuándo empezó? ¿Qué está provocando el problema? ¿Qué lo mejora o empeora?».	**Evitan afrontar el problema, minimizándolo o magnificándolo:** «Todo saldrá bien. Las cosas se arreglarán». «No es tan malo como parece». «No hay nada que hacer, estamos perdidos».
Exponen los siguientes pasos y los posibles aspectos positivos basándose en una valoración realista. Son autocompasivos pero claros respecto a sus responsabilidades: «Si consigo algo de información, podré tomar una decisión viable, pero tengo que ponerme manos a la obra ya».	**Esperan pasivamente a que las cosas se arreglen por sí solas/Se preocupan por el peor de los casos/Piden información, pero la rechazan:** «No hay nada que hacer». «No me creo lo que dicen».

Adoptan un enfoque proactivo: Lluvia de ideas de soluciones creativas para explorar todas las soluciones viables (pensamiento divergente). Investigan, buscan consejo. **Crean un plan de acción que aborda los obstáculos en función de varios escenarios posibles.**	Afrontamiento poco saludable (distracción, procrastinación, rumiación, culpa o vergüenza): «Si hubieses/no hubieses hecho X, esto no habría pasado». «Si hubiese/no hubiese hecho X, esto no habría pasado».
Valoran todas las opciones disponibles, las reducen a la más viable, toman una decisión basada en la información relevante (pensamiento convergente).	**Indecisión o decisiones que no resuelven el problema subyacente:** Parálisis por análisis. Decisiones basadas en la ira o el miedo. **Investigación apresurada o superficial:** Hablan con una persona que ya está de acuerdo con su opinión. **Decisiones precipitadas:** «Fulanito dijo X, así que eso es lo que voy a hacer». **Desconexión:** «No confío en nadie que sugiera eso».
Toma de decisiones proactiva, seguimiento y aceptación: «Esto es lo que he decidido». «¿Está funcionando? Si no, ¿por qué?». «¿Qué puedo cambiar? ¿Qué no puedo cambiar? ¿Qué he aprendido?».	**Rabia, desviación de la responsabilidad, retirada y resignación.** **Falta de acción o acción basada en una investigación superficial.** **Posible descontento con lo que ocurre, pero se resignan a los resultados o les cuesta admitir que se equivocaron:** «Supongo que no podía hacer nada». «Esto habría pasado de todos modos».

¿Te das cuenta de que estas respuestas a los problemas tienen su origen en el nivel de comodidad con las emociones subyacentes que nos provoca la situación (por ejemplo, ira o miedo)? La forma en que afrontamos nuestras respuestas emocionales afecta directamente a nuestra eficacia a la hora de solucionar problemas.

¿Con qué columna te identificas más? ¿Qué aspectos de tu método de resolución de problemas crees que te funcionan? ¿Hay aspectos en los que podrías mejorar?

Ejercicio: ¿Maximizas o satisfaces?

¡Examen sorpresa! Responde «sí» o «no» a las siguientes preguntas:

1. ¿Prestas mucha atención a los detalles a la hora de tomar decisiones?
2. ¿Tardas mucho en llegar a esa decisión correcta?
3. ¿Se molestan tus seres queridos por lo que tardas en decidirte?
4. ¿Te causa nerviosismo que se te presenten demasiadas opciones?
5. ¿Evitas tomar decisiones porque no tienes tiempo de recopilar los datos?
6. ¿Te inquieta la idea de hacer una compra importante (coche, casa, electrodomésticos o tecnología) porque te anticipas a todo lo que hay que investigar?
7. ¿Te arrepientes a menudo de tus decisiones, sobre todo cuando aparece nueva información *a posteriori*?
8. ¿Sientes a menudo remordimientos tras comprar algo al pensar que hay algo mejor por ahí o que lo que compraste te parece menos interesante cuando ya lo tienes?
9. ¿La inacción ha tenido consecuencias en tu vida?
10. ¿Te conformas con un «suficientemente bueno»?

Si has respondido afirmativamente a muchas de estas preguntas, puede que tu estilo de toma de decisiones sea maximizador.

Hay dos estilos predominantes de toma de decisiones: maximizador y satisfactor. La persona satisfactora (una mezcla entre satisfacer y ser suficiente) se caracteriza porque acepta una opción como satisfactoria para las propias necesidades y dadas las mejores opciones disponibles en ese momento, mientras que la maximizadora se caracteriza por el deseo de analizar todas las opciones posibles y obtener toda la información antes de decidir.

Los satisfactores son capaces de tomar decisiones con bastante rapidez. Los maximizadores tienden a insistir en considerar todas las opciones antes de decidir, con independencia de su importancia o de su relevancia para lo que realmente se necesita. Al buscar la perfección, los maximizadores pierden de vista lo bueno o lo bastante bueno, tal vez en su propio detrimento, ya que este enfoque puede retrasar (incluso paralizar) la toma de decisiones y provocar arrepentimiento tras la decisión.

Lo importante no es en qué bando estás, sino si puedes ser flexible en función de lo que exija la situación.

Aunque mi madre rara vez se arrepentía de una decisión, eran una leyenda familiar sus tendencias maximizadoras —en cualquier aspecto, ya fuese comprar salsa de tomate o un coche—. Nos arrastraba de concesionario en concesionario, tomando notas sin parar sobre los caballos y los kilómetros. ¿Necesitaba un techo solar? No, pero, si un coche de un precio similar no lo tenía, más valía que fuese por una buena razón. Tenía que tomar la *mejor* decisión, teniendo en cuenta elementos que podían ser relevantes o no para sus necesidades.

Lo mismo ocurrió con la búsqueda del tratamiento para su cáncer. Sí, la decisión era compleja: intentar mantener la salud de su corazón en el contexto de los riesgos cardiacos y los efectos secundarios de la quimioterapia. Sin embargo, mientras buscábamos sin parar el equipo médico *perfecto*, me di cuenta de que existía el riesgo de que su cáncer se extendiese y tuvimos que pasar al estilo satisfactor.

Aunque los maximizadores analizan las cosas de manera más precisa, el riesgo para ellos radica en su instinto de retrasar las decisiones necesarias e importantes cuando no existe una opción perfecta. Los satisfactores toman decisiones basadas en expectativas razonables. Están dispuestos a ajustar sus expectativas y a negociar detalles menos importantes para asegurarse de que se satisfacen sus necesidades básicas.

Los optimistas prácticos son versátiles a la hora de tomar decisiones, capaces de alternar entre el estilo satisfactor enérgico y el maximizador más reflexivo dependiendo de la situación y de lo que esté en juego. Pueden llegar a conclusiones rápidas si la situación lo requiere y son capaces de aceptar las decisiones que toman sin mirar atrás ni rumiarlas. Cuando el tiempo apremia, y en función de la importancia de la decisión, los OP pueden recurrir a lo que yo llamo «regla de los tres»: concederse tres días, pedir opinión a no más de tres personas de confianza y reducir las opciones a tres. Su estilo de toma de decisiones se caracteriza por uno de mis proverbios africanos favoritos: «Antes del matrimonio, mantén los dos ojos abiertos; después del matrimonio, mantén un ojo cerrado». Investiga antes de tomar las grandes decisiones y acéptalas una vez tomadas.

CÓMO DOMINAR LA RESOLUCIÓN DE PROBLEMAS DOMINANDO TU MENTE

Una paciente, Sejal, me dijo que no la valoraban en el trabajo.

—Mi jefe me odia —declaró.

Le pregunté qué pruebas tenía de eso.

—No me invitan a las reuniones de planificación de alto nivel; lo he pedido varias veces —respondió.

Quizá Sejal tuviese razón, pero no había tenido en cuenta que también podía estar equivocada. Era posible que su jefe se centrara en las tareas y el personal relevantes para determinados proyectos y que no tuviese en cuenta el crecimiento profesional de Sejal.[9]

Sejal no iba a saber la respuesta a menos que preguntase por la cuestión de las reuniones y pidiera opiniones en general. Le sugerí que solicitase una entrevista personal con su supervisor. Planeó una evaluación del desempeño a mitad de año en lugar de esperar a finales.

Mientras se preparaba para la reunión, le pedí a Sejal que pensara si había pruebas que respaldaran la idea de que su jefe la apreciaba. Me dijo que su bonificación de vacaciones había sido un poco más alta de lo habitual y que se había hablado de la posibilidad de que le ofrecieran un ascenso en el futuro.

Curiosamente, Sejal consideraba que el hecho de que no se la incluyera en ciertas reuniones posteriores a las bonificaciones era una prueba más de su suposición inicial de que la aversión de su jefe era personal. Si no le daban explícitamente información que indicase lo contrario, parecía que todo apuntaba a ello.

Cuando Sejal se reunió con su supervisor, su jefe le aclaró que las reuniones eran confidenciales y estaban relacionadas con la reducción de personal de la empresa. Además, le aseguró que era un miembro valioso del equipo y le propuso que se reunieran más a menudo. Si Sejal no hubiera pedido aclaraciones, su suposición podría haber alterado por completo sus percepciones, sus expectativas y su bienestar en el trabajo.

Lo que diferencia a los optimistas prácticos como solucionadores de problemas es que esperan obtener un resultado positivo debido a su papel como agentes de cambio en su vida. Se comprometen con la realidad sobre la marcha, pidiendo opiniones y aclaraciones. Restructuran su forma de pensar para mostrarse esperanzados y eficaces a la vez. La restructuración cognitiva, un conjunto de técnicas muy eficaces y populares que constituyen la piedra angular de la terapia cognitivo-conductual (TCC), te ayudará a tomar las riendas de tu vida haciéndote cargo de tus procesos de pensamiento.

La restructuración cognitiva es fundamental para la resolución de problemas porque nos ayuda a utilizar la mente de manera más aguda para percibir nuestras emociones, patrones de pensamiento y comportamientos. La serie completa de técnicas se conoce como ABCDE (por sus siglas en inglés).[10] He aquí cómo se podría aplicar el ABCDE al problema de Sejal para ayudarla a hacer balance de su situación y avanzar hacia una resolución:

Antecedente (A, de *antecedent*): identificamos el desencadenante que provoca el malestar emocional. En el caso de Sejal, fue el hecho no ser invitada a las reuniones.

Creencias (B, de *belief*): a continuación, nos fijamos en las creencias que nos evoca. A menudo, se trata de creencias negativas sobre nuestras capacidades, carácter, lo que creemos que merecemos o cómo nos perciben. Sejal pensaba que no la incluían en las reuniones porque su jefe la odiaba.

Consecuencias (C, de *consequences*): las creencias tienen consecuencias emocionales y físicas; entre otras, sentir tristeza, enfado, indefensión o tensión, así como un nudo en el estómago, dolores de cabeza, etcétera. Sejal se sentía enfadada e impotente.

Distorsiones (D, de *distortions*): nuestras creencias dan lugar a pensamientos distorsionados y percepciones sesgadas. Identificarlas es el primer paso para restructurarlas. Sejal estaba tan convencida de que no le caía bien a su jefe que equiparó el hecho de que la excluyeran de las reuniones con el desprecio percibido de su jefe hacia ella. Además, le quitó importancia a la bonificación de vacaciones, pues consideraba que era algo que su jefe tenía que hacer, no que quisiera, y que eso no demostraba que realmente le cayese bien o la valorara, además de calificar el posible ascenso como «especulativo». Minimizó los aspectos positivos y magnificó los negativos (lo que llamamos «filtro negativo»), centrándose únicamente en lo malo de la situación.

Aceptación (E, de *embrace*): por último, consideramos lo que podemos cambiar (nuestros pensamientos y creencias distorsionados, posibles acciones para abordar los problemas) y aceptamos lo que no. Sejal tomó medidas para cuestionar sus creencias pidiendo una evaluación del desempeño a mitad de ciclo. Saber que las reuniones eran sobre asuntos confidenciales la ayudó a calmar sus preocupaciones y así reconoció su tendencia a personalizar cuestiones que no son personales —algo que nos ocurre a todos a veces— y aprendió a no hacer suposiciones negativas de cosas: el ascenso todavía no se había concretado, cosa que ella interpretó (junto con la exclusión de las reuniones) como una prueba de que su jefe la odiaba y de que su trabajo no era estable. Resultado: ansiedad.

Profundizaremos en estas técnicas más adelante. Veamos ahora cómo utilizar la restructuración cognitiva para resolver mejor los problemas.

Analizar los pensamientos distorsionados

¿Existen patrones en tu vida que te gustaría cambiar? ¿Te das cuenta de que dices o haces cosas improductivas? Si es así, quizá algunas distorsiones cognitivas estén llevando tu timón mental.

Las distorsiones cognitivas son pensamientos negativos sin fundamento (prejuicios) que nos hacen más propensos a adoptar respuestas emocionales o conductuales automáticas (es decir, instintivas). En última instancia, esas respuestas tratan de confirmar una creencia fundamental distorsionada sobre nosotros mismos o sobre otras personas. Nos empujan a actuar de forma contraproducente e incrementan la vulnerabilidad a la depresión.

Aunque se producen de manera automática, las distorsiones cognitivas suelen reflejar creencias fundamentales negativas sobre nuestra autoestima y futuro. Las experiencias negativas forman parte de la vida, así que los pensamientos negativos son de esperar. No obstante, solo cuando son absolutos (es decir, cuando les añadimos *siempre, nunca, para siempre, debo, debería, y si…*) provocan una angustia exponencial. Algunos ejemplos son el pensamiento de todo o nada, el razonamiento emocional, las afirmaciones de «Debería» y los «Y si…». Son la voz interior que dice «Nunca encontraré pareja», «Debería tener más éxito» o «Siempre meto la pata», ideas vinculadas a creencias profundas del tipo «Me voy a quedar sola para siempre», «Me pasa algo» o «No sirvo para nada»/«Soy estúpido». Nicole, por ejemplo, tenía una distorsión cognitiva que, en esencia, decía que las buenas madres no deberían contratar ayuda.

Con la práctica, aprenderás a captar esos pensamientos dañinos y a enfrentarte a ellos antes de que tomen el timón y te lleven a cometer actos improductivos.

¿Recuerdas esa pausa que mencioné que se produce durante la regulación emocional en medio de la vorágine de una situación? En ese momento crucial, cuando parece que no pasa nada, en realidad pasa mucho al examinarnos a nosotros mismos: «Uy, ahí está esa distorsión que dice "Nunca acabas nada"», «No te mereces nada», «Otras personas tienen amor/diversión/éxito/dinero, pero tú no», etcétera.

En esa pausa, puedes cambiar el proceso de pensamiento. Por ejemplo: «¿Qué pruebas tengo de mis suposiciones? Necesito más información antes de decidir».

Lo que no puedas controlar, acéptalo

La felicidad y la libertad empiezan por entender bien un principio: algunas cosas están bajo nuestro control y otras no. Solo aceptando esta verdad fundamental se abre la posibilidad de tener tranquilidad interior y eficacia exterior. Quienes resolvemos los problemas mediante el optimismo práctico intentamos cambiar lo que podemos, pero lo aceptamos cuando no podemos. Como solían decían mis padres, «si no es un problema que hay que resolver, tal vez sea una verdad que hay que aceptar».

Aceptar o asumir no significa que nos rindamos o nos demos por vencidos, sino que nos preguntemos: «¿Qué puedo cambiar?». Casi siempre hay algo (¡incluyendo cómo piensas!). Después, se trata de reconocer lo que no podemos controlar y dejarlo estar.

Supongamos que has cometido un grave error en el trabajo. Evalúas lo que puedes cambiar: opciones de control de daños y prevención. Informas a tu jefa de lo ocurrido y de lo que piensas hacer. Ella no está contenta; tú tampoco. Sin embargo, como dijo el jefe de un amigo con una mueca en una situación similar: «¿Y qué hemos aprendido?». Tú también te lo preguntas. Entonces, te olvidas de lo que no puedes controlar: la pérdida del cliente (aunque buscas otros), el descenso de los beneficios (aunque lo has compensado en parte acelerando la comercialización de otro proyecto) y el disgusto de tu jefa (que esperas que desaparezca con el tiempo y tu buen rendimiento en el futuro).

LAS 5R DE LA REGULACIÓN EMOCIONAL Y LA RESOLUCIÓN DE PROBLEMAS EN EL MUNDO REAL

La regulación emocional, como ya se ha indicado, es la interacción entre los acontecimientos externos y tus respuestas emocionales internas, así como la sintonización con esa interacción para tomar decisiones y actuar en el momento.

En la regulación emocional, tu objetivo consiste en determinar qué es lo mejor para la situación, para los demás implicados y para ti. Las 5R pueden ayudarte. Mientras lees, piensa en el modo de aplicar estas herramientas a una situación de tu vida emocionalmente intensa.

Revaluar

La creatividad y la flexibilidad son rasgos distintivos de la resolución de problemas en el OP. Estos rasgos son inestimables a la hora de revaluar situaciones. Cuando revaluamos, elegimos con detenimiento cómo, qué, dónde, cuándo y por qué nos involucramos en una situación (selección de la situación) y buscamos formas creativas de modificarla (modificación de la situación) en lugar de evitarla por defecto (a menos, claro está, que sea tóxica o abusiva). De ese modo, recuperamos la agencia y el control, dos rasgos fundamentales de los optimistas prácticos, para no perdernos la vida, las oportunidades de crecimiento o, simplemente, la posibilidad de pasarlo bien.

Esta R es muy útil en situaciones estresantes en las que la evitación no es una opción, cuando existe una oportunidad importante o es un requisito del papel que desempeñamos. Pregúntate:

- ¿Tengo que involucrarme/participar en esto?
- ¿Cómo me sentiré si me involucro/participo durante el acontecimiento y después?
- ¿Los beneficios potenciales de participar compensan los riesgos?
- ¿Es una experiencia positiva en general, una oportunidad para crecer, desarrollarse o mantener una relación?
- ¿Impulsa un objetivo o valor importante en mi vida?

Si tus respuestas han sido mayoritariamente afirmativas, piensa cómo podrías participar de forma que los costes no resten valor a los beneficios potenciales:

- ¿Qué aspectos tienden a mejorar o empeorar esta situación?
- De esos, ¿cuáles son decisivos/no negociables para mí?
- ¿Puedo cambiar alguna de las variables para que la experiencia sea mejor o, al menos, tolerable y que merezca la pena?
- ¿Qué puedo hacer para maximizar los beneficios y minimizar los aspectos desagradables?

Revaluar puede ayudarte a encontrar la cantidad justa de estrés (véase el capítulo 3, «Procesamiento de emociones») para rendir mejor. Supongamos que hay una fiesta a la que sabes que asistirá tu ex. ¿Deberías ir o no? Si la ruptura no fue amistosa y te vas a aburrir, quizá no. Pero, si has hecho las paces con tu pasado en lo que respecta a tu ex, podría ser una gran fiesta con buenos contactos o amigos a los que quieres ver. Así pues, revalúa: ¿merece la pena sentir un poco de ansiedad (suponiendo que no sea demasiada y que seas capaz de controlar el estrés de ver a tu ex)?

Con el fin de reducir tu ansiedad, reorganiza las cosas para pasarlo bien. Contribuye con tus talentos: una lista de música, supervisión de la barbacoa... Como sabes que tu ex llegaría tarde a su propio funeral, ve con tiempo y márchate antes de que aparezca. Vístete elegante. Antes, te habría dicho: «Lleva tarjetas de visita»; ahora, diría que tengas preparada tu tarjeta de visita digital. ¿Ves? Has convertido una experiencia negativa en una positiva para ti.

Otro escenario: supongamos que te proponen viajar para asistir a una reunión del sector. Es un honor que te lo pidan, pero lo temes porque tu antiguo jefe, que creyó a un compañero traicionero cuyas mentiras casi llevan a tu despido, estará allí y el compañero también. Tuviste la suerte de cambiar de departamento, pero sigue habiendo tensión. ¿Qué puedes hacer?

Recuerda tu capacidad de poner límites internos a tu implicación en las situaciones. No es necesario que entabléis una conversación si os encontráis: saluda y sigue adelante. Aunque también podrías intentarlo si decides que merece la pena para tu crecimiento profesional. O podrías modificar las cosas para limitar el contacto o añadir un componente placentero: asistir únicamente a los actos obligatorios, alojarte en casa de un amigo o viajar con tu pareja si te lo permiten.

Revaluar ayudó a Nicole. Siempre se había sentido obligada a estar presente para su familia de origen. Su selección de la situación comenzó al darse cuenta de que podía elegir dónde, cuándo y cómo quería hacerlo.

Para evitar que las interacciones con su madre fueran a más, decidió reducirlas a unas pocas horas cada vez, y solo cuando su madre estuviera sobria. Asimismo, limitó la mayoría de sus reuniones familiares a la misa de los domingos, cuando había otras personas que podían hacer de mediadoras y los acontecimientos eran positivos y en terreno neutral. Además, cuando a Nicole no le apetecía hablar con su madre por teléfono, establecía un horario de videollamada para que sus hijos pudiesen hablar con su abuela, una relación positiva que Nicole deseaba fomentar.

Nicole tuvo que obligarse a dejar de responder a los mensajes negativos de su madre durante el día. Tuvo que aprender a decir «No podemos ir, pero pasadlo bien» para evitar las reuniones familiares improvisadas en las que preveía que su madre bebería demasiado y caería en sus comentarios críticos sobre la crianza. Con la práctica, le resultó más fácil y tanto ella como su madre se beneficiaron de los resultados.

Reabastecer

Nuestra copa debe llenarse antes de que podamos verter su contenido. ¿Cuándo fue la última vez que llenaste la tuya? Haz balance de tus reservas físicas y emocionales. ¿Duermes bien y con regularidad? ¿Nutrición? ¿Afecto? ¿Relajación? ¿Has realizado actividades o consumido sustancias que te agotan?

El reabastecimiento nos sitúa en una posición mejor para afrontar lo que se nos viene encima. Los psicólogos pediátricos hablan de reabastecimiento emocional en referencia a cuando los niños acuden a su madre o a otros cuidadores en busca de consuelo, caricias tranquilizadoras, descanso y seguridad.

Como adultos, seguimos necesitando prácticas de reabastecimiento. ¿Qué actividades te devuelven la energía y la vitalidad o te sitúan en modo ahorro energético?

Mantener tradiciones familiares importantes —encender la chimenea en Navidad o preparar recetas familiares— puede evocar sentimientos y recuerdos tempranos de seguridad. La tradición danesa del *hygge* y la sueca del *mysig* se centran en crear un ambiente de confort, seguridad y alegría. Puede ser algo tan sencillo como encender unas velas aromáticas, tener a mano unas mantas acogedoras o llenar la casa de fotos de buenos recuerdos. Algunas personas se relajan con la música, el arte o el baile; otras se dedican a la jardinería, el ejercicio, la lectura, la escritura, el taichí o el yoga.

Relajarse parece fácil, pero a muchos les cuesta echar el freno. Solo hay que empezar: un baño relajante, una breve práctica de meditación, hacer unas fotos de algo bonito... Sea lo que sea lo que te recarga, sacar tiempo para esa actividad ha de ser prioritario. Recuerda el capítulo 2, «Propósito»: dedicar tiempo al placer nos anima a cumplir nuestro propósito.

¿Resolver problemas mientras duermes?

Bueno, no exactamente, pero el sueño desempeña un papel crucial en la regulación de las emociones y la resolución de problemas. El sueño REM nos ayuda a procesar las emociones, al reducir la reactividad de la amígdala, una estructura cerebral implicada en el procesamiento de las emociones (incluido el miedo). La falta de sueño se asocia con una mayor reactividad emocional o una reacción exagerada ante estímulos negativos y estresantes, lo que da lugar a un cerebro hiperactivo (y eso no es bueno para resolver problemas). La capacidad que tenemos de percibir nuestro estado emocional y, en general, de utilizar esa información para tomar decisiones sobre la marcha se ve afectada cuando estamos cansados. De hecho, las investigaciones señalan que el deterioro del rendimiento debido a la falta de sueño es similar al que se produce a causa de unos niveles elevados de alcohol en sangre.

La privación de sueño disminuye todas las facultades necesarias para valorar problemas y resolverlos con precisión. Entre sus efectos, figuran el retraso o la ralentización del tiempo de reacción, el deterioro del juicio, la disminución de la flexibilidad cognitiva y la creatividad, y el aumento de la impulsividad en la toma de decisiones. Asimismo, se ven afectadas las habilidades motoras, la capacidad de seguir instrucciones y, en ocasiones, el habla.

Dormir resulta especialmente importante porque nuestra ajetreada vida nos hace susceptibles a la fatiga de decisión: la toma de decisiones se ve afectada por tener que tomar demasiadas decisiones a lo largo del día, junto con otros factores que restan energía (como un nivel bajo de glucosa). Conviene no empeorar las cosas por no dormir bien. **Consejo: si es posible, intenta no tomar decisiones a última hora del día o con el estómago vacío.**

Con tres niños pequeños, Nicole llevaba varios años sin dormir más que unas pocas horas seguidas. Su marido decidió ocuparse del bebé las noches de los fines de semana. Después de hablar con el pediatra, Nicole apostó por trabajar con un asesor del sueño para su bebé, algo que no todo el mundo se puede permitir, pero a lo que Nicole tuvo la suerte de poder acceder y decidió probar. Con el tiempo, consiguió dormir seis horas seguidas (el doble de lo que dormía hasta entonces), aunque seguiría esforzándose por intentar dormir algunas horas más.

Requerir datos

No podemos resolver los problemas de manera eficaz sin contar con información precisa. Sin embargo, rara vez la pedimos. La percepción errónea de Sejal de que su jefe la odiaba solo cambió cuando preguntó qué concepto tenía de ella.

Nicole estuvo a punto de dejar su trabajo para quedarse en casa con su hija pequeña, pues creía que, si hablaba con su jefe y su marido, les parecería una carga: insistente, dependiente y exigente. A Nicole le habían enseñado a agradecer cualquier ayuda que recibiese, así que, para ella, pedir ayuda o aceptarla era sinónimo de parecer una desagradecida. Las altas expectativas que tenía de sí misma incrementaban su carga:

—Debería quedarme despierta hasta tarde, soy la madre.

Solo cuando John, su marido, insistió en encargarse de Emma por las noches, pues así podría pasar más tiempo con ella, ya que trabajaba durante casi todas las horas en las que la niña estaba despierta, Nicole se sintió cómoda aceptando su ayuda. En este caso, su marido intuyó que era la única manera de que Nicole se liberase de la culpa que la mantenía estancada.

Poco a poco, Nicole empezó a sentirse más cómoda cuestionándose ideas que durante mucho tiempo había dado por supuestas. Para ella, era importante poner a prueba sus percepciones requiriendo datos sobre la marcha a quienes estaban en condiciones de trabajar con ella para resolver el problema: es decir, su jefe, la guardería y su marido. ¿Conseguiría de ellos lo que necesitaba?

Trabajé con Nicole para ayudarla a reafirmarse y explorar sus opciones. Seis meses después, continuaba en su trabajo, había solucionado el problema del cuidado de su hija y reinaba la armonía en su hogar. Habló con la guardería y acordaron que Emma se quedaría unos meses en casa. También negoció una semana laboral de cuatro días para estar con la niña parte del tiempo y encontró a alguien de confianza para cuidarla por recomendación de una amiga. Y su marido asumió más tareas domésticas, cosa que en aquella ocasión no la hizo sentirse culpable.

—En realidad, cocina bastante bien, ¡quién lo iba a decir! —exclamó Nicole dirigiéndose a John durante una de nuestras sesiones de resolución de problemas en la que John pidió participar para apoyarla en su trabajo terapéutico.

Hice el papel de orientadora mientras Nicole evaluaba sus opciones y examinaba las emociones que la habían mantenido estancada. Buscar apoyo favorece la resolución de problemas porque la regulación emocional es más difícil cuando nos sentimos solos ante emociones dolorosas. Cuando me siento sola ante un problema, me planteo:

1. **¿Me sentiría mejor si me desahogara con alguien?** A veces, buscamos información antes de estar preparados. Por mi experiencia con pacientes que sufren emociones fuertes, sé que somos más capaces de acceder a nuestra capacidad racional de resolver problemas si antes nos sentimos reconfortados, comprendidos y acompañados. El reconocimiento y la validación (procedentes de nosotros mismos o de otra persona) de nuestras emociones contribuyen a regularlas. Si estoy muy cargada emocionalmente, hago una pausa si es posible y busco a alguien capaz de escucharme y apoyarme sin juzgarme; a mí, eso me ayuda. Casi nunca pretendo pedir consejo. De hecho, no todas las situaciones requieren que se haga nada y no siempre se pueden cambiar las cosas. Desahogarse resulta muy útil en estos

casos. Recuerda que afrontar las emociones forma parte de la resolución de problemas.

2. **¿Hay alguien con quien pueda hablar para pedir ayuda y consejo?** Buscar la opinión de un confidente funciona mejor cuando estamos emocionalmente receptivos a las sugerencias y dispuestos a tomar medidas proactivas para cambiar la situación. De antemano, anota los aspectos positivos o los resultados potencialmente buenos de tu problema. Esto puede ayudarte si las emociones empiezan a dominarte.

En cualquier caso, averigua si la otra persona está disponible para hablar y si tiene la capacidad para hacerlo («¿Es un buen momento para contarte lo que me pasa por la cabeza/decirte algunas ideas/pedirte consejo?»). No olvides agradecer a esa persona su tiempo y su atención. Y recuerda que, a veces, un terapeuta te proporcionará la escucha objetiva que necesitas.

Recordar

Te ayuda a recordarte tus destrezas, habilidades y retos pasados:

- ¿Tiene esta situación algo en común con cualquier otra a la que me haya enfrentado y dominado?
- ¿Qué competencias y habilidades he aplicado en otros casos que podría aplicar aquí? [Ejemplo: «Hacer una presentación en la reunión del departamento es una cosa seria, pero las he hecho varias veces. Establecer un plan me ayudó a sentir menos nervios y el día anterior salí del trabajo a la hora prevista para ir a mi entrenamiento, así que dormí bien. Al día siguiente, fui temprano para comprobar la parte tecnológica y la sala. Crearé un plan para prepararlo todo y le diré al informático que haga una revisión el día anterior»].
- ¿Qué cualidades me han permitido superar otros retos de la vida? ¿Cómo se aplicarían aquí? [Ejemplo: Muestro persistencia, mirada analítica y organización.]

Reconsiderar

Cuando una situación no se puede cambiar, tenemos que cambiar nuestra relación con ella. La reconsideración se centra en enmarcar una situación en función de sus aspectos positivos, la oportunidad que supone a pesar de los obstáculos. Aunque la reconsideración no siempre es fácil, merece la pena practicarla como uno de los métodos más eficaces de regulación emocional. Una forma de dotar de atributos positivos una situación aparentemente negativa es el humor («Será una gran historia. El único herido fue mi ego»). Hay quienes adoptan un enfoque más práctico, como Nelson Mandela: «Nunca pierdo. O gano o aprendo», o Winston Churchill: «Un pesimista ve la dificultad en cada oportunidad; un optimista ve la oportunidad en cada dificultad».

Reconsideremos el viaje de trabajo en el que probablemente te encuentres con tu exjefe y tu excompañero tóxico:

«Es una gran oportunidad para hacer contactos importantes».

«Conoceré a líderes del sector a los que solo conozco por lo que he leído».

«Me vendría bien una escapada».

¿Y esas personas a las que preferirías no ver? Se convierten en pequeños inconvenientes dentro de una oportunidad por lo demás positiva.

Con la reconsideración, el rechazo se convierte en una reorientación: «Mi novela ha sido rechazada por varios editores: dicen que hay que mejorar el argumento. Haré una lista de libros de grandes narradores y estudiaré el desarrollo de la trama. Por ahora, me dedicaré al relato».

Un *no* se puede reformular como un *todavía no*: «No he conseguido el ascenso, pero puedo buscar otras oportunidades en la empresa o un puesto similar en otra parte. Mientras tanto, trabajaré en las habilidades que necesito y en mi red de contactos».

También funciona con las molestias cotidianas. Imagina que llevas mucho tiempo esperando tu turno en una oficina. Justo cuando te toca, cierran la ventanilla. Te enfureces. Te has tomado la mañana libre en el trabajo (y no es fácil conseguirlo) y necesitas que te atiendan. Has llegado con tiempo, has esperado pacientemente y ahora te llevará toda la semana ponerte al día en el trabajo.

La forma en que decidas afrontar la situación dependerá de cómo la valores. En una regulación emocional experta, consideramos con precisión lo que está en juego, sin giros negativos subjetivos.

¿El hecho de que el trabajador no te atienda ese día concreto tiene consecuencias nefastas o puedes volver en otra ocasión, a pesar de las molestias? ¿Intentas obtener un visado para visitar a un familiar enfermo en otro país antes de que muera o quieres cambiarte el nombre? En el primer caso, estaría justificado que insistieras.

En lugar de tomártelo como algo personal (lo que podría hacer que te precipites y te marches antes de tiempo, asumiendo la derrota, o que estalles en gritos), decides solicitar educadamente hablar con la persona al mando. Pides ayuda, contando lo difícil que te ha resultado organizarte para estar ahí y que has llegado con tiempo suficiente, has esperado tu turno y las cosas se han ido retrasando por causas ajenas a tu voluntad.

La encargada te explica que el empleado está en su descanso para comer y que la oficina volverá a abrir dentro de una hora. Añade que puedes esperar o volver después. Te das cuenta de que no has consultado el horario en la página web y decides reconocerlo y asumir tu responsabilidad. Te calmas, pero decides preguntar si puede hacer algo para ayudarte y que así pierdas menos horas de trabajo. La encargada se compadece de ti (ve el cansancio en tu cara) y decide ayudarte ella misma. Quince minutos más tarde, estás de camino al trabajo. Has conseguido hacer lo que tenías que hacer porque no has abandonado o gritado, y así no has disminuido tus posibilidades de éxito. Has recurrido a la reconsideración: buscar alternativas (hablar con la encargada), puntos de acuerdo (reconocer las normas) y oportunidades (pedir comprensión y ayuda).

La regulación emocional y la reconsideración nos ayudan a replantearnos el modo de interactuar con las situaciones y las personas para satisfacer nuestras necesidades con respeto y dentro de lo razonable. Nuestras emociones se convierten en información (utilizar la presión del trabajo o tiempo como defensa amistosa) y adquirimos la perspectiva necesaria para comprender las necesidades de los demás (limitaciones de tiempo, intereses) cuando tenemos en cuenta lo que estos necesitan de nosotros para que nuestra petición tenga sentido para ellos. Es la resolución de problemas en su mejor versión.

Nota: si no hay forma de reconsiderar una situación desagradable pasajera, prueba la sexta R secreta: reubicar. Desplaza tu atención hacia algo neutral. Se ha demostrado que la distracción reduce la intensidad de las experiencias dolorosas, al disminuir la activación de la amígdala asociada a la emoción. Por tanto, cuando tu ex llegue a la fiesta, escabúllete. Cuando veas a tu colega traidor y a tu antiguo jefe en la reunión de trabajo, mira a tu alrededor y piensa: «Vaya, ¡cuánta gente que quiero conocer! ¿Con quién debería hablar primero?». La reubicación ayuda en pequeñas dosis, pero no resuelve los problemas de fondo, así que utilízala con moderación.

Perlas de OP

Obtén toda la información. Resuelve lo que se pueda resolver. Reconsidera, acepta y deja el resto.

CÓMO RESOLVER PROBLEMAS CON LOS DEMÁS DE MANERA EFICAZ

Con tres hijos, dos perros, dos profesiones y una casa, Nancy y Sharon sentían que lo tenían todo como matrimonio. Sin embargo, hacer malabarismos con las cosas buenas también conllevaba algunos desacuerdos. Acudieron a mí cuando las tensiones cotidianas, como, por ejemplo, quién se encargaba de llevar a los niños al colegio, preparar las comidas y otros asuntos logísticos, llegaron a un punto en el que no podían hablar sin gritarse o ponerse a la defensiva.

En cualquier relación duradera, habrá conflictos. Para los optimistas prácticos, uno de los secretos del éxito en una relación consiste en saber sortear los conflictos y resolverlos sin dejar cicatrices.

Con frecuencia, las parejas llegan a un callejón sin salida porque solo conocen dos soluciones a su problema: a mi manera o a la tuya. O me encargo yo de los platos o te encargas tú. Las estrategias de regulación emocional sobre la marcha de este apartado te ayudan a pasar del tú o el yo al nosotros. Estos son los principios de la resolución de problemas que trabajé con Sharon y Nancy:

Buscad otra perspectiva. Si un método no funciona, no es una solución. A Sharon y a Nancy, les pedí que pensaran en soluciones innovadoras.

Colaborad. A Sharon y a Nancy les asigné la tarea de encontrar soluciones que incluyeran a la otra y que las escucharan sin hacer comentarios negativos. De ese modo, participaban juntas en la resolución de problemas. Les pedí que aceptaran las sugerencias de la otra como razonables y dignas de análisis. John M. Gottman, coautor de *Los siete principios para hacer que el matrimonio funcione*, lo describe como «estar abierto a la influencia de tu pareja».

Absteneos de las críticas. Evita un lenguaje que culpe, insulte o eche por tierra el carácter de tu pareja. Si es necesario, señala el comportamiento negativo que quieres cambiar y céntrate en el comportamiento positivo que quieres conseguir. Para más información al respecto, consulta la técnica XYZ, en el capítulo 8, «Personas».

Estas estrategias ayudaron a Nancy y a Sharon a mirar más allá del problema (quién hace qué) y a encontrar un punto de acuerdo: aunque su vida estaba llena de tareas satisfactorias, sentían que se ahogaban bajo el peso de sus responsabilidades.

Ambas necesitaban tiempo para descansar, relajarse, dedicarse a sus aficiones e intereses; tiempo a solas, con los niños y juntas; tiempo con amigos y otros familiares, y tiempo para hacer ejercicio y pasarlo bien.

Muchos de nosotros estamos agobiados por unas expectativas elevadas y la falta de apoyo, por lo que necesitamos perfeccionar nuestras habilidades de resolución de problemas ahora más que nunca. A partir de ahí, Nancy y Sharon ya podían centrarse en el modo de conseguirlo, en lugar de discutir, y plantear soluciones viables:

- Establecer un horario más estricto para las tareas domésticas; nada de discusiones al respecto.
- Implicar a los hijos mayores en las responsabilidades domésticas.
- Pedir ayuda a sus padres con el cuidado de los niños.
- Invertir en algunos electrodomésticos que faciliten la limpieza.
- Hacer la compra por internet.
- Tomárselo con calma los días en que la casa esté hecha un desastre y la cena consista en restos de *pizza*.

RESOLVER PROBLEMAS EN UNA SESIÓN CON EL TERAPEUTA: GUÍA PARA LLEGAR AL FONDO DE LA CUESTIÓN

María tenía claro cuál era su problema: se sentía insatisfecha, estancada y aburrida con su trabajo. Aunque sabía lo que le molestaba, quería ayudarla a averiguar por qué le molestaba. Determinar por qué algo nos importa es el punto de partida de la parte interna de la resolución de problemas.

Planteé estas preguntas para ayudar a María a llegar a la raíz de su problema. Están adaptadas de la Lista de preguntas de la doctora Sue para llegar al fondo de la cuestión (véase el cuadro de la página 141), aunque he añadido más, por si quieres probarlas.

Dra. Sue: En un lenguaje sencillo, ¿puedes definir el problema?

María: No soy feliz en mi trabajo. No me siento realizada.

Dra. Sue: ¿Qué lo resolvería?

María: Cambiar a una oportunidad profesional que me guste.

Dra. Sue: ¿Existe esa alternativa?

María: Ahora mismo no.

Dra. Sue: ¿Qué tendrás que hacer para conseguirlo?

María: Crearlo.

Dra. Sue: ¿Qué implicaría eso?

María: Poner en marcha mi propio negocio como segundo trabajo hasta que logre suficientes ingresos.

Dra. Sue: ¿Qué importancia tiene para ti y por qué?

María: Mucha. Necesito ser creativa y me siento ahogada. Además, quiero tener mi propio horario, necesito flexibilidad. Y me gustaría ser mi propia jefa.

Dra. Sue: ¿Cuáles son las posibles opciones de trabajo?

María: Me interesan la fotografía, la organización de eventos, la enseñanza y el *fitness*.

Dra. Sue: ¿Qué se interpone en el camino, además de las limitaciones económicas?

María: Me da miedo dejar mi trabajo: la comodidad, las ventajas, la familiaridad, los ingresos fijos, la estructura, la rutina y los amigos. Además, tengo miedo al fracaso. Y no sé qué opción elegir primero.

Dra. Sue: ¿Qué le dirías a una amiga que te plantease esto mismo? (Me encanta esta pregunta: ¡casi siempre somos más optimistas prácticos con nuestros amigos que con nosotros mismos!).

María: No lo sabrás hasta que lo intentes. Se te dan bien muchas cosas, pero a lo mejor podrías empezar con la fotografía, ya que tienes algo de experiencia como autónoma. Perderás la estructura y la seguridad de un trabajo de nueve a cinco, y tendrás que ser disciplinada porque serás tu propia jefa. Aunque no ganes dinero o apenas cubras gastos, si te lo puedes permitir, a lo mejor merece la pena. El cambio da miedo. Creo en ti; puedes hacerlo. Tienes talento. Empieza poco a poco. No dejes tu trabajo; haz esto por las tardes y los fines de semana.

Dra. Sue: En una escala del 1 al 10, en la que 1 es «no supone un problema» y 10 equivale a «arrepentimiento de por vida», ¿qué probabilidades hay de que te arrepientas de no haber hecho esto dentro de diez años?

María: Yo diría que de 8 a 10.

Dra. Sue: ¿Cómo resolverías la situación si el tiempo y el dinero no supusieran un problema?

María: Me lanzaría ya.

Dra. Sue: ¿Tienes algún tipo de ayuda o colchón si te lanzas?

María: Tengo algunos ahorros, suficiente para comprar algo de equipo y mantenerme dos o tres meses.

No estoy sugiriendo que María lo resolviera todo inmediatamente ni que cualquiera de nosotros pueda hacerlo (ni siquiera que una típica sesión de terapia sea tan clara y directa). No obstante, este tipo de preguntas pueden sacarnos del estancamiento mental, poner en marcha el pensamiento creativo y hacer que los grandes obstáculos empiecen a parecerse más a proyectos que podemos gestionar resolviendo los problemas sobre la marcha.

Lista de preguntas de la doctora Sue para llegar al fondo de la cuestión

A continuación, encontrarás algunas preguntas que puedes hacerte cuando te atasques a la hora de resolver problemas o fijarte objetivos. Tal vez no todas sean aplicables a tu situación. No sientas presión alguna para responderlas todas; la idea es que salgas del estancamiento acerca de lo que piensas respecto al problema o cómo lo estás enfocando. Responde con datos sencillos, sin adornos ni interpretaciones emocionales.

1. En un lenguaje simple, ¿puedes definir el problema?
2. ¿Cuál es tu objetivo?
3. ¿Qué lo resolvería?
4. ¿Existe esta alternativa?
5. ¿Qué tendrás que hacer para conseguirlo?
6. ¿Qué implicaría eso?
7. ¿Qué importancia tiene para ti y por qué?
8. ¿Cuáles son algunas alternativas si la primera solución no funciona?
9. ¿Qué se interpone en tu camino?[11]

10. ¿Cómo podrías hacer frente a esos obstáculos?
11. ¿Qué le dirías a un amigo que plantease esto mismo?
12. En una escala del 1 al 10, en la que 1 es «no supone un problema» y 10 equivale a «arrepentimiento de por vida», ¿qué probabilidades hay de que te arrepientas de no haber hecho esto dentro de diez años?
13. ¿Cómo procederías si el tiempo y el dinero no supusieran un problema?
14. ¿Cuál sería el mejor resultado posible y qué probabilidades hay de que ocurra?
15. ¿Cuál sería el peor resultado posible y qué probabilidades hay de que ocurra?
16. ¿Qué harías al respecto?
17. Si ocurriera lo peor y no pudieras hacer nada al respecto, ¿podrías vivir con ese resultado?
18. ¿Cuál crees que sería el escenario más probable? ¿Puedes vivir con ello?
19. ¿Tienes algún tipo de ayuda o colchón si sigues adelante?
20. ¿Necesitas consejo, información o ayuda?
21. ¿A quién podrías pedir ayuda?
22. ¿Hay alguna persona de confianza en tu vida con la que puedas hablar de esto?
23. ¿Qué medidas de autocuidado te ayudarían a conseguirlo?
24. ¿Cómo te sentirías si todo saliera bien?
25. Ahora que ha respondido a estas preguntas, ¿cuáles podrían ser tus siguientes pasos?

«FALLAMOS EL 100 % DE LOS TIROS QUE NO INTENTAMOS»

Un dicho atribuido a Wayne Gretzky, la leyenda del *hockey*, y a sus mentores o entrenadores transmite un mensaje importante en el mundo del deporte también aplicable a la vida cotidiana: no puedes marcar si no lanzas. La resolución eficaz de problemas no consiste solo en superar obstáculos externos. Se trata de reconocer la dinámica interior que nos ayuda o nos entorpece.

Las emociones dirigen nuestra conducta. Pueden ayudarnos o limitarnos. ¿Qué vas a elegir?

Cuando la vida te plantee un reto, reflexiona sobre lo que tus emociones intentan decirte. A continuación, examina todas las herramientas de que dispones para abordarlas de forma provechosa como parte de la resolución de problemas. Si queremos ser optimistas prácticos ágiles, tenemos que estar preparados para cambiar de perspectiva a fin de marcar una diferencia positiva en nuestro mundo. Eso nos situará en el camino para sacarle el máximo partido a la vida.

Para consultar las referencias científicas citadas en este capítulo, visita: <doctorsuevarma.com/book>.

5
ORGULLO
Un profundo conocimiento de tu autoestima

> Nadie puede hacerte sentir inferior sin tu consentimiento.
>
> Eleanor Roosevelt

Era uno de esos días en los que el río Este centellea y el *skyline* de Manhattan destaca gracias al cielo despejado. Había disfrutado de mi paseo de treinta manzanas hasta la consulta del terapeuta con un placer culpable que debería haberme dado alguna pista sobre lo que íbamos a hablar.

Mientras caminaba, tuve tiempo de reflexionar respecto a cómo había llegado a ser una terapeuta preparada por fin para la terapia. Seguía sintiendo las piernas débiles, pero después de la revisión médica me habían asegurado que no les pasaba nada. El problema era mi mente. Sin embargo, ¿realmente necesitaba terapia? ¿Estaba siendo autocomplaciente?

Cuidar de la salud mental de los demás era mi misión, pero acudir a terapia para mí no encajaba con mi educación. En la cultura india, la atención se centra en la familia. En la India, las tías, los tíos y los primos están listos para ayudar en cualquier momento. Durante un turno en la Facultad de Medicina en el país, me quedé sorprendida ante la solidaridad de las familias indias. Los más pobres eran ricos en apoyo y cariño; al menos, tres miembros de la familia acampaban literalmente junto a la cama del enfermo. Sin embargo, para nuestra familia de inmigrantes en Estados Unidos, el peso del apoyo familiar (que en la India se habría repartido entre ocho o diez parientes) recaía tan solo sobre nosotros cuatro. No creo que mis padres se dieran cuenta de la carga que aquello suponía para mí. En mi familia, se hacía todo lo necesario para mantener la armonía, la salud y la seguridad de los más cercanos y de la comunidad, incluso a costa de uno mismo. Y, aunque nací y crecí en Estados Unidos, se esperaba que viviéramos según el ejemplo de mis familiares en la India.

La medicina y la psiquiatría parecían extensiones naturales de nuestros valores de servicio y ciencia. Sin embargo, la medicina es muy estresante y exigente, y pone un gran énfasis en la perfección.

No obstante, amaba la medicina y a mi familia. Así, acepté todas las responsabilidades con una fuerte mezcla de voluntad y deber hasta que me vi desbordada por el estrés añadido a causa del cáncer de mi madre y su tratamiento. No podía gestionar todas las prioridades en conflicto. Y me convertí en la paciente.

El ascensor dio paso a una agradable sala de espera. Hojeé una revista de moda mientras trataba de disimular mi ansiedad.

—¿Sue?

Al levantar la vista, vi a una terapeuta alta, esbelta y elegante. Lo primero que advertí fue su cálida sonrisa. Llevaba en la mano un historial clínico, probablemente el mío. En una muñeca, lucía una pulsera de oro colocada con delicadeza entre unos hilos rojos y un rosario. Elegante y espiritual. La seguí hasta su despacho y me senté en el sofá.

La habitación, amueblada con elegancia y con unas vistas al río Este dignas de un premio, parecía un santuario en comparación con algunas de las salas de mi residencia. Me fijé en la caja de pañuelos que había a mano. Los terapeutas también necesitan terapeutas, me recordé.

—Bienvenida —dijo la doctora L.—. ¿Qué te trae por aquí?

Y allí estaba yo, deshaciendo mi equipaje emocional delante de una elegante desconocida.

Lo que surgió durante las sesiones tenía que ver con un problema fundamental de orgullo. No del tipo «soy mejor que tú» ni de ese vinculado a los premios y los logros. Se trataba de un orgullo diferente, uno que, sorprendentemente, necesitaba desarrollar. Un orgullo sano, arraigado en la seguridad propia que nos ayuda a actuar ante la incertidumbre y la dificultad cuando no sabemos muy bien a qué atenernos, pero sí quiénes somos y lo que valemos. Un orgullo que nos ayuda a mantenernos sensatos, sin reprendernos ni exagerar el ego, y a no dejarnos arrastrar por la opinión que los demás tienen de nosotros. Un orgullo que favorece una actitud compasiva para buscar lo mejor de nosotros mismos y de los demás y fomentarlo. Este es el tipo de orgullo que vamos a analizar, además de ver un plan de cinco pasos para desarrollarlo.

DEFINICIÓN DE ORGULLO SANO

El orgullo sano, como yo lo defino, significa tener una imagen estable, amable y realista de quienes somos. Este sentido especial de la autoestima equilibra la confianza con humildad, nos protege de pensamientos intrusivos que nos avergüenzan o nos hacen sentir culpables y nos hace apreciar lo mucho que podemos aprender de la vida y de los demás.

El orgullo sano tiene cuatro componentes principales:

1. **Es intrínseco.** El orgullo sano tiene sus raíces en un sentido persistente de nuestra valía inherente. Es incondicional, pero no exagerado, por lo que a veces decae, aunque no depende de nuestro último éxito, fracaso, cumplido o crítica.
2. **Es preciso.** Hay personas que se creen estupendas, pero no lo son más que los demás. Otras no se dan cuenta de lo maravillosas que son. Un orgullo sano significa conocer tus puntos fuertes y tus imperfecciones sin exagerar ninguno.

3. **Es amable.** La amabilidad con nosotros mismos y con los demás es el sello distintivo del orgullo sano. Su primera regla es la autocompasión, no la autoevaluación. Reconocemos nuestra falibilidad sin autoflagelarnos y hacemos lo mismo con los demás.
4. **Fomenta el crecimiento y la acción positiva.** Con la autoaceptación, surge la capacidad de resiliencia y de cambio constructivo: «Hoy las cosas no han salido bien, pero puedo volver a intentarlo». Un orgullo sano nos protege de la culpa y la vergüenza, que nos paralizan, y nos ayuda a adaptarnos, crecer y prosperar.

Es diferente de la autoestima

No me entusiasma el concepto de *autoestima*. La investigación ha empezado a revelar el posible coste que tiene. Al depender en gran medida de logros externos, la autoestima puede evaporarse cuando más se necesita. Los periodos de baja autoestima se relacionan con numerosos problemas de salud mental y física, como depresión, dismorfia corporal, trastornos alimentarios y trastornos de ansiedad. En casos extremos, en el contexto de la depresión, la baja autoestima incrementa el riesgo de suicidio. La necesidad de proteger la autoestima puede conducir a un sentido distorsionado de nosotros mismos, a prejuicios e incluso a comportamientos narcisistas, así como a dañar a quienes se perciben como amenazas. El orgullo sano no depende de acontecimientos externos ni de cómo nos valoramos en comparación con los demás; es una fuente de seguridad propia más estable que la autoestima.

Permite la culpa; protege contra la vergüenza

Un poco de culpa puede ser buena. ¿Vergüenza? No tanto.

La culpa es un sentimiento de arrepentimiento o remordimiento cuando consideramos que hemos violado las normas sociales en una situación concreta. Mientras no nos atormente, la culpa puede impulsarnos hacia la reparación y la conducta prosocial. La culpa incluso confiere beneficios evolutivos: si seguimos las normas de la tribu, la tribu nos cuidará. Un nivel saludable de culpa refleja empatía; de hecho, la propensión a la culpa (frente a la vergüenza) se asocia con una lectura más precisa de las expresiones emocionales de los demás: somos conscientes de cómo afecta a otras personas nuestra conducta y asumimos la responsabilidad de lo que podemos hacer respecto a nuestro mal comportamiento. Los estudios demuestran que la culpa tiene más probabilidades que la vergüenza de generar conductas altruistas y un deseo de mejora, porque el camino hacia la redención parece identificable y claro.

La vergüenza, por el contrario, no se centra en un comportamiento negativo concreto, sino en la persona. Si la culpa dice «He hecho algo horrible», la vergüenza dice «Soy horrible».

La vergüenza resulta amenazadora hasta el punto de hacernos temer que nuestra pertenencia a un grupo o el estatus dentro de este se vea en peligro. Puede llevarnos a una autocrítica severa, una especie de desprestigio autoinfligido. Con el foco negativo en nosotros mismos, no tenemos una forma clara de arreglar las cosas. Por lo tanto, la vergüenza puede conducir a la impotencia, la rumiación, el pesimismo, la depresión, el estrés fisiológico (como si estuviéramos en peligro físico), el aislamiento social y la alienación, ya que quizá evitemos a la persona o las situaciones que generaron los sentimientos negativos.

La propensión a la vergüenza tiende a reducir nuestra autoestima, y viceversa. Según un metanálisis de 108 estudios sobre un total de más de veintidós mil personas, entre sus peligros para la salud figura un mayor riesgo de sufrir problemas psicológicos, sobre todo depresión. Aunque hay personas más vulnerables que otras —los adolescentes, seguidos de los ancianos (tal vez por sus cambios físicos y su sensación de fragilidad)—, nadie es inmune a la toxicidad de la vergüenza. Esta quizá nos conduzca a emplear mecanismos de afrontamiento negativos, como el consumo de alcohol, las autolesiones o la incapacidad de perseguir aquello que pondría al alcance de la mano una vida mejor (por ejemplo, perder peso, buscar un trabajo mejor o cultivar unas relaciones enriquecedoras). Además, si no se controla, la vergüenza nos llevará a sentirnos como una carga o incluso a cuestionarnos si merece la pena vivir. Fomentar un orgullo sano refuerza nuestra resistencia a la vergüenza, dando así cabida a los errores al tiempo que afirma nuestra capacidad para repararlos.

Fomenta las relaciones

Un orgullo bajo nos hace compararnos incesantemente con los demás para mantener nuestra autoestima. Si somos «mejores que...», todo va bien. Si nos quedamos cortos, nos autoflagelamos y aparecen celos o envidia. Un orgullo bajo puede provocar ansiedad social y aislamiento, debido a la creencia de que no somos encantadores, agradables (suele ser resultado de la vergüenza o la culpa generalizada) o interesantes. La consiguiente soledad reduce todavía más nuestra calidad de vida y longevidad.

Un orgullo sano fomenta relaciones más sanas, libres de las comparaciones corrosivas. Nos hace menos propensos a caer en relaciones tóxicas o abusivas (y estamos menos dispuestos a aceptar migajas emocionales) porque sabemos que merecemos algo mejor y buscamos aquellas basadas en el apoyo mutuo, el aprecio y el amor. El amor no induce a la vergüenza, sino que fomenta la autoaceptación y el crecimiento.

¡Es bueno para ti!

La autocrítica hiriente derivada del orgullo malsano, percibido como una amenaza para nuestro ser, activa nuestras hormonas de lucha o huida. La vergüenza libera un torrente de hormonas del estrés, con los consiguientes estragos. Por el contrario, el orgullo autocompasivo activa nuestro sistema mamífero de cuidados, incluida la secreción de oxitocina (la hormona de los gestos de cariño, el vínculo, la bondad y el cuidado), lo que te permite cuidarte y mostrarte afecto, reduce las potentes hormonas del estrés, como el cortisol, y ayuda a prevenir la inflamación nociva, que nos vuelve más susceptibles a la depresión, las enfermedades y la disfunción inmunitaria, incluidos los trastornos autoinmunes.

Además, fomenta los hábitos saludables. Los optimistas, con un acusado sentido de la autocompasión, tienen mejores hábitos: comen bien, hacen ejercicio, meditan, duermen lo necesario, descansan y comparten tiempo con amigos y familia. También concilian mejor su vida laboral y familiar, en parte porque creen que la inversión en sí mismos merece la pena. Asimismo, son capaces de establecer estándares y objetivos elevados sin caer en lo que se conoce como «perfeccionismo desadaptativo»: estándares rígidos, duros y poco realistas, con autoflagelación por no cumplirlos. Las investigaciones demuestran que los estándares muy elevados, implacables e irracionales asociados al perfeccionismo desadaptativo llevan a alcanzar el éxito a expensas de la salud y el bienestar o de las relaciones personales.

INFLUENCIAS DEL ORGULLO SALUDABLE

Son muchos los factores que contribuyen a un orgullo sano o insano. Veamos algunas influencias fundamentales.

Caricias positivas o negativas

El psiquiatra Eric Berne, que desarrolló el análisis transaccional en la década de 1950, utilizó el término *transacciones* o *caricias* para describir las unidades básicas de la relación social. Una caricia puede ser verbal o no verbal (una sonrisa o un abrazo), positiva o negativa y condicional (específica de un acontecimiento o situación) o incondicional (una evaluación más amplia y general). Ejemplos: «¡Has hecho una comida buenísima!» (verbal, positiva y condicional); «¡Eres una gran persona!» (verbal, positiva e incondicional).

Naturalmente, las interacciones con nuestros primeros cuidadores, de los que dependíamos para sobrevivir, son determinantes.

Una cantidad saludable de caricias positivas incondicionales resulta reconfortante, pero el exceso nos anima artificialmente y nos incapacita para salir adelante sin ellas. Unas pocas caricias negativas oportunas, acertadas y constructivas corrigen comportamientos, pero el exceso de críticas (y, desde luego, las caricias negativas incondicionales) resulta muy perjudicial y contribuye a la vergüenza, ya que estas se perciben como un juicio sobre nuestra personalidad. De hecho, cada vez existe más conciencia de que este daño se puede producir en grupos como resultado de largos periodos de experiencias negativas (por ejemplo, discriminación o cualquier trato que provoque sentimientos de inferioridad).

Los padres que proporcionan caricias afectuosas y amables fomentan el orgullo sano, la capacidad de autocompasión y el apego seguro —un sentido estable de la autoestima y una facilidad general en las relaciones interpersonales—, además de ayudar a contrarrestar las tendencias innatas de algunas personas a la vergüenza y la culpa. Se trata de un estado en el que sentimos «yo estoy bien, tú estás bien», una frase y un objetivo fundamentales en el análisis transaccional, además de título del popular libro de Eric Berne. Es el reconocimiento de que tanto tú como yo somos dignos y tenemos un valor intrínseco. Los apegos seguros nos ayudan a desarrollar un sentido de pertenencia y el sentimiento de que importamos.

¿Y si no recibimos ese condicionamiento temprano? Como verás, podemos aprender a modificar nuestra propensión a la vergüenza practicando la autocompasión.

Mensajes culturales

El condicionamiento cultural influye en los mensajes que interiorizamos. Mis padres fueron educados por sus mayores, muchos de los cuales se criaron envueltos en la mentalidad idealista de la lucha por la libertad que personificaba Mahatma Gandhi. Dios, la patria y la familia estaban por encima de las necesidades individuales. La mitología y las escrituras con las que crecí hacían hincapié en esto. En mi familia, aprendimos a valorar el servicio desinteresado, parte integrante del compromiso de mis padres con una vida recta o *dharma*: cumple con tu deber, no te aferres a los frutos de tu trabajo, respeta a tus mayores y obedece a la autoridad. Le expliqué a la doctora L. que mi madre había llegado a posponer el matrimonio hasta los veintinueve años (una edad escandalosamente tardía para los estándares indios de entonces) para trabajar en la defensa de los derechos de la mujer, contra las costumbres de las novias infantiles y la dote, y en la promoción de la igualdad de educación y salario para las mujeres.

Respeto este legado cultural. Los mensajes culturales pueden ser influencias muy positivas. No obstante, también me di cuenta de que, como ocurre con muchos de los principios que nos enseñan, el reto está en cómo los aplicamos y los practicamos. En cierto modo, esas enseñanzas eran similares a las que muchos de nosotros recibimos para protegernos contra el orgullo egocéntrico y malsano. Sin embargo, a veces también perjudican el orgullo sano (y tal vez, al provocar vergüenza, representaban una manera de mantener a la gente bajo control).

Para mí, ser médico era más que una carrera: era una vocación. Pero ¿dónde encajaba yo, Sue Varma, discípula del *dharma* por herencia e individualista estadounidense por nacionalidad? ¿Y cómo podía evitar que la culpa se convirtiera en vergüenza al sentirme superada, con unas piernas temblorosas que me dejaban incapaz de estar a la altura de las circunstancias y cumplir con mis numerosas misiones?

Compararnos con los demás

Al menos el 10 % de nuestros pensamientos diarios consisten en comparaciones. Aunque pueden ser una forma de evaluar nuestras capacidades, rasgos y actitudes o servirnos de inspiración (como ocurre con los modelos de conducta o los mentores), en ocasiones interiorizamos comparaciones sociales ascendentes inexactas y poco realistas como expectativas inalcanzables, rasgos de una versión idealizada de nosotros mismos, y nos reprochamos no estar a la altura. También es posible que nos comparemos con personas que percibimos inferiores a nosotros (lo que se conoce como «comparación social descendente»), tal vez para dar un empujón a nuestro estado de ánimo o ego. En cualquier caso, nos tiramos por tierra (o lo hacemos con los demás) o nos brindamos apoyo a nosotros mismos. Nunca somos libres para vivir y dejar vivir sin más.

Vincular nuestra valía a la productividad

Nuestra sociedad pone el énfasis en lo que hacemos. En un artículo publicado en 2019 en *Harvard Business Review*, Ashley Whillans (una actriz reconvertida en investigadora social y profesora adjunta de la Harvard Business School) habla de la falta de tiempo y de la abundancia de tiempo. En pocas palabras, el 80 % de los encuestados por su equipo señalaron que no tenían tiempo suficiente para terminar todo lo que querían hacer cada día. Y el hecho de sentirnos siempre rezagados socava nuestra sensación de control personal y agencia, incrementando todavía más el nivel de estrés. Nos encontramos en un estado colectivo de escasez de tiempo.

Este concepto, tal como se describió en 2019, no estaría en mi cabeza hasta mucho después de mis visitas a la doctora L. No obstante, sabía bien lo que era, pues como residente trabajaba más de ochenta horas semanales, a veces en cuatro o cinco hospitales de la ciudad a diario, a los que me desplazaba para visitas médicas (más de un pretendiente me preguntó por qué no podía parar quieta), y estaba presente para apoyar a mi familia.

En mi familia, el deber y el servicio se expresaban a través de la productividad. «Mis padres creían que el trabajo es oración», le dije a la doctora L. Le expliqué un intenso recuerdo del verano en el que empezaron a dejar listas de tareas diarias: «Pintar el garaje. Pintar la tarima...». Todo escrito con la letra ilegible de mi padre. Sin instrucciones. ¿Ejecución? Un mero detalle.

La tarima acabó de un tono verde bilioso, pero a mis bienintencionados padres no les importó: consideraban que asignar aquellas tareas fomentaba la productividad (una palabra que me perseguiría hasta la edad adulta). Me di cuenta de que yo recibía la imposición de aquellas tareas como caricias condicionales, como si mi éxito en mi hacendosa familia dependiese de completar las misiones que me asignaban. En la edad adulta, eso se plasmó en unos niveles de autoexigencia muy elevados —hay quien los describiría como inflexibles—, que me hacían difícil ser menos dura conmigo misma.

Esto es lo que interioricé de la insistencia de mi familia a contribuir desinteresadamente: si no estoy haciendo algo importante, estoy perdiendo el tiempo, lo que significa que no soy nada (caricia no verbal negativa incondicional).

Para muchos de nosotros, separar lo que somos de lo que hacemos no es fácil. Sin embargo, es fundamental: nuestra autoestima no debería estar atada para siempre a las turbulencias del mundo exterior, sino anclada en nuestro interior.

Ejercicio: Condicionantes de tu autoestima

Respira hondo, abre tu diario y reflexiona sobre tu infancia.

1. ¿Qué caricias positivas o negativas recibiste? ¿Recuerdas ejemplos verbales o no verbales?, ¿condicionales o incondicionales?
2. ¿Qué mensajes aprendiste?
3. ¿Cómo crees que se manifiestan esos mensajes hoy en tu vida o en tu visión de ti?
4. ¿Qué mensajes culturales absorbiste en tu infancia?
5. ¿De qué manera te comparas con los demás o buscas su aprobación?
6. ¿Buscas la productividad? ¿Lo llevas bien o te supera? ¿De dónde sacaste tus ideas sobre la productividad?
7. ¿Te sientes autoindulgente cuando te cuidas, te das un capricho o descansas? ¿Te sientes culpable cuando haces algo solo para ti, para divertirte? Si es así, ¿cuál es el origen de esos mensajes?

Perlas de OP
Nuestra autoestima existe simplemente porque existimos.

EN BUSCA DE GRACE: PLAN PARA UN ORGULLO SANO

¿Cómo es un sentido del orgullo sano?, me preguntaba. ¿Podría conseguirlo sin parecer arrogante? ¿Aprendería a tratarme a mí misma con la compasión que dedico a amigos, familiares y pacientes? ¿Aceptaría que, en ocasiones, a pesar de mis esfuerzos y de las mejores intenciones, decepcionaría a alguien?

Fomentar el aspecto bondadoso del orgullo sano parecía un buen punto de partida. Al fin y al cabo, es lo que recomendaría a mis pacientes.

La idea de que una actitud empática mejora tu vida no es solo palabrería optimista. Cuando la culpa o la vergüenza excesivas nos sumergen en el pensamiento negativo, según lo definió el doctor Martin Seligman (véase el capítulo 1, «¿Por qué optimismo práctico?»), personalizamos el problema («Soy mala»), lo vemos como algo generalizado y lo consideramos permanente. Abrumados, nos volvemos pasivos y desconectamos.

La investigación sobre la autocompasión revela su gran potencial para contrarrestar esas tendencias.

Según el trabajo de la investigadora Wendy J. Phillips mencionado en el *Journal of Positive Psychology and Wellbeing*, «la autocompasión podría minimizar esa desconexión al fomentar la aceptación del sufrimiento pasado y las habilidades para superar obstáculos futuros». Las personas con autocompasión muestran más motivación para corregir sus errores, aprender de ellos, enmendarlos y evitar repetirlos. Un estudio demuestra que la autocompasión fomenta una perspectiva de futuro más brillante: una intervención de autocompasión de tres semanas ayudó a un grupo de estudiantes universitarios a desarrollar su optimismo. En resumen, la autocompasión no solo convierte las heridas en oportunidades de crecimiento, sino que, además, es un catalizador hacia el futuro esperanzador que imaginamos.

Se ha sugerido que la autocompasión frena el sistema defensivo del cerebro y estimula el sistema cerebral relacionado con la sensación de calma y seguridad, lo que nos vuelve más propensos a experimentar gratitud y explorar. La teoría de ampliación y construcción de la investigadora, profesora y escritora Barbara Fredrickson postula que las emociones positivas (como las que surgen de la autocompasión) dan lugar a más emociones positivas y recursos psicológicos, lo que nos permite explorar nuevas experiencias, participar en ellas, apreciarlas y saborearlas. Fredrickson escribe: «La alegría despierta el impulso de jugar, el interés despierta el impulso de explorar, la satisfacción despierta el impulso de saborear e integrar y el amor despierta un ciclo recurrente de cada uno de estos impulsos en el marco de las relaciones cercanas y seguras».

Me viene a la mente la palabra *gracia* (*grace*). Para mí, la gracia es una actitud física, emocional y espiritual de cuidado de toda vida, incluida la nuestra. La he convertido en un acrónimo que nos sirve de guía para involucrar a nuestro cuidador interior y alimentar un orgullo sano:

Gratitud por lo bueno
Reconocimiento de la realidad
Aceptación de la imperfección
Compasión hacia nosotros mismos
Empatía hacia los demás

GRATITUD POR LO BUENO (PROPIO Y DE LA VIDA)

El término *gratitud*, derivado de la raíz latina *gratia* ('gracia', 'agradable' o 'agradecimiento'), es el reconocimiento o la conciencia de que te ha ocurrido algo bueno de lo que alguien (o algo) es responsable, lo que provoca un estado emocional positivo de agradecimiento. Se trata de optar por interpretar de manera favorable lo bueno que hay en el mundo. Se estudia como herramienta psicológica, habilidad de afrontamiento y fuente de energía psicológica renovable. La gratitud fomenta el pensamiento flexible y creativo, las emociones positivas y la conducta prosocial.

Con gratitud, vemos claramente las imperfecciones y los retos, pero también su potencial. También nos ayuda a encontrar motivos de belleza, calma, inspiración, humor y amabilidad en el día a día y atesorarlos. La gratitud no consigue todo eso negando lo negativo, sino volviéndose hacia lo bueno (en los actos de los demás, en el mundo que se desenvuelve ante nosotros) y, al hacerlo, refuerza la mente. Se podría decir que consiste en las caricias positivas del mundo.

La gratitud mejora el estado de ánimo y reduce el estrés. En un estudio, los participantes se dividieron en tres grupos de manera aleatoria, a cada uno de los cuales se le encomendó una de las siguientes tareas: escribir sobre las cosas que les habían ocurrido durante la semana por las que se sentían agradecidos, escribir sobre los problemas de la semana o escribir sobre acontecimientos de la semana sin más (sin decirles si debían ser positivos, neutros o negativos). Al cabo de diez semanas, los participantes que habían escrito sobre la gratitud tenían una visión más optimista y positiva de su vida, disfrutaban de un sueño más prolongado y reparador, hacían más ejercicio y presentaban menos síntomas físicos (dolores y molestias) que los que se habían centrado en las fuentes de problemas o cargas. Asimismo, se sentían más conectados con los demás y mostraban una mayor tendencia a ofrecer ayuda y apoyo emocional. En otro estudio con un grupo de veteranos, se demostró incluso que la gratitud reduce los síntomas de deterioro de la salud mental después de un trauma.

La gratitud utiliza la reformulación para identificar la parte positiva inherente incluso a las circunstancias complicadas. Puede cambiar nuestro enfoque de un «¿Qué me pasa?» o «¿Por qué me pasa esto?» a «¿Qué puede enseñarme esta situación?» o «¿Qué puedo aprender sobre mí?». Cuando era una residente ahogada por el trabajo y con el corazón destrozado por la situación de mi madre, creo que mi declaración de gratitud habría sido: «Estoy estresada, pero, gracias a Dios, tengo una familia que me quiere y un trabajo significativo y por fin estoy dispuesta a buscar ayuda y soy capaz de hacerlo. A lo mejor mis síntomas eran necesarios para que arreglase por fin lo que se iba a romper de todos modos y, tal vez, al buscar ayuda para mí, podré ayudar mejor a los demás, tal vez incluso compartiendo lo que he aprendido de mis problemas».

La gratitud requiere intención e implica la adopción de una actitud específica. Volveremos sobre ello más adelante. Para empezar, intenta seguir el consejo del estudio que he mencionado antes:

Hay muchas cosas en nuestras vidas, grandes y pequeñas, por las que podemos estar agradecidos. Piensa en el día de ayer y escribe cinco cosas de tu vida que agradezcas.

Perlas de OP

Dar gracias a los demás nos obliga a elegir la interpretación más generosa de una situación.

Darnos gracias a nosotros mismos durante los momentos de transición y dificultades resulta clave. Una amiga que se trasladó a Nueva York no hace mucho me explicó que se sorprendió al enterarse de los honorarios de su agente inmobiliario y, cuando ya se sentía en apuros económicos después de mudarse a su nuevo apartamento, tuvo que enfrentarse al robo de su teléfono móvil. No quería que aquellos incidentes contaminasen su nueva vida, con la que estaba muy ilusionada y por la que había trabajado duro, y tomó la decisión consciente de buscar lo positivo en su día a día urbano. En su trayecto matutino en autobús, estaba atenta a lo positivo: «Esa madre tan cariñosa acaba de ponerse a su hijo en el regazo para que una persona mayor se siente»; «Es increíble que todos nos las apañemos a hora punta cada mañana. Los neoyorquinos son asombrosos»; «¡Vaya, qué bonitos colores de otoño muestran los árboles de Central Park!».

Podemos darnos gracias y aceptación a nosotros mismos y a los demás no solo en situaciones difíciles (dar a alguien el beneficio de la duda cuando ocurre algo malo o si sientes que esa persona te ha defraudado), sino también en situaciones neutras o ambiguas. Así, si un compañero de trabajo te paga tu bebida favorita, no piensas «Ah, está usando la tarjeta de dos por uno», sino «Se ha tomado la molestia de pensar en mí». De este modo, entrenamos al cerebro para que busque activamente los matices positivos. Es posible que la gratitud, como el optimismo práctico, no siempre nos resulte fácil, y menos si estamos atravesando una mala racha. Y no pasa nada.

Darte gracia por el simple hecho de estar

Disfrutar del ocio

El ocio es la forma de agradecer a la mente y al cuerpo todo lo que hacen por nosotros. Disfrutar del ocio significa tomarse un tiempo para dejar de lado las obligaciones y dedicarnos amor, amabilidad y relajación. Especialmente después de un contratiempo, te mereces un periodo de descanso, amor, diversión y distracción. Ofrécete a ti el cariño que ofrecerías a los demás.

El descanso y la relajación son necesidades, no recompensas permitidas solo cuando las *mereces*. Yo había interiorizado que las tareas asignadas por mis padres significaban que tenía que ser siempre productiva y estar al servicio de los demás. Eso me resultó útil en la cultura estadounidense, que valora el ajetreo y la productividad por encima de todo, y en la india, donde la obediencia a la autoridad es muy importante, hasta que literalmente me vine abajo por el déficit de tiempo y de autocompasión en el que había caído.

Es en nuestro tiempo libre cuando nos dedicamos a nosotros y reflexionamos sobre *quiénes* somos, más allá de *qué* somos. El tiempo de ocio, cuando se equilibra con la productividad, favorece las relaciones con los demás, disminuye la presión arterial y la depresión, y fomenta la relajación, además de suponer una importante contribución a nuestra felicidad general. (Para más información sobre cómo reivindicar tu tiempo, véase el capítulo 7, «Presente»).

Me di cuenta de que mi *dharma* se podía ampliar para incluir la reposición de mis reservas, lo que me permitiría continuar sirviendo a los demás.

Perlas de OP

No necesitas permiso para descansar.

RECONOCIMIENTO DE LA REALIDAD

Cuando somos capaces de vernos a nosotros mismos tal como somos —virtudes y defectos por igual—, dejamos de estar a merced de las circunstancias o de las percepciones ajenas. Al modificar patrones obsoletos, cuestionar nuestras distorsiones mentales y reconocer nuestras capacidades, construimos un sentido de la autoestima arraigado en la realidad.

Supongamos que te ascienden por sorpresa. ¿Piensas automáticamente cosas como «He tenido suerte. Estaba en el lugar adecuado en el momento adecuado» o «¿A qué viene tanto revuelo? No habrán encontrado a nadie más» o «Soy la única mujer en el departamento; quieren demostrar que no tienen prejuicios»? Quizá esta última respuesta te parezca similar al ejemplo del compañero que te paga el café: la tendencia a suponer que cualquier cosa buena que haga otra persona tiene un motivo egoísta. Mi padre diría: «¿Y qué?

Independientemente de sus motivos, ¿no te ha favorecido el resultado de todos modos?».

Ahora, pongamos por caso que no te tienen en cuenta para un ascenso. ¿Las percepciones por defecto van en la línea de «No tengo lo que buscan; nunca les he caído bien»?

Lo cierto es que no todo lo malo que ocurre es culpa nuestra y no todo lo bueno que ocurre es mérito nuestro. Ser realistas sobre aquello de lo que somos responsables nos protege de culparnos o darnos pompa en exceso, ayudándonos a diferenciar entre lo que está bajo nuestro control y lo que no. Recuerda que identificarse en exceso con los acontecimientos negativos y personalizarlos es un rasgo distintivo del pesimismo.

En condiciones sanas y realistas, asumimos la responsabilidad que nos toca (buena y mala) y nada más. Una culpa adecuada fomenta el comportamiento prosocial: asumir la responsabilidad de lo que hemos hecho mal y enmendarlo. Si logramos algo bueno, nos llevamos el mérito correspondiente en su justa medida y somos capaces de sentir un orgullo sano y aceptar cumplidos. A las personas propensas a la vergüenza les cuesta aceptar los elogios, pero asimilan con facilidad las críticas y la autoinculpación, tal vez debido a las caricias recibidas de sus primeros cuidadores.

Comprender la realidad de verdad también significa ser capaz de ver a través de los discursos que hemos adoptado, consciente o inconscientemente, que ya no nos sirven. Una realidad que aprendí con el tiempo es que tengo más poder de decisión (agencia) que cuando mis padres, por bienintencionados que fueran, intentaban pulir mi alma a través de las tareas. Podemos cambiar las viejas historias, conocidas como «guiones desadaptativos», que nos hemos contado toda la vida. Puede que fuesen la única manera que teníamos de afrontar la vida cuando éramos pequeños, pero ya no nos sirven.

Con estas ideas, entre otras, afirmé mi sentido de agencia:

- *Las cosas eran de una cierta manera cuando era pequeña, pero ahora son distintas. Puedo cambiar mis patrones obsoletos.*

- *Mis padres hicieron lo que pudieron dadas sus circunstancias. Con un apoyo limitado, tuvieron que sacar adelante a una familia en una cultura nueva y desconocida. Me siento agradecida por todo lo que hicieron por mí. Ahora, yo decido cómo vivo mi vida.*
- *No tengo que estar ocupada constantemente para demostrar mi valía.*

Observación, no evaluación

No existe mejor forma de ver la realidad que aprender a observar nuestros pensamientos y percepciones en lugar de dejarnos consumir por ellos. En el capítulo 4, analizamos cómo nos ayuda la restructuración cognitiva, un componente básico de la terapia cognitivo-conductual (TCC) que utiliza el acrónimo ABCDE, a ver las situaciones de manera objetiva para impedir que los pensamientos o las valoraciones negativas se cuelen y dirijan la forma en que evaluamos lo que está ocurriendo realmente. Esta importante herramienta de reformulación nos ayuda a ser eficaces en la resolución de problemas, pero también es una forma poderosa de desarrollar un orgullo sano. La restructuración cognitiva nos ayuda a entender que quizá observemos las situaciones mediante una lente deformada y a identificar las distorsiones del pensamiento que incrementan nuestra vulnerabilidad a la ansiedad y a los trastornos del estado de ánimo. Cuanto más examinemos esos pensamientos irracionales y nos los cuestionemos, más fácil nos resultará hacerlo, y eso nos ayudará a evitar la espiral de pensamientos negativos y vergüenza que acaba dañando nuestro sentido de la autoestima. La restructuración cognitiva nos ayuda a allanar el camino y a alegrarnos la vida, tanto si nos enfrentamos a una situación de poca importancia como a una que nos afecta más.

En el capítulo 4, hemos visto un ejemplo de cómo potencia el ABCDE nuestra capacidad de resolución de problemas y, a continuación, veremos un ejemplo de cómo puede ayudarnos a cambiar nuestra perspectiva sobre una situación cotidiana que afecte negativamente a nuestro orgullo.

Imagina que Andie vuelve corriendo a la oficina después de salir a comer para asistir a la fiesta sorpresa de cumpleaños de un compañero. Lleva la comida que ha comprado en un *food truck*, su mochila del gimnasio y una bolsa con una camiseta de cumpleaños para su compañero. Cuando se encuentra en el vestíbulo, suena su teléfono. Hace malabarismos para sacarlo del bolsillo del pantalón. Choca contra los compañeros que salen del ascensor y su salteado de verduras y su *latte* helado caen sobre ella, los compañeros y el regalo. El incidente le pesa durante el resto del día.

Así es como yo guiaría a Andie por el ABCDE para ayudarla a ver la situación de otra manera.

Antecedente (A): en este caso, los acontecimientos desencadenantes o incitadores son que la comida de Andie sale volando por todas partes, ella experimenta una situación embarazosa en público y el regalo se echa a perder.

Creencias (B): estos son algunos pensamientos automáticos que se le podrían haber pasado a Andie por la cabeza: «Qué desastre. Qué torpe soy. La gente debe estar riéndose de mí, pensando que soy una perdedora, chorreando comida. Si no hubiese ganado tanto peso, no me habría costado tanto sacar el teléfono. Si estuviese en forma como algunos de mis compañeros, podría ponerme la ropa para entrenar, pero tendría una pinta horrible. Esto no habría pasado si lo hubiese pensado antes y hubiese guardado bien la comida. ¿Cuándo aprenderé?».

Consecuencias (C): físicamente, Andie podría haber sentido pánico: el corazón acelerado, las palmas de las manos sudorosas y la sensación de que se le cerraba la garganta. Se pondría roja y respiraría de manera entrecortada. Se limpiaría lo mejor que pudiese y se ofrecería a pagar la cuenta de la tintorería de sus compañeros (que se negarían entre risas). Andie estaría demasiado disgustada para disfrutar de la fiesta y, al cabo de cinco minutos, se marcharía de forma torpe y brusca.

Distorsiones (D): como ya hemos dicho, las distorsiones son errores de interpretación y pensamientos irracionales con sesgo negativo. En general, se trata de un tipo de pensamiento absoluto, extremo, duro e implacable. He aquí algunas distorsiones comunes, junto con ejemplos de su posible aplicación en esta situación particular:

- ***Leer la mente:*** hacemos suposiciones sobre lo que piensan los demás sin datos que las sustenten. «La gente debe de estar riéndose de mí».
- ***Catastrofismo:*** asumimos que ocurrirá lo peor, que las cosas malas son personales, omnipresentes y permanentes. «¿Cuándo aprenderé?».
- ***Filtro mental/filtro negativo/subestimar lo positivo:*** nos centramos en lo negativo, que eclipsa lo positivo. Andie está ***demasiado disgustada*** para disfrutar de la fiesta.
- ***Todo o nada, también conocido como «pensamiento absolutista»:*** pensamos «O aparezco al cien por cien o no aparezco para nada». Después de cinco minutos, Andie se marchó de manera torpe y brusca.
- ***Enfoque basado en el juicio:*** nos consideramos superiores o inferiores a los demás en lugar de encuadrar a las personas o los acontecimientos de manera objetiva. Andie se ve a sí misma torpe, una perdedora, con una pinta horrible.
- ***Culpar/etiquetar/personalizar:*** piensa «Esto no habría pasado si lo hubiese pensado antes». Personalizar y culparnos a menudo nos provoca vergüenza cuando empezamos a ver los fracasos situacionales como defectos de carácter.
- ***Razonamiento emocional:*** damos por hecho que nuestro monólogo interior negativo representa acontecimientos externos de manera precisa. «Qué desastre».
- ***Afirmaciones del tipo «debería...»:*** nos imponemos expectativas altas, rígidas y arbitrarias para motivarnos y, después, nos sentimos culpables por no cumplirlas (véase Deja ya los «debería...», página 175).
- ¿***Y si...?:*** nos metemos en un hoyo buscando certezas: «¿Y si pasa esto/lo otro?». Las respuestas que obtenemos solo desencadenan más «y si...» cargados de ansiedad.
- ***Orientación hacia el arrepentimiento:*** Andie piensa: «Si no hubiese ganado tanto peso, no me habría costado tanto sacar el teléfono».

- ***Comparaciones injustas (comparar manzanas y naranjas, falsos equivalentes):*** Andie piensa: «Si estuviese en forma como algunos de mis compañeros, podría ponerme la ropa para entrenar, pero tendría una pinta horrible».

Aceptación (E): ¿cómo aceptamos, superamos o incorporamos los acontecimientos incómodos a nuestra vida, afrontándolos racionalmente y sin permitir que nos agobien?

Yo animaría a Andie a hacer lo siguiente:

- ***Adoptar una perspectiva alternativa.*** Buscar una forma más compasiva de describir la situación: «Volvía del gimnasio con la comida y un regalo de cumpleaños ¡y choqué con los compañeros! Soy una persona considerada y me tomé mi tiempo para buscar un regalo para mi compañero. Tengo suerte de poder permitirme otra ropa y otra camiseta para mi compañero».
- ***Mirar a cinco años vista.*** ¿Realmente importará esto dentro de cinco años? ¿Miraré atrás y me reiré o ni siquiera lo recordaré? «No tendrá importancia. Lo recordaré, pero seré la única. Mis compañeros de trabajo fueron muy enrollados. Cuando miro atrás, veo que exageré. Nadie se murió (excepto la camiseta). Ahora es una historia graciosa».
- ***Más formas de replantear la situación:***
    1. ***¿Cuál es el coste de que piense así, es decir, de que me autoflagele?*** «Permití que me arruinase el día. Me privé del placer (de la fiesta). Me siento sola, derrotada con el tema de perder peso. Me siento molesta por los reproches que me dirijo a mí misa, porque merezco algo mejor».
    2. ***¿Cuál es el peor escenario posible?*** «Que alguien comente en la fiesta mi aspecto desaliñado».
    3. ***¿Cuál es el mejor escenario posible?*** «Todos nos reímos del episodio. Disfruto de la fiesta y al día siguiente le llevo otra camiseta a mi compañero».
    4. ***¿Cuál es el escenario más probable?*** «La gente preguntará qué pasó. Les diré que iba con prisa. Algunos pensarán que soy un desastre, pero la mayoría entenderá que fue un accidente y volverá a centrarse en la fiesta».

5. ***¿Qué aspectos positivos puedo reconocer?*** «Me invitaron a la fiesta y, en general, caigo bien y me respetan en el trabajo. Mis compañeros son estupendos y comprensivos. Yo soy amable y considerada, ¡eso es lo que me metió en esta situación caótica!».

- ***Probar la aceptación.*** «Se me manchó la ropa. Le puede pasar a cualquiera, incluso a la persona más organizada. Me podría haber quedado y pasarlo bien sin importarme la ropa».
- ***Separar las emociones de los hechos.*** «Solo porque ahora me sienta un completo desastre no significa que lo sea. La gente está mucho menos pendiente de nosotros de lo que pensamos».

Ejercicio: ¿Te frenan las distorsiones cognitivas?

Elige una situación o acontecimiento de riesgo medio que te ronde por la cabeza. Repasa el ABCDE y pregúntate:
¿Cuál es el antecedente?
¿Cuál es la creencia al respecto?
¿Cómo me siento al respecto?
¿Cuáles son algunos de mis pensamientos o percepciones distorsionados? (¿Observas un pensamiento de blanco o negro, de extremos, de todo o nada? ¿Estás cayendo en el razonamiento emocional –«Tengo sentimientos intensos, así que debe de ser verdad»– o en la catastrofización, que consiste en asumir el peor resultado posible, sobre todo en una situación ambigua o poco clara? Estas son algunas de las distorsiones del pensamiento comunes en las que todos caemos a veces).
¿Cómo me frenan estas distorsiones?
¿Qué podría hacer para no sentirme así en esta situación?
¿Cuál es el problema que hay que resolver? (intenta resumirlo en una frase o dos).

¿Qué puedo cambiar de la situación?
¿Qué tengo que asumir o aceptar de la situación?
¿Cómo actuaré cuando estas distorsiones no me frenen?
Prueba este ejercicio con situaciones cada vez más complejas. Anotar las respuestas en tu diario o en un cuaderno de pensamientos te ayudará a detectar patrones.

ACEPTACIÓN DE LA IMPERFECCIÓN

Aceptar la imperfección —en nosotros mismos, en los demás y en la vida— nos ayuda a evitar que nuestra autoestima se tambalee ante los inevitables retos que conlleva el hecho de ser humanos.

La mayoría de nosotros aceptamos nuestros pensamientos negativos como una realidad: «Soy una perdedora», «Soy una torpe», «Qué desastre». Sin embargo, son respuestas subjetivas.

Es importante frenar los pensamientos negativos, sobre todo porque pueden conducir a la rumiación, el pesimismo, la soledad y la depresión. A veces, son tan convincentes que apagan las partes proactivas del cerebro que se encargan de resolver los problemas. Dudamos de nuestra capacidad para cambiar las cosas, lo que provoca indefensión aprendida (capítulo 3, «Procesamiento de emociones») y procrastinación. Para escapar de la desesperación, nos refugiamos en conductas poco saludables, como comer en exceso, abusar de sustancias o mantener relaciones tóxicas. Esos actos solo empeoran la situación.

Cuando aceptamos nuestras imperfecciones, nos damos cuenta de lo agotadora que es la autocrítica incesante. De hecho, una de las razones por la que los programas diseñados para aumentar la autoestima suelen fracasar es que resulta difícil conciliar sus mensajes positivos con la agobiante crítica interior. Como veremos, un enfoque de mayor aceptación y autocompasión ejerce un efecto más positivo y duradero. No exige que erradiquemos nuestra voz crítica, sino que aceptemos su presencia mientras perseveramos ante los obstáculos.

Con la aceptación, las decepciones y los fracasos del pasado pierden su poder sobre nosotros. En lugar de preguntarnos «¿Por qué me han hecho daño?», nos preguntamos «¿Por qué me duele tanto?» y desarrollamos la curiosidad sobre nuestro propio viaje de sanación, imaginando y buscando nuevas experiencias en lugar de rumiar lo hecho y lo pasado.

Aceptar la imperfección implica reconocer que el cambio es una constante. Habrá días difíciles en ese increíble trabajo nuevo. La maternidad conlleva incalculables alegrías, pero también confusión, preocupación y, a veces, tristeza. Y, en general, las situaciones horribles pueden cambiar, en ocasiones solo en nuestra forma de pensar sobre ellas.

El primer paso para aceptar la imperfección consiste en reconocer las cosas tal como son en este momento y tener muy claro que las cosas cambian.

Prueba a practicar la aceptación con afirmaciones como estas:

- *«Acepto la dualidad de la vida: no todo es bueno o malo, no todo es negro o blanco».*
- *«Asumo que hay tonos de grises, que no tengo todas las respuestas, que no sé cómo saldrán las cosas».*
- *«El crecimiento requiere cambio y el cambio a veces implica lucha, malestar y dolor».*
- *«Mis emociones no tienen que ser siempre racionales o lógicas. Tengo derecho a sentir lo que siento en este momento. Así es como me siento ahora mismo. Los sentimientos son pasajeros».*
- *«Entiendo que las cosas no siempre saldrán como yo quiero o serán positivas y no pasa nada».*
- *«Lo bueno pasará, lo malo también. El punto en el que me encuentro ahora mismo no es un estado definitivo».*

Aceptar tus imperfecciones también significa asumir la responsabilidad de tus actos, aunque no te enorgullezcan. Si estos causaron dolor a otra persona, tómate un momento para hacer un inventario sincero de lo que has hecho y del efecto de tus actos sin autoflagelarte: «Acepto mi papel en la creación de esta situación y tengo que hacerlo mejor la próxima vez». Recuerda también lo poderosa que resulta una disculpa sencilla y sincera. Más información sobre las relaciones en el capítulo 8, «Personas»).

Ejercicio: Dale la vuelta al guion: convierte la autocrítica en autoaceptación

A continuación, se presentan algunas afirmaciones autocríticas habituales y formas de invertir el guion para practicar la autoaceptación. En tu diario, prueba a cambiar tus propios guiones autocríticos.

Autocrítica	Autoaceptación
Soy un desastre, siempre cometiendo errores.	Soy una persona. Las personas cometemos errores. ¿Por qué busco la perfección?
No puedo/no soy capaz de hacer esto.	Esto es un reto. Los retos ofrecen grandes oportunidades de aprendizaje. Voy a aprender lo que pueda para tener mejor preparación la próxima vez.
He malgastado todo este tiempo, me he esforzado mucho y todavía no lo he conseguido.	Me enorgullece el esfuerzo que le he dedicado a esto. He ganado conocimientos y experiencia y he establecido nuevas conexiones con personas que me ayudarán en el futuro. No ha sido en vano; lo que ocurre es que ahora mismo no veo los beneficios.

Lo sabía..., esto no era lo mío.	Hoy ha sido un día complicado. Me merezco una pausa para descansar y reorganizarme.
¿Cuál es mi problema? A estas alturas debería haber__ [añade un objetivo].	No todos seguimos el mismo ritmo. ¿De verdad quiero conseguir eso? Si es así, ¿qué marco temporal es realista para mí? ¿Qué recursos necesitaré? Si no es así, ¿cuál sería un objetivo más auténtico para mí?
¿A qué me dedicaré si no consigo ese trabajo o ese ascenso? ¿Qué seré si pierdo mi empleo?	Tengo un valor intrínseco como ser humano que no tiene nada que ver con mis logros externos. Mi éxito no me define.
¿Por qué tienen más éxito/felicidad/dinero que yo? ¿Qué tienen ellos que yo no tenga?	No debería comparar mi vida con las imágenes de éxito que otras personas proyectan. No conozco la verdad que hay detrás de lo que presentan o cómo es en realidad su vida. ¿Qué quiero yo realmente?
No quiero hacer lo que me piden, pero tengo miedo de las consecuencias de decir que no.	Establecer unos límites saludables me permitirá preservar mis relaciones y mi propia sensación de bienestar.
He tenido un día duro. Me merezco acabarme este [pastel, vino] entero.	Voy a concederme un momento para pensar en esto. No necesito recurrir inmediatamente a algo que me hará sentir más culpable a largo plazo. Puedo hacer algo saludable para mí, como llamar a una amiga, salir a pasear, darme un baño o acostarme pronto.

Esto es culpa suya. o *Siempre es culpa mía.*	A veces, las cosas escapan a nuestro control. Independientemente de la culpa, ¿hay algo que pueda hacer para remediar esta situación?
No me gusta mi cuerpo.	Mi cuerpo hace mucho por mí.
Ojalá mi productividad fuese mayor.	Me merezco descansar y estaré en mejor disposición de abordar esto cuando haya descansado.

COMPASIÓN PROPIA

Si existe una verdadera arma contra esa voz interior que nos dice que no somos lo bastante buenos es la autocompasión. La autocompasión nos permite vernos, a nosotros mismos y a todas las personas, como poseedores de un valor intrínseco y duradero. Posiblemente, esta sea la herramienta más importante para convertirnos en optimistas prácticos. En la autocompasión, el pensamiento básico aceptado que aportamos a nuestra vida es «Soy una persona. Esto forma parte de ello».

Según la doctora e investigadora Kristin Neff,[12] la autocompasión cuenta con tres elementos fundamentales:

1. **Amabilidad:** a lo largo de este capítulo, hemos explorado la amabilidad en la forma de desafiar las distorsiones de pensamiento negativas y reescribir los guiones autocríticos.
2. **Humanidad compartida:** comprender que no estamos solos cuando experimentamos dificultades, dolor y decepción resta fuerza a la sensación de que estamos aislados en nuestras luchas. Darnos cuenta de que estamos conectados a través de una experiencia humana común nos hace más propensos a adoptar hábitos saludables, a tener mejores relaciones y a disfrutar de un mayor bienestar.

3. **Conciencia plena:** la práctica de observarnos a nosotros mismos y a las situaciones sin juzgar.

La autocompasión nos ayuda a dejar espacio para procesar las emociones intensas, no para evitarlas. La depresión, la ansiedad y los síntomas físicos inexplicables (como la debilidad de mis piernas) suelen ser el resultado de emociones negativas no procesadas —culpa o vergüenza excesivas— ante las que nos sentimos impotentes. La autocompasión alivia la depresión que surge como respuesta a los factores estresantes y los acontecimientos negativos de la vida y mitiga las emociones negativas, el cinismo, la ansiedad y la rumiación. Es un poderoso antídoto contra la vergüenza, que suele intervenir en la depresión.

La autocompasión nos ayuda a evitar la trampa de la comparación. Entendemos que siempre habrá personas que consigan más que nosotros en un momento dado. En lugar de eso, nos preguntamos qué podemos aprender de su ejemplo, apreciar sus logros y compartir lo que sabemos con aquellos que podrían beneficiarse.

Y, de forma ocasional, cuando sentimos una gratitud tan profunda por las cosas buenas de nuestra vida que pensamos que nunca seremos capaces de corresponder por todo lo que hemos recibido, la autocompasión nos recuerda que lo hacemos bien y que damos lo que podemos.

Ejercicio: ¿Cuál es tu grado de autocompasión?

¿Te preguntas cuál es tu posición en la escala de autocrítica/autocompasión? De las cinco afirmaciones siguientes, si no respondes afirmativamente a tres o más (la mayoría de la gente no lo hace, lo creas o no), puede que necesites desarrollar una relación más compasiva contigo.

1. Cuando cometo un error, soy capaz de asumir la responsabilidad y centrarme en intentar corregirla, sin sentir vergüenza o culparme.
2. Soy paciente conmigo cuando estoy aprendiendo algo nuevo o tengo dificultades con una nueva tarea. Simplemente, me doy cuenta de que me cuesta en lugar de juzgarme.
3. Entiendo que, cuando se trata de cometer errores en la vida, no estoy solo/a.
4. En los momentos difíciles, soy capaz de hacer pausas, descansar y pedir ayuda.
5. Me hablo de forma amable y gentil.

Cuatro pasos para vivir con atención plena y compasión

Ya hemos visto que observar nuestros pensamientos y percepciones cambia radicalmente la visión que tenemos de nosotros mismos y del mundo. Ahora, ampliaremos esta habilidad a una práctica de autocompasión sobre la marcha en situaciones cotidianas. Lo intentaremos aquí con un ejemplo de trabajo de una madre soltera emprendedora, estresada por no cumplir un plazo con un nuevo cliente.

Paso 1: Observa. Examínate. Muestra curiosidad, no crítica. Etiqueta tu experiencia, tus sentimientos y tus reacciones de forma sencilla y clara. Ejemplo: «No voy a cumplir con este plazo de trabajo. Me siento avergonzada, en pánico, incompetente, abochornada y enfadada conmigo misma. Mis hijos y yo hemos estado enfermos, pero este es un cliente nuevo. Como madre soltera que intenta crear su propia empresa, siento que he de ponerme a prueba a mí misma y demostrarles que acertaron al elegirme. Tengo miedo de que no lo entiendan. El corazón me va a mil por hora y siento un agujero en el estómago».

Si te surgen juicios sobre ti, reconócelos y escríbelos en tu diario para ayudarte a identificar tus hábitos de autocrítica. Si te cuesta abandonar los pensamientos negativos, medita cinco minutos o haz un ejercicio de respiración para volver a la atención plena (prueba los ejercicios «Entabla amistad con tu respiración» y «Entabla amistad con tu cuerpo» del capítulo 3).

Paso 2: Contextualiza. Ahora, amplía la imagen para ver el contexto de la situación, lo que te ayudará a poner las cosas en perspectiva. Ejemplo: «Mis hijos y yo hemos estado enfermos y me he pasado varias noches casi sin dormir. Estaba cometiendo errores. Entregar a tiempo no lo es todo en esta situación. Al cliente no le sirve si el proyecto está lleno de errores».

Paso 3: Normaliza. Ahora, recurre a la humanidad común. Recuérdate: «Soy una persona, esto es normal, todos cometemos errores». Ejemplo: «Todos nos ponemos enfermos a veces, no podemos controlarlo todo. Hasta los más trabajadores fallan a veces en los plazos. Todavía estoy aprendiendo». Incorpora valores humanos que afirmen tu valía. Ejemplo: «Claro que estoy nerviosa, cualquiera se sentiría así en esta situación. Me esfuerzo mucho y me comprometo a hacer un buen trabajo. Necesitaba hacer las cosas muy bien y, en estas circunstancias, no podía terminar el trabajo a tiempo. Eso escapaba a mi control».

Paso 4: Actúa. Con responsabilidad amable, reconoce tus sentimientos y, al mismo tiempo, oblígate a formular un plan de acción. Incorpora el autoconsuelo a tu plan. Ejemplo: «Además de ser una trabajadora cuidadosa, también soy sincera. Tengo que informarles de la situación y pedir una prórroga o conseguir apoyo (que alguien me ayude con el proyecto o con los niños hasta que me ponga al día; o bien pedir consejo a un colega). Después de la hacerlo, llamaré a una amiga y saldré a dar un pequeño paseo para relajarme un poco».

Deja ya los «debería...»

Después de varias sesiones con la doctora L., había llegado a apreciarlas como oportunidades para relajarme. Así, fui al grano cuando me preguntó:

—¿Con qué te gustaría empezar hoy?

—Equilibrio entre trabajo y vida personal. Algo fácil —bromeé.

La doctora L. me escuchó mientras enumeraba los factores estresantes de mis semanas repletas de trabajo, mis intentos de conciliar las exigencias laborales con mi vida y las necesidades de mi familia.

—Sue, suena agotador —dijo finalmente—. Te oigo hablar de muchas obligaciones importantes, pero observo que son sobre todo para otros. ¿Dónde encajas tú exactamente en la ecuación?

—Supongo que no estoy en ella —respondí, pero como preguntando.

—¿Crees que eso es un problema? —dijo la doctora—. Con esto quiero decir: ¿crees que es ese el problema?

—Lo que sé es que estoy destrozada —respondí.

Le dije que temía que mi problema no fuera solo la conciliación de la vida laboral y familiar, sino el choque entre las dos visiones del mundo completamente distintas con las que me había criado. En el pasado, lo había conseguido, pero en esos momentos era demasiado para mí: no sabía qué priorizar cuando todo era una prioridad.

—Algo o alguien tiene que ceder —añadí—, pero no sé quién o qué.

—Eso tiene sentido —dijo la doctora L.— Te enfrentas a presiones que te llegan por todas partes, incluidas las internas, y eso explicaría la manifestación física de tu ansiedad. ¿Para ti qué es exactamente lo que está fuera de lugar?

Y así, por fin, solté el monólogo que llevaba años preparando.

—Para salir adelante en esta profesión, en esta sociedad, tengo que ser independiente y autosuficiente, destacar, expresar lo que pienso y hacerme valer. Ser tímida no es una opción. Si quiero que me respeten, tengo que hablar de mis logros. Los valores que son imperativos para mi éxito en la medicina y la sociedad occidentales horrorizarían a una madre india típica. Aunque mi madre no era precisamente típica, me inculcaron los valores tradicionales indios. De mí se espera humildad, sumisión, conformidad, interdependencia, tolerancia, aceptación y obediencia en cuanto me quito la bata blanca. En resumen: haga lo que haga, decepciono a alguien.

Miré a la doctora L. a la espera de sus sabias palabras.

—A eso lo llamamos «la atadura de los "debería"» —me dijo.

El concepto de los «debería», planteado por el conocido psicólogo Albert Ellis, describe las duras normas personales que nos imponemos a nosotros mismos. De hecho, acababa de conocer el trabajo de la psicoanalista alemana Karen Horney y la frase que hizo famosa: «La tiranía de los debería».

Interiorizamos o aceptamos esas expectativas idealizadas, tal vez poco realistas, del entorno en el que crecimos. En momentos de estrés, sobre todo cuando hay grandes diferencias con las expectativas (es decir, cuando nuestra situación exige algo muy superior o diferente de lo que podemos ofrecer), tendemos a responder de determinadas maneras habituales para aliviar nuestra ansiedad. Cuanto mayor es la diferencia, mayor es nuestra ansiedad. Algunas personas se vuelven excesivamente complacientes (como yo); otras recurren a la agresividad, y hay quien se retrae.

Lo que realmente tenemos que ser capaces de hacer es alternar entre respuestas de manera flexible y adecuada: saber cuándo colaborar, establecer un límite firme o dar un paso atrás. Y esto requiere tomar conciencia de cómo nos sentimos (regulación emocional, como se explica en el capítulo 4, «Resolución de problemas»), detectar nuestras distorsiones cognitivas (ABCDE) y sopesar las situaciones de forma objetiva, pero con autocompasión (observar, contextualizar, normalizar y actuar).

Sin embargo, las personas que solo son conscientes de sus «debería» no ven opciones. En el camino del perfeccionismo desadaptativo, no hay salida. Estas personas quizá intenten aliviar su ansiedad con mecanismos de afrontamiento poco saludables, como la autoflagelación, la alimentación desordenada, las autolesiones o el abuso de sustancias. Además, tal vez interioricen su rabia hacia sí mismos o hacia los demás y esta se manifieste físicamente con dolores de cabeza, trastornos digestivos, insomnio, palpitaciones o, en mi caso, piernas temblorosas.

En las semanas siguientes, fui plenamente consciente de los «debería» en torno a los que había construido mi vida. Tenían sus ventajas: me habían ayudado a colaborar de manera satisfactoria y me habían impulsado a rendir a niveles que ni siquiera me habría atrevido a intentar. Sin embargo, el coste era considerable.

Nuestros «debería» son, básicamente, la cara que se nos dice que presentemos al mundo, aquella por la que se nos promete que seremos recompensados. Ese yo ideal no comete errores ni tiene sentimientos incómodos. Se compone de una paciencia infinita, buenas elecciones, grandes resultados y una trayectoria vital impecable. Es el yo que sentimos que deberíamos ser. Sin embargo, no es lo que podemos ser, porque todos somos seres humanos imperfectos en un mundo imperfecto.

Mi yo ideal era productivo y útil, sin protestar por nada. Mi verdadero yo no podía seguir el ritmo, y mi cuerpo estaba cediendo bajo la presión. Si seguía por ese camino, no le sería útil a nadie.

Ejercicio: Reescribe tus «debería»

Es posible que al leer esto se te hayan ocurrido algunos de tus «debería».

- Reflexiona sobre los «debería» que han pasado por tu mente desde que te has despertado esta mañana.
- ¿Son ciertos los «debería» que has interiorizado? Sí, deberías lavarte los dientes. No, no deberías ser responsable de la salud y la felicidad de todas las personas que forman parte de tu vida.
- Si algo no es cierto o solo lo es parcialmente, ¿puedes reescribirlo para que se acerque más a la verdad?

- ¿De dónde ha salido este «debería»?, ¿de ti?, ¿de lo que los demás esperan de ti? ¿Es lo que tú quieres o estás asumiendo una responsabilidad que no necesitas o no quieres por obligación o miedo al rechazo?

A continuación, trata de reescribir tus «debería» de manera que sean más específicos. Elige palabras que los conviertan en decisiones factibles y elecciones personales (no en exigencias, imposiciones u obligaciones externas). Por ejemplo: «Debería hacer más ejercicio» podría convertirse en «Quiero hacer ejercicio y sentir más conexión con mi cuerpo».
No todos los «debería» son malos, pero no todos los buenos o los reescritos son necesarios. ¿Eliminar ese «debería» de tu vida te abriría las puertas a una mayor felicidad?

EMPATÍA HACIA LOS DEMÁS

¿Vemos el mundo en primera persona del singular (yo) o en primera persona del plural (nosotros)? Resulta que un mayor uso de los pronombres plurales se relaciona con sentir menos soledad y depresión.

La consecuencia natural de la autocompasión es que nos damos cuenta de que los demás —incluso los que nos molestan— también pueden estar pasando por dificultades y penas que nosotros no vemos (y ellos, a veces, tampoco). Estar en sintonía con nosotros mismos y aceptarnos como somos nos permite estarlo con los demás, sentir alegría por su éxito y empatía por su dolor. Llegamos a comprender que todos los seres humanos tenemos defectos y compartimos muchas experiencias comunes.

Si a través de la amabilidad podemos desarrollar una relación con nosotros mismos, también podemos hacerlo con los demás. Esto también nos beneficia a nosotros: las investigaciones sobre personas que aumentaron su autocompasión indican que experimentaron una mayor conexión social y una reducción de la autocrítica, la depresión y la ansiedad.

Si bien la vergüenza, con su poder para aislarnos de nuestros semejantes, se sitúa en un extremo del espectro emocional, el poder unificador del amor, impulsado por la compasión, se encuentra en el otro. Este es el objetivo último del optimismo práctico.

Cuando nos sentimos conectados con las personas, la naturaleza, la Tierra y un ser superior o las fuerzas infinitamente misteriosas del universo, dejamos de estar atados a nuestro ego y a nuestros objetivos. Nuestro mundo se expande a toda la familia humana. ¿Y cómo no íbamos a intentar ayudar a nuestra familia? La autocompasión, unida a la gratitud, nos permite lamernos las heridas, dejar que cicatricen y volver a salir al exterior para servir a los demás, conectar con ellos y mostrarles bondad y amor, de la misma manera que nos cuidamos a nosotros mismos.

Resulta muy sencillo dar caricias positivas. Elogia abiertamente a los demás, hazles saber que su presencia es importante para ti, enumera las cualidades que te gustan de ellos («Sabes escuchar») o actos específicos que les agradeces («Significó mucho para mí tu ayuda en el funeral de mi madre/en la fiesta del primer cumpleaños de mi hijo/en la mudanza»). Elógialos en presencia de otra persona.

La autocompasión es una poderosa forma de mejorar las relaciones con los demás. Facilita la empatía, la compasión, la confianza, el apoyo, la aceptación y el perdón. Es un medio fundamental para mejorar la eficacia interpersonal. Más adelante, veremos más formas de expresar gracia y gratitud y de conectar con los demás de manera significativa.

Todos pasamos por momentos de necesidad; estoy segura de que recuerdas con claridad algunos de los tuyos. Nunca sabemos lo que está pasando otra persona, y nuestras palabras o acciones amables pueden hacerle un bien incalculable. ¿Recuerdas cómo te levantó el ánimo la amabilidad de alguien?

La autocompasión nos permite cuidar de nosotros mismos. La gratitud, como ya he dicho, es el reconocimiento de que alguien o algo (una persona, la naturaleza, un ser impersonal o Dios) se ha tomado el tiempo de preocuparse por nosotros. Juntos, cuando nos mostramos gracia a nosotros mismos y la damos a los demás por su ayuda, su amabilidad y su amor, empezamos a sentirnos parte de algo más grande. El mundo puede ser un lugar aterrador, pero los actos de bondad —hacia nosotros y hacia los demás— nos unen en nuestro camino común. Favorecen la salud mental y el optimismo práctico. Para mí, son la esencia de mi *dharma*.

EL ARTE DE CURAR EN EL *KINTSUGI*

Uno de mis mayores obstáculos en la terapia no fue solo darme cuenta de que necesitaba ayuda, sino de que me la merecía. Esto supuso un cambio fundamental en mi perspectiva sobre la cultura, las mujeres, la salud mental y, lo más importante, el autocuidado como acto de autocompasión.

Al ir creciendo, fui interiorizando ciertas ideas que, posiblemente, fuesen poco realistas (al menos, la forma en que yo las aplicaba lo era), y eso me había dejado con un agobiante sentimiento de falta de mérito. Había perdido el sentido del orgullo sano en un mar de expectativas irracionales. El antídoto contra mis sentimientos de ineptitud y mi incesante autocrítica era la autocompasión.

La autocompasión me enseñaría que tengo un mérito y un valor intrínsecos no por lo que hago, sino simplemente por lo que soy: un ser humano. Y esto significaba tomarme descansos, pausas y tiempo para el disfrute y la diversión; establecer unos límites más claros conmigo misma y con los demás, y dar prioridad a mi salud, incluso cuando el ritmo de mi vida parecía conspirar contra ella (o tal vez sobre todo en esos momentos).

Gracias a la autocompasión y la autoconciencia que la acompaña, fui capaz de convertirme en defensora de la aplicación de esta dinámica en mi profesión, tanto en la formación como en el servicio a los pacientes. También me abrió el camino para convertirme en defensora de otras personas. Hablo de numerosos temas de salud mental, pero el núcleo de mi mensaje es siempre el mismo: recordar a quienes sienten miedo de ocupar un espacio en el mundo que nadie les pide que digan «Yo primero», pero que nunca olviden decir «Yo también».

Muy pocas de las ideas que he compartido aquí estaban a mi alcance durante mis primeras sesiones con la doctora L. De hecho, todo lo que ella sugería me sonaba increíblemente fuera de mi alcance.

—¿Sientes que las expectativas que tu familia y tu profesión depositan en ti significan que no importas?

—Yo importo, pero en una jerarquía de necesidades que va mucho más allá de mí.

—¿Cómo gestionas el conflicto entre tus necesidades y las del bien común?

—Me las apaño.

Por la forma en que la doctora L. se removió en su silla y sonrió, supe que habíamos llegado a una cuestión importante.

—Eso es lo que hacen las personas resilientes, Sue. Encuentran lo mejor de su situación o sacan lo mejor de ella.

No sonaba mal.

—Este tipo de pensamiento resulta protector, sobre todo cuando no se tienen muchas opciones, como cuando eras más joven —explicó—. Y veo que reproduces muchas de estas dinámicas en el entorno laboral.

Vale, puede que una parte sí sonase mal.

—Has incorporado a tu vida muchos aspectos valiosos de la resiliencia —continuó—, pero otra característica fundamental de esta es adaptarse a los nuevos factores de estrés y contar con flexibilidad de pensamiento y mecanismos de afrontamiento. Y, en general, ser más amable con una misma.

—Eso me cuesta un poco —dije (el eufemismo del siglo).

—No pasa nada. Has funcionado de una manera toda tu vida, eso no va a cambiar de la noche a la mañana. Puede que sea el momento de que analices en tu diario cuáles de estos valores te sirven todavía y cuáles no. Después, podremos centrarnos en las formas de reorientarlos o eliminarlos. ¿Qué te parece?

Me parecía imposible. Ningún diario podría erradicar milenios de cultura. Incluso había intentado contarle la historia de Arjuna, el guerrero supremo del poema épico sobre una batalla que aparece en el *Mahabharata*. Cuando Arjuna tiene que elegir entre su familia inmediata y su familia ampliada (todos criados en el mismo hogar como hermanos), se siente tan dividido entre las dos opciones que empieza a temblar incontrolablemente, se debilita y, básicamente, se desmorona. En mi caso, yo seguía demasiado anclada en mis modales respetuosos como para decirle que no se hiciera ilusiones.

Asentí obedientemente.

—¿A la misma hora la semana que viene?

—Sí.

Mientras me levantaba, eché un último vistazo al río Este.

—¿Sue? —Me di la vuelta mientras buscaba en el bolsillo una barrita de proteínas para comer de camino al hospital—. A veces, hasta los guerreros necesitan desahogarse.

Le sonreí. Me sentí vista y escuchada por primera vez en mucho tiempo. Al dirigirme a la puerta, me fijé en un objeto que destacaba entre la elegante decoración de su estantería. «Qué jarrón tan bonito», pensé. Azul, con unas vetas doradas que parecían mantenerlo pegado.

Kintsugi, el arte japonés de la reparación bella.

Por supuesto, era una pieza diferente a la que había en el salón de mi padre, pero la esencia era la misma: un objeto bonito formado a partir de la tierra y todavía más bonito debido a la delicada reparación de las partes rotas. La transformación de grietas y defectos en un todo armonioso y único. Ese era el arte de la sanación. Un arte que estaba aprendiendo a practicar, para los demás y para mí misma. Volví a sonreír.

Dejé atrás el calor y la seguridad de la sala y pulsé el botón del ascensor.

Para consultar las referencias científicas citadas en este capítulo, visita: <doctorsuevarma.com/book>.

6

COMPETENCIA

Creer que puedes conseguirlo

Son capaces los que se creen capaces.

Virgilio

—Me siento rota.

Esa fue la respuesta de Shelly cuando le pedí que me contase un poco más sobre lo que la había llevado a la clínica y cómo se sentía.

Shelly escapó por los pelos del derrumbe de la torre norte del World Trade Center el 11S. Al mirar hacia atrás mientras corría, vio a gente saltando desde las ventanas de las oficinas. Caminó kilómetros con tacones cubierta de sangre y escombros. Describió una escena de caos: casi pisoteada, sin saber dónde estaba su marido ni poder contactar con sus hijos mientras embarcaba hacia Nueva Jersey, aunque vivía en Queens.

Su oficina se trasladó a raíz de los acontecimientos. Siguió haciendo «lo que se esperaba» de ella e intentando «volver a ser quien era». Sin embargo, no estaba segura de poder volver a ser la persona despreocupada y extrovertida de antes. Tenía pesadillas y recuerdos de haber estado a punto de quedar aplastada y evitaba las calles próximas al punto donde se alzaban las torres, el transporte público, los ascensores y los espacios públicos abarrotados.

Le dije que sentía muchísimo el trauma y las pérdidas que había sufrido. Enjugándose las lágrimas, me dio las gracias. Y entonces empezamos, paso a paso y con delicadeza, nuestro trabajo juntas.

Después de casi un año de terapia, la doctora L. y yo pensábamos que yo estaba mucho mejor. La debilidad de mis piernas se había resuelto por sí sola y llevaba mejor la gestión de las exigencias del trabajo, de mi familia y de mí misma. Practiqué el modo de plantar cara a las formas de pensar anticuadas, escribía un diario de preocupaciones y hacía ejercicios de *mindfulness* habitualmente. Le di las gracias a la doctora por su ayuda y nos despedimos sabiendo que, si volvía a necesitar ayuda o un refuerzo, estaría ahí para mí. El resto de mi residencia fue bien.

Unos meses después, me contrataron como primera directora médica de un nuevo programa dedicado al seguimiento, la evaluación y el tratamiento de los supervivientes del 11S. Los pacientes se sometían a una batería completa de cuestionarios de salud mental junto con un examen médico para detectar problemas; entre ellos, asma y enfermedades pulmonares. Shelly, de treinta y nueve años y madre de dos hijos, fue una de mis primeras pacientes para someterse a una evaluación más exhaustiva de la ansiedad, la depresión y un posible trastorno de estrés postraumático.

Aquella noche me pregunté: «¿Estoy preparada para esto?». Contaba con años de experiencia con pacientes cuyas necesidades médicas eran complejas y variadas, pero ayudar a los supervivientes a recuperarse de un trauma colectivo era un territorio desconocido para mí. Me centré en formarme en terapia del trauma, pero me quedaba mucho por aprender. Era suficiente para hacer tambalear los sentimientos de competencia incluso del profesional más seguro. Necesitaba abordar mi sensación de ser incapaz para ayudar a quienes confiaban en que los ayudaría, como Shelly.

Trauma procede de la palabra griega que significa 'herida'. A raíz del trabajo con Shelly y otros pacientes del programa, comprobé que, además de las heridas físicas, mis pacientes sufrían un sentimiento de ruptura interior. El trauma había quebrado su fe en los demás, en el mundo y en su capacidad de desenvolverse en él.

Nuestro autoconcepto y capacidades —la sensación de competencia o autoeficacia—[13] forman parte de nuestra identidad. Según la teoría cognitiva social, la autoeficacia es la capacidad que creemos tener para desenvolvernos en una tarea o una situación (confianza específica de una tarea) o en qué medida nos sentimos eficaces globalmente para hacer las cosas (autoeficacia general), afrontar los factores estresantes y los retos, regular nuestras emociones y tranquilizarnos (autoeficacia emocional). Todos los pilares del OP están pensados para ayudarnos no solo a *sentirnos* más eficaces, sino a *ser* realmente más eficaces. Y creer en nuestra capacidad para hacer ambas cosas nos ayuda a mejorar en ambas.

Nadie se siente igual de competente en todo. Puedes sentirte capaz en general, pero tal vez tu confianza flaquee en ciertos ámbitos (por ejemplo, hablar en público). La clave está en conocer bien tus capacidades —tener seguridad en ti (ser incluso un poco arrogante)— y creer que puedes mejorarlas si quieres.

La competencia marca la diferencia entre el hecho de que un factor estresante provoque una pequeña sacudida o un gran colapso. Sin embargo, ¿qué ocurre cuando un trauma descomunal nos despoja de la confianza adquirida a lo largo de toda una vida? Si la visión del mundo de Shelly no era la misma, ¿cómo iba a serlo ella? ¿Podría ayudar a Shelly a descubrir quién era en ese momento y a recuperar la confianza en su capacidad para vivir una vida feliz y plena, con todos sus altibajos, sin permitir que el trauma del pasado dictara su futuro? Como explicaré, ese es el meollo de la competencia. No se trata de conocimientos o habilidades, sino en saber que tenemos la capacidad de conocer, aprender, adaptarnos y florecer a pesar de los retos; que somos capaces de manejar lo que se nos presente.

Una autoeficacia sólida se relaciona con una mejor salud, mayores logros laborales y académicos y mejores relaciones sociales y románticas. Asimismo, nos lleva a esforzarnos más y aumenta la motivación —el deseo de obtener logros—, impulsando y manteniendo todavía más ese esfuerzo. Las investigaciones demuestran que las personas trabajan más, durante más tiempo y con más intensidad cuando se les inculca la idea de que son capaces de hacer algo dada una serie de circunstancias (por ejemplo, cuando se les dice que tienen más posibilidades de ganar un partido en una situación experimental). La competencia nos empuja a seguir intentándolo, sobre todo ante la adversidad y el fracaso.

La autoeficacia es natural en los niños pequeños: ¡creen que pueden hacer cualquier cosa! Sin embargo, pronto descubrimos que no todo se consigue al instante o fácilmente y que no todo es posible. Desarrollamos la autoeficacia a lo largo de años de intentos, fracasos, éxitos y más intentos. Cuando me licencié en Medicina, me entregaron un título, una bata blanca y un gran cubo de autoconfianza. No, espera. Solo me dieron el título y la bata. Mi competencia fue construyéndose a lo largo de años de práctica con pacientes. La competencia es un viaje. Espera algunos contratiempos y vaivenes a lo largo del camino, es totalmente normal. Y, como veremos, existen formas de acelerar el proceso.

Te enseñaré varias maneras de abordar un acontecimiento que podría considerarse una gran *T* (como en *trauma*) para mitigar su capacidad de dañar la moral y la autoeficacia y a convertir las *t* minúsculas (los factores de estrés más prosaicos) en oportunidades para desarrollar la competencia como nunca antes.

Conviene tenerlo en cuenta

Cuando la situación es difícil

La competencia marca la diferencia entre las oportunidades en las que nos embarcamos o en las que no por creer que no somos capaces. Al mismo tiempo, reconozco que hay oportunidades que no perseguimos debido a factores o barreras que escapan a nuestro control. El entorno, las personas que nos rodean, nuestras primeras experiencias vitales, las posibilidades que nos dieron (o no)..., todo influye en la autoeficacia. Cuando nos imponen limitaciones, resulta difícil experimentar la competencia. De hecho, los intentos repetidos sin una sensación de progreso acaban siendo limitantes y desmoralizadores, e incluso (como veremos) conducen a la indefensión aprendida (la sensación de que nada de lo que hagamos cambiará las cosas).

Podría ocurrir que decidas dejar de perseguir un objetivo concreto en beneficio de tu salud mental. Sin embargo, antes de parar, haz una pausa. Dedícate gracia: tiempo, descanso y la oportunidad de analizar la situación. ¿Hay aspectos que están bajo tu control? ¿Hay formas de dar un giro? Espero que las herramientas de este capítulo te ayuden. Consulta también el capítulo 9, «Hábitos saludables», porque la competencia es un hábito que se fortalece con la práctica.

Si las cosas no funcionan o decides que es mejor dejarlo, debes saber esto: aunque te parezca una pérdida, no has perdido. En realidad, el esfuerzo de intentar algo crea nuevas vías en el cerebro: desarrollas habilidades, favoreces la agencia, creas competencia.

Puede que no lo veas o no lo sientas de inmediato, pero confía en que tus intentos te han situado en una posición mejor para abordar tus objetivos, cuando quieras hacerlo, de la forma que mejor conozcas.

SIN FE, NO HAY LOGRO: LA COMPETENCIA DESMITIFICADA

¿Alguna vez te has apuntado a un gimnasio y has dejado de ir al cabo de unos meses? ¿Te has descargado aplicaciones de productividad y nunca las has utilizado? ¿Has pensado en pedir un aumento de sueldo bien merecido y has descartado la idea al instante?

Si es así, ya sabes que la competencia, la autoeficacia, es ante todo una actitud.

La percepción que tienes de tu capacidad respalda tu sentido de agencia, es decir, tu capacidad real para ejecutar tareas. La percepción que tenemos de nuestras capacidades es tan importante como la capacidad real, si no más. De hecho, los investigadores han descubierto que la confianza en nuestra capacidad para tener éxito predice los resultados deseados mejor que los comportamientos de salud reales.

El camino hacia la competencia es más o menos así: la confianza hace que intentes algo y te esfuerces. El esfuerzo constante (persistencia) aumenta considerablemente la capacidad o agencia, lo que a la larga lleva al éxito y a la victoria (¡con suerte!). Esto nos hace sentir bien; es una respuesta emocional positiva (REP). Cada victoria estimula nuestra confianza, lo que nos hace intentarlo, persistir y completar el siguiente paso o tarea. Y eso conduce a una mayor autoeficacia, más esfuerzo y mayores probabilidades de ganar. ¡Un círculo virtuoso!

Cada componente debe estar presente para que aumente la competencia. En ocasiones, sin embargo, no vemos resultados positivos a pesar del esfuerzo o nos cuesta esforzarnos. Es posible que se interpongan varias barreras; tal vez pienses o digas: «No puedo/no seré capaz de hacer esto, no sé cómo y no sé por dónde empezar». No nos damos cuenta de que estas afirmaciones, si dejamos que se enconen sin ponerlas a prueba, nos llevarán a estresarnos o a evitar cosas importantes para nosotros o abandonarlas prematuramente. La procrastinación, la evitación, el pesimismo y la preocupación excesiva dan lugar a una baja competencia. Estos golpes repetidos a la autoeficacia conducen a la indefensión aprendida, se extienden a otras áreas de la vida o nos llevan cuesta abajo hacia la depresión.

La autoeficacia no es exceso de confianza o narcisismo y no conduce a tácticas sin escrúpulos como el engaño, el robo o los atajos. En realidad, es la baja autoeficacia unida a las altas aspiraciones —esperar un resultado óptimo, pero sin confianza en la propia capacidad para lograrlo— lo que hace que se tomen atajos, con las complicaciones que podrían derivarse de ello. Por su parte, la autoeficacia lleva a un comportamiento sano y aventurero, casi siempre necesario para catapultarnos al siguiente nivel en nuestros objetivos.

Las investigaciones demuestran que la autoeficacia mejora el rendimiento laboral y la felicidad. Un metanálisis realizado en 1998 sobre más de cien estudios relativos a la autoeficacia y el rendimiento laboral concluyó que los trabajadores que se sentían competentes en su labor eran más felices y obtenían mejores resultados. Se ha demostrado que una autoeficacia sólida potencia los resultados quirúrgicos positivos, previene las recaídas en adicciones y aumenta el bienestar y la calidad de vida en pacientes con cardiopatías coronarias, cáncer, lesiones medulares y osteoartritis. Los estudiantes con una autoeficacia alta obtienen mejores resultados académicos, en parte porque reconocen que sus esfuerzos tienen resultados y pueden conseguir una nota más buena. También muestran mejor estado de salud, mejores mecanismos de afrontamiento y mayor satisfacción personal, lo que se plasma en mayores tasas de continuidad en los estudios.

La autoeficacia se compone de dos estados activos:

1. **Expectativas de autoeficacia.** Confianza en tu capacidad para adoptar una conducta específica. Supongamos que tu objetivo es perder peso. Las expectativas de autoeficacia son tu confianza en tu capacidad para ejecutar un plan de pérdida de peso. Aunque entiendas el valor de eliminar la comida rápida, si no te sientes competente a la hora de preparar comidas saludables, es posible que continúes consumiendo comida rápida.
2. **Expectativas de resultados.** Confianza en tu capacidad para tener éxito en un objetivo concreto una vez iniciado y llevado a cabo. En nuestro ejemplo de pérdida de peso, las expectativas de resultados son tu confianza en lograr los resultados deseados siguiendo el plan. Algunas personas se rinden porque piensan que no lo conseguirán a pesar de sus esfuerzos (preparar comidas saludables, etcétera).

Lo ideal es que ambas expectativas sean altas. Muchos de nosotros tenemos la idea distorsionada de que somos menos capaces de lo que realmente somos; tenemos tendencia a creer que las cosas buenas están fuera de nuestro control o suceden por suerte o casualidad (locus de control externo para lo positivo), o que las cosas malas son siempre por nuestra culpa: «Seguro que me pasa algo» (locus de control interno para lo negativo). Lo mejor es tener una visión sana y realista de nuestra responsabilidad en una situación concreta y qué factores están fuera de nuestro control. De ese modo, nos brindamos a nosotros mismos la oportunidad de intentarlo y ver que nuestros esfuerzos pueden dar resultados, y también de saber cuándo cortar por lo sano. Esto resulta muy importante para los supervivientes de traumas, como Shelly, y para cualquiera que sufra una pérdida grave. Se trata de que se sientan capacitados para emprender su viaje de sanación o continuarlo a pesar de las dificultades que vayan surgiendo.

La autoeficacia influye en cualquier obstáculo o meta (que, en última instancia, puede afectar a todo, desde la economía personal hasta el éxito en las relaciones y el trabajo). Y sentir que tenemos el control de nuestro futuro es fundamental para una buena salud mental.

Cuando una paciente llamada Lina vino a verme por primera vez, estaba a punto de rendirse en el trabajo. Me contó que se identificaba con la expresión «renuncia silenciosa», que significa que continúas trabajando, pero con un nivel de compromiso mucho menor. Le daba miedo empezar a hacer lo mínimo, pues ella no era así.

Lina disfrutaba con su trabajo, pero le preocupaba que algunos de sus compañeros, que no llevaban tanto tiempo como ella en la empresa, consiguiesen nuevos proyectos, más tiempo cara al público y un ascenso, mientras que a ella, igualmente cualificada, no la tenían en cuenta para las nuevas responsabilidades y los ascensos a pesar de intentarlo.

La autoeficacia de Lina flaqueaba y la había llevado a la indefensión aprendida, es decir, a la convicción de que nada de lo que hacía tenía importancia: «Nunca me dejarán entrar en su círculo [bajas expectativas de resultados]. Me daría demasiado miedo pedirlo [bajas expectativas de autoeficacia]». El consiguiente bajón en su rendimiento conduciría a su temido desenlace —ni ascenso ni, quizá, trabajo— y a una desmoralización aún mayor. Esta es la peligrosa espiral descendente de la baja autoeficacia (más adelante, veremos cómo salió Lina de ella).

Un sentido saludable de la competencia significa no desanimarse (o solo dejar que te afecte mínimamente) por los contratiempos en lugar de desmoralizarse o estresarse y abordar una tarea con ganas en vez de temor.

La buena noticia es que la competencia no es magia, se desarrolla paso a paso. La confianza genera confianza con la práctica.

RUTAS HACIA LA COMPETENCIA

Según el prestigioso psicólogo Albert Bandura, la autoeficacia se desarrolla de cuatro formas principales:

1. **Experiencia personal.** Tu propia experiencia directa (superar obstáculos y experimentar el éxito a través de tus actos o tus contribuciones) es, siempre que sea posible, una de las formas más importantes de desarrollar la autoeficacia.
2. **Experiencia vicaria.** Puedes aumentar tu autoeficacia viendo cómo superan los obstáculos y logran objetivos otras personas (algo que me resultó muy valioso como médica novata).
3. **Persuasión verbal.** Buscar la opinión y el refuerzo, el estímulo y la reafirmación de las personas adecuadas (que te conocen y saben la tarea que tienes entre manos) fomenta la autoeficacia. Esto determina gran parte de nuestro aprendizaje temprano. Como adultos, tenemos menos oportunidades de este tipo y debemos buscarlas. No obstante, es preciso dar opiniones con cuidado, como veremos más adelante.
4. **Reacción fisiológica**. Ganamos en autoeficacia gracias a los sentimientos que nos provocan las situaciones mientras las

afrontamos. Si una tarea hace que nos sintamos mal con nosotros mismos o muy aburridos, es más probable que la evitemos o la abandonemos y que sintamos una baja eficacia, aunque fuese sencilla. En el capítulo 9, encontrarás más información sobre la conexión entre la respuesta emocional positiva y el desarrollo de unos hábitos saludables.

Estos cuatro aspectos están integrados en la forma en que desarrollamos la competencia y en los pasos que podemos dar si surgen dificultades.

BARRERAS QUE NOS DIFICULTAN CREER EN NOSOTROS MISMOS Y CÓMO SUPERARLAS

En ocasiones, surgen barreras en nuestra mente o vida cuando tratamos de desarrollar competencia. Estas influyen en la forma en que nos vemos a nosotros mismos, al mundo e incluso a nuestro futuro. A continuación, veremos las tres barreras más frecuentes y las estrategias para superarlas:

Barrera 1: Indefensión. «Siento tristeza/impotencia/soledad».

Antibarrera: Validación

Barrera 2: Estancamiento. «Esto me supera», «No puedo hacerlo», «Nunca lo haré bien».

Antibarrera: Flexibilidad

Barrera 3: Cansancio. «Esto es demasiado duro», «Tengo ganas de abandonar».

Antibarrera: Autoapoyo

Barrera 1: Indefensión. «Siento tristeza/impotencia/soledad». → Antibarrera: Validación

En el capítulo 3, hemos visto que las emociones actúan como poderosas fuerzas que nos impulsan en direcciones positivas o negativas. Cuando nos sentimos emocional y físicamente seguros y comprendidos, y se nos reconocen las dificultades, los cambios, el dolor o las pérdidas que hemos sufrido, somos más capaces de arriesgarnos a cambiar. La validación y la seguridad resultan muy importantes si nos enfrentamos a un trauma. Comencé mi trabajo con Shelly validando el profundo cambio que se había producido. El mundo que ella conocía (el que todos conocíamos) ya no era el mismo. Le di tiempo y espacio para llorar a la antigua Shelly despreocupada que iba a trabajar con tacones de quince centímetros y aceptar a la nueva Shelly que llevaba zapatillas por si tenía que salir corriendo para escapar de otro ataque. ¿Volvería a llevar tacones? Sí, pero serían diferentes. Con el tiempo, se sentiría cómoda con unos tacones de cinco centímetros y unas zapatillas y un pantalón de chándal en la mochila.

Validar sus necesidades físicas y emocionales incluyó el fomento de la serenidad. Redujimos poco a poco la sensación inmovilizadora de hipervigilancia de Shelly para que se sintiera capaz de participar en la resolución de problemas. Eso la ayudaría a volver a sentirse segura y eficaz. También necesitaba descanso, tiempo y espacio para el tratamiento. No se había cogido ni una baja después del 11S. En el marco de nuestro trabajo juntas, pidió vacaciones a su jefe. Cuando este se enteró de que estaban relacionadas con su angustia tras el 11S, le sugirió que utilizase su baja por enfermedad acumulada y le hizo saber que, si necesitaba más tiempo o cualquier adaptación especial, incluidas citas médicas y terapia, estaban a su disposición y no supondrían ningún obstáculo en su avance en la empresa.

—No sabes cómo me reafirmó —me explicó Shelly.

Ante el temor de que la consideraran «inepta para trabajar en equipo», Shelly se lo había guardado todo. Le daba vergüenza pedir la baja por enfermedad y no se sentía con derecho a dedicar tiempo a sanar sus heridas emocionales porque no eran visibles, como las de algunos de sus compañeros que también habían sufrido el 11S.

Barrera 2: Estancamiento. «Esto me supera», «No puedo hacerlo», «Nunca lo haré bien». → Antibarrera: Flexibilidad

Sentir que no estamos preparados para el cambio o el desafío, o que este es demasiado grande o difícil, puede paralizarnos. Los antiguos sabían que resistirse al cambio provoca sufrimiento: «No hay nada permanente, excepto el cambio», afirmó el filósofo griego Heráclito en el año 500 a. C. La impermanencia de la vida también es fundamental en el budismo, que hace la importante distinción de que a menudo no es el cambio en sí lo que provoca el sufrimiento, sino nuestra resistencia a él. Del mismo modo que actualizamos el *software* de nuestro ordenador para satisfacer mejor nuestras necesidades, también debemos actualizar nuestra actitud para satisfacer las exigencias de las circunstancias. He aquí algunas formas de salir del estancamiento fomentando la flexibilidad de pensamiento y de acción y relajándonos para mejorar nuestro rendimiento.

Contempla los retos como oportunidades de crecimiento

Existían algunas razones tangibles para mi inquietud ante mi nuevo puesto. Aquel programa abría nuevos caminos, pero no había un plan de acción y nunca había sido directora médica, y mucho menos había tratado un trauma tan grave.

Me ayudó mucho adoptar una «mentalidad de crecimiento», un término acuñado e investigado por la psicóloga pionera Carol Dweck. Una mentalidad de crecimiento, a diferencia de una mentalidad fija, no pone tope o límite a la capacidad. Cuando interiorizamos o creemos afirmaciones como «Nunca se me darán bien las matemáticas o la ingeniería», «Haga lo que haga, no podré perder este peso» o «Nunca me dejarán entrar en su círculo» (como dijo Lina), estamos poniéndole techo a nuestra autoeficacia y es más probable que nos desanimemos y frustremos y, así, que nos rindamos. El pensamiento pesimista nos da permiso para no estudiar tanto, para saltarnos los entrenamientos, para picar algo a escondidas, para perder el entusiasmo por el trabajo. En una profecía autocumplida, nuestras peores predicciones se hacen realidad simplemente porque se lo permitimos; de hecho, incluso las creamos.

Perlas de OP

El primer y más importante techo de cristal que tenemos que romper es el que nos autoimponemos.

Para animarte a contemplar los obstáculos como oportunidades de crecimiento, no intentes ver tu situación como una amenaza a tu zona de confort, sino como una forma de practicar habilidades y adquirirlas. «Esto no será fácil, pero voy a aprender mucho» obra en favor de las expectativas positivas, aumentando nuestra capacidad percibida para soportar el estrés, ¡y eso aumenta nuestra capacidad real para soportar el estrés!

Cuestiona los pensamientos distorsionados y reformula las percepciones sesgadas

Las personas que se critican o cuestionan a sí mismas constantemente tienden a distraerse con su monólogo negativo en situaciones desafiantes, mientras que las personas seguras de sí mismas tienen más probabilidades de funcionar mejor bajo presión porque su monólogo está bajo control, lo que les permite fluir y centrarse en la situación. Cuanto más reduzcas tu ansiedad ante las tareas mediante un monólogo interior positivo, mejor será tu rendimiento. Las técnicas de restructuración cognitiva de los capítulos anteriores (el ABCDE, las 5R, el diario de preocupaciones, los cuadernos de pensamientos, etcétera) te ayudarán a cuestionarte los monólogos negativos y a percibir las situaciones de un modo más empoderador.

A medida que Lina reconocía sus pensamientos pesimistas —«Para el jefe casi no existo y, aunque lo haga bien, nadie se dará cuenta»— y empezaba a cuestionárselos, iba siendo más capaz de mantener una mentalidad de crecimiento. Asumir la responsabilidad de su actitud, sus esfuerzos y las cosas que podía controlar la ayudó a dejar de evitar tomar medidas y empezar a abordar sus preocupaciones.

Aunque tener un alto nivel de exigencia y perseguir la excelencia para aprender y crecer (lo que se conoce como «esfuerzo perfeccionista») resulta saludable, los estándares rígidos, la inflexibilidad sin control y la autoflagelación implacable (lo que se denomina «perfeccionismo desadaptativo») suponen un serio obstáculo para progresar hacia un objetivo. Cuando necesitamos algo para que las cosas salgan de una determinada manera que nos haga sentir bien o dependemos exclusivamente de ello, estamos adoptando una visión de todo o nada que nos impide usar nuestras habilidades de afrontamiento. La incesante necesidad de triunfar dispara los riesgos y el miedo al fracaso, lo que provoca un torrente de hormonas del estrés que entorpecen el rendimiento. La investigación demuestra que el perfeccionismo desadaptativo pone en riesgo la consecución exitosa de objetivos, lleva a alguien a alcanzar el éxito usando todos los medios necesarios (incluidos aquellos poco éticos) o hace que otros objetivos se queden por el camino. La flexibilidad unida a la autocompasión («No pasa nada, todo el mundo comete errores/se enfrenta a contratiempos») ayuda a combatir algunas de estas críticas autoimpuestas, como veremos en la página 202.

Practicar la flexibilidad reformulando las percepciones es muy útil en cualquier situación que nos ponga en apuros, desde el trabajo hasta las relaciones o la crianza de los hijos. Por ejemplo, los padres con baja autoeficacia en la crianza recurren a estilos más punitivos. Adquirir habilidades y sentirse más capaz conduce a mejores resultados sociales, emocionales y académicos en los niños. Si crees que eres hábil como padre o madre, resulta menos probable que el impulso natural de autonomía de tus hijos te saque de tus casillas, lo que impedirá que te tomes las cosas como algo personal o que las veas como una amenaza o sientas indefensión ante ellas y recurras a medios de afrontamiento poco saludables.

Tras los atentados del 11S, la percepción de Shelly era que nunca volvería a sentirse segura. Trabajamos para modificar ese punto de vista identificando este pensamiento de todo o nada y utilizando su cuaderno de pensamientos para documentarlo («No me puedo relajar si no estoy completamente segura de que nunca habrá otra amenaza»), la catastrofización («Estoy destrozada/rota»), la sobregeneralización («No puedes confiar en nadie ni en nada, ¿por qué salir de casa?») y el filtro negativo («He hecho algunos progresos, pero todavía me queda mucho por hacer»). Desafiamos esas distorsiones con técnicas como el análisis coste-beneficio (¿cuál es el coste de pensar así?, ¿cuál sería el beneficio de pensar de otra manera?), la perspectiva de futuro (examinar cómo se vería una situación dentro de cinco o diez años, por ejemplo) y analizar la situación como lo haría un amigo cariñoso (compasión y validación frente a juicio).

Después de trabajar juntas durante unos ocho meses, Shelly dijo:

—Casi siempre me siento segura.

Ese punto de vista le dio el valor para tomar medidas y recuperar el control de su vida.

Conecta con el sentido, el propósito y la identidad

Si un reto o un objetivo te bloquea o no sabes cómo enfrentarte a él, pregúntate por qué tiene sentido para ti, cómo refleja lo que defiendes o cómo encaja con el tipo de persona que sientes que eres (es decir, con tu identidad). Katie, una paciente, deseaba ser psicóloga por encima de todo cuando era pequeña. Sus padres le dijeron que no estaba hecha para ser doctora en Psicología. Cuando llegó el momento, solicitó plaza de todos modos, pero no consiguió entrar en ninguno de los programas de doctorado a los que envió la solicitud (la mayoría de ellos, orientados a la investigación). Su sentido de la competencia sufrió un duro golpe, pero Katie solía ver las cosas de manera positiva, era flexible.

Cuando le pregunté cuáles eran las razones subyacentes para dedicarse a ese trabajo, su respuesta fue instantánea: ayudar y apoyar a los demás. Se dio cuenta de que había muchas otras carreras sanitarias que cumplían ese objetivo y que tenían significado para ella. La conciencia de su propósito más amplio derribó la barrera del pensamiento de todo o nada según el cual solo la psicología le resultaría satisfactoria y reveló otras opciones. Katie acabó siendo una brillante enfermera y fue ascendida a un puesto administrativo en su hospital. Varios años después de finalizar su tratamiento, me envió un correo electrónico para contarme que se había convertido en directora de bienestar de una gran empresa. Más tarde, me envió un comunicado de prensa en el que se informaba de que había recibido un premio de liderazgo para mujeres empresarias. Lo acompañaba una placa para mi despacho: «Escribe tu propósito con bolígrafo y tu camino con lápiz». Katie atribuye su éxito profesional a su capacidad para pasar al plan B cuando el plan A no le funcionó.

En la Facultad de Medicina, había asignaturas que no me entusiasmaban, pero las superé gracias a mi vocación por la medicina. Entender nuestra salud como una compleja red de relaciones mentales y físicas es uno de los puntos de vista más valiosos que aporto a mis pacientes; es una de las razones por las que elegí la carrera de Medicina y la psiquiatría. Los cursos de todo tipo, desde Anatomía y Fisiología hasta Fisiopatología, Neurociencia, Farmacología y Microbiología, así como la formación en rotaciones clínicas que van desde la cirugía, la obstetricia y la ginecología hasta la pediatría, ofrecen a los psiquiatras una visión global de la salud y les permiten participar significativamente en los planes de tratamiento integrados para sus pacientes. Gracias tanto a las interacciones con la medicación como a las manifestaciones médicas comunes de las enfermedades psiquiátricas y los síntomas psiquiátricos de otros trastornos médicos, somos conscientes de la estrecha relación entre la mente y el cuerpo. Ser psiquiatra me ha enseñado una cosa indiscutible: sin salud mental, no hay salud.

Relacionar los objetivos con tu propósito o tus valores fundamentales también te ayuda a determinar si tu empuje (o tus dudas) tiene que ver más con complacer o demostrar tu valía a otra persona que con tu interés por la tarea en sí. Actuar por la necesidad de aprobación de los demás, por el deseo de recibir elogios u otras indicaciones externas de éxito o por el miedo a la crítica puede conducir a una dura autocrítica que erosiona la competencia y provoca procrastinación, abandono y autosabotaje. Está bien saber cuándo no te interesa algo y hacer una pausa o dar un paso atrás para replanteártelo.

Recuérdate tus logros pasados

La mayoría de nosotros somos mucho más competentes de lo que creemos. Tal vez necesites que te recuerden que eres un ser humano capaz, inteligente y fuerte.

Realiza observaciones basadas en hechos sobre tus puntos fuertes y tus logros. Remóntate a tu infancia y piensa en tus estudios, deportes, habilidades sociales, vida laboral, aficiones y relaciones. Verás que tomas prestadas competencias de otras áreas para reforzar un ámbito en el que tu autoeficacia flaquea.

Por ejemplo, Lina asumió el papel de cuidadora de sus hermanos en muchas ocasiones por ser la mayor de cinco hijos y, a menudo, sus necesidades no eran las primeras de la lista. Le pedí que describiera las lecciones positivas que había aprendido a pesar de las decepciones de su infancia.

—Bueno, mis padres confiaban en mí. Era de fiar, o al menos me convertí en eso. Sabía llevar las riendas, supongo.

¿Eso le había servido de algo en la vida?

—Sin duda —dijo—. Pero es interesante: creo que yo no quería verlo así.

En ocasiones, los demás ven nuestro potencial con más claridad que nosotros, y eso resulta útil en momentos de duda. Una distinguida colega que me conocía por mi formación y mi trabajo internacional me sugirió que buscara la oportunidad de ocupar el puesto de directora médica del programa de trauma después de que se pusieran en contacto conmigo para contratarme. La respetaba mucho y, si ella creía que yo podía hacer el trabajo, es posible que fuese así.

Si estuviese asesorando a mi yo más joven, le diría: «No eres la especialista en trauma número uno del país. Eso es una comparación injusta. Pero tienes todos los elementos fundamentales. Sabes escuchar y eres empática. Has trabajado con personas de diversos orígenes socioeconómicos y étnicos. Sabes hacer que los pacientes hablen. Si no conoces las respuestas, investigas y buscas información y apoyo. Te han seleccionado de entre un grupo de candidatos competitivos. No te habrían elegido si no pensaran que puedes hacer el trabajo. Además, cuentas con un gran equipo y la fundadora del programa es una profesional entregada a la que admiras».

Recuérdate que, aunque nunca hayas realizado esta tarea en particular, sí has manejado otras situaciones difíciles.

Barrera 3: Cansancio. «Esto es demasiado duro», «Tengo ganas de abandonar». → Antibarrera: Autoapoyo

Apoyarte a través de la autocompasión es tu superpoder. En el trabajo, en los estudios y en las relaciones, con la autocompasión nos recuperamos mejor de los contratiempos y nos sentimos más esperanzados con respecto a los futuros intentos. Un estudio demostró que los alumnos con autocompasión afrontaban el fracaso de un examen parcial con estrategias de afrontamiento emocional mejores, más flexibles y positivas. En otro estudio, los alumnos con autocompasión se mostraron capaces de recuperar las ganas y esforzarse más y durante más tiempo en los exámenes. Los estudios demuestran que una actitud de autocompasión en el trabajo incrementa el compromiso laboral y la resiliencia, lo que conduce a un mayor avance en los objetivos y a un sentido de la vida más desarrollado.

Cuando te aceptas en vez de juzgarte con severidad, la autocompasión te libera para aprender, pedir ayuda y volver a intentarlo. De ese modo, saca lo mejor de ti. Para profundizar en este tema, te invito a que repases la sección del capítulo 5, «Orgullo», dedicada a GRACE. ¡Tu competencia te lo agradecerá!

El autoapoyo incluye el cuidado físico. Sobre todo, cuando persigues objetivos o superas retos, necesitas descanso, relajación, suficiente ejercicio, comida sana y un sueño reparador. Estoy especialmente atenta a los pacientes que dicen: «Haga lo que haga, parece que no soy capaz de...». A menudo, exploramos si hay algún problema médico o de salud mental que imponga barreras para, por ejemplo, perder peso, sentirse con energía y positividad o mantener la concentración. A veces, necesitamos ayudantes para conseguir el autoapoyo, como un dietista o un preparador físico o de salud.

Además del descanso, Shelly y yo nos centramos en la relajación muscular progresiva y en el *mindfulness* durante las sesiones y en casa. Se apuntó a arteterapia y yogaterapia, así como a un grupo de trauma TCC de nuestro programa, y continuó con sus controles por los problemas pulmonares y sinusales derivados de la exposición al polvo y los escombros del 11S.

EXPERIENCIA = EMPODERAMIENTO

Rumi dijo: «No te conformes con historias, con cómo les han ido las cosas a los demás. Crea tu propio mito». Como ya hemos dicho, la mejor manera de desarrollar la autoeficacia es a través de la experiencia de primera mano. No obstante, ¡intenta no lanzarte al vacío! El éxito fomenta la autoeficacia: necesitamos obtener algo a cambio de nuestra inversión; de lo contrario, nos resultará difícil seguir siendo competentes. Lo ideal es que las tareas sean suficientemente desafiantes para estimularte y animarte a perseverar, ya que la perseverancia resulta decisiva para determinar si una persona tiene éxito o no.

Asume pequeños riesgos antes de comprometerte plenamente a hacer grandes cambios: ¿Quieres mejorar en tus presentaciones y aumentar tu persuasión? Para empezar, lee sobre el tema, mira vídeos de oradores magistrales, haz un curso en línea para aprender a hablar en público, etc. Prueba en situaciones sencillas, como dirigir un grupo en tu iglesia o dar clases particulares a niños. Estudia tutoriales sobre cómo preparar presentaciones convincentes con diapositivas. Incorpora tus nuevas habilidades a tus discursos y presentaciones de trabajo. Encontrarás más información sobre cómo convertir las aspiraciones en acciones en el capítulo 9, «Hábitos saludables»).

Anímate con recordatorios de que así es como se desarrolla la competencia: «paso a paso», «pasos pequeños», «camina antes de correr», «poco a poco», «primero un pie y después el otro», «sin prisa, pero sin pausa».

Si la ansiedad te estanca, prueba la activación conductual (capítulo 2, «Propósito»): no esperes a tener ganas de hacer algo. Empieza poco a poco. El simple hecho de hacerlo desarrolla la autoeficacia, una poderosa arma contra la ansiedad.

No restes importancia a tus victorias: muchas personas atribuyen sus resultados positivos a la suerte o minimizan su éxito de alguna otra manera. Son distorsiones del pensamiento negativo.

Cuando Shelly empezó a sentirse mejor, su estado de ánimo, sueño, energía y concentración mejoraron. Al estar más centrada en el trabajo, empezó a colaborar en proyectos como voluntaria. Incluso empezó a sentirse más cómoda en grupos grandes y volviendo a hablar en público. Su jefe se dio cuenta y le dio un ascenso: una gran victoria de la autoeficacia.

—Puedo mejorar —dijo—. Las cosas pueden mejorar.

La autoeficacia genera esperanza.

La evolución de Shelly, y lo que vi en mis otros pacientes, también supuso un punto de inflexión para mí. Su dolor y su pérdida habían ocurrido fuera de mi consulta y me di cuenta de que lo mismo ocurriría con sus logros. Empoderar a alguien significa devolverle la fe en sí mismo, en su mundo y en su futuro a través de sus experiencias de éxito. Ayudar a mis pacientes a conseguir agencia a través de victorias en el mundo real se convertiría en la base de mi programa de optimismo práctico: empoderar a las personas para que sean el agente de cambio de su propia vida.

Experiencia vicaria

¿Alguna vez has visto a tu jefe negociando hábilmente un acuerdo? ¿Has admirado la habilidad de un padre para calmar a un niño? ¿Has visto vídeos del *swing* de un jugador de béisbol? ¿Te has resultado inspiradora la forma en que alguien se enfrenta a la adversidad o a la enfermedad? Cada vez que hayas aprendido observando, habrás practicado la experiencia vicaria. Después de la experiencia personal directa, observar a un experto es la mejor forma de aprender. Por eso, la observación es una parte importante de la formación médica.

La teoría de la comparación social, según el psicólogo Leon Festinger, sugiere que las personas tienen el impulso innato de evaluarse a sí mismas casi siempre comparándose con las demás. Observar los logros de los semejantes (comparación social lateral) o de los modelos de conducta (comparación social ascendente) nos ayuda a evaluar nuestras propias capacidades, rasgos y actitudes. Siempre que las comparaciones no estén tan fuera de nuestro alcance que nos hagan sentir sin esperanzas respecto a nuestras perspectivas, nos instruyen y motivan: si esa persona con la que me identifico puede hacerlo, yo también.

SIGUE APRENDIENDO

Ya hemos mencionado en este capítulo la mentalidad de crecimiento, es decir, una perspectiva en la que te ves capaz de mejorar en una tarea o de alcanzar un objetivo. Esta mentalidad te abre al aprendizaje de información fundamental para avanzar, a la adquisición de habilidades específicas y al desarrollo de la percepción emocional a medida que aumenta tu dominio. Mantener la curiosidad aumenta la flexibilidad y la adaptabilidad («¿Qué más puedo probar/necesito averiguar?») y te ayuda a sentir que progresas («Mira cuánto sé ahora en comparación con cuando empecé») y a superar los retos inevitables que irán surgiendo («Tengo que seguir trabajando y esforzándome» frente a «Esto no se me da bien»).

Perlas de OP

La aprobación externa puede ayudarte a alcanzar el éxito, pero no a mantenerlo. El verdadero éxito y la felicidad que conlleva provienen del dominio de los pequeños obstáculos a lo largo del tiempo.

Los contratiempos, incluso el fracaso, ofrecen oportunidades para reorganizarse y volver a intentarlo con autocompasión. Las investigaciones demuestran que esto favorece la persistencia: «Esto es un reto y algo nuevo para mí. Me va a llevar algún tiempo pillarle el truco. Es natural que me intimide o que sufra algún tropiezo».

Recuerdo perfectamente que suspendí mi primer examen de Química Orgánica. Fue algo más que una mala nota. Esta asignatura tiene la mala fama de interponerse entre los estudiantes de Medicina y su sueño de convertirse en médicos. Era básicamente una de las mayores barreras que me impedían hacer el trabajo que lo era todo para mí. Si era incapaz de aprobar el primer examen, ¿cómo iba a aprobar el resto? Entonces, me enteré de que no era la única, lo que me ayudó a apelar al elemento de humanidad compartida de la autocompasión: esto le puede suceder a cualquiera. Seguía sintiéndome intimidada, pero perseveré, dupliqué las horas de estudio y la determinación y busqué ayuda, y al final me fue (muy) bien a pesar de tener que hacer malabarismos, además, con tres trabajos. Más tarde, tuve la satisfacción de convertirme en tutora del departamento (y seguí dando clases particulares y a grupos reducidos de estudiantes del curso preparatorio de Medicina y Ciencias de la Salud hasta bien entrada mi carrera de Medicina), ayudando así a desmitificar esta asignatura que desbarata tantos planes. Desde entonces, cuando he tenido que superar algún obstáculo, me he animado a mí misma recordándome no solo el alcance de los conocimientos adquiridos gracias a aquella experiencia, sino también la lección que aprendí sobre el dominio y la autoeficacia: «Ya lo he hecho antes, así que podré hacerlo otra vez».

Tenía mucho que aprender en el cargo de directora recién creado. Decidí que era cuestión de adquirir unas capacidades específicas. ¿Qué haces si te faltan capacidades? Las desarrollas, ¿verdad?

En los meses previos a ocupar el puesto, investigué mucho cómo se organizan y se administran los programas de salud mental. Asistí a conferencias y me reuní con directores de clínicas para informarme sobre sus programas, y también aprendí del director del programa integral general.

En el trabajo, recurrí a los conocimientos de mis colegas. Nos apoyábamos los unos a los otros y nos reuníamos para hablar de los casos complicados mientras tratábamos a aquella población tan diversa —ejecutivos, personal de servicio, personal de emergencias y vecinos del barrio—, afectada de forma única por su trauma colectivo. Organizamos un club para leer y discutir artículos relevantes. En retrospectiva, creo que mi necesidad y mi voluntad de aprender dieron lugar a una cultura de equipo menos jerárquica que resultó beneficiosa para mí, mis compañeros y nuestros pacientes.

Una mentalidad de crecimiento, como ya he señalado, incluye la percepción emocional. Aunque no creo que todo el mundo tenga que ir a terapia, puede ser un paso importante para aprender nuevas habilidades de afrontamiento productivas, como sin duda fue mi caso. Lina me explicó que, a veces, se sentía invisible en su numerosa familia; en la mesa de la cocina, no había espacio para todos.

—Se esperaba de mí que ayudase con la cena, y eso significaba que mi madre y yo comíamos las últimas —recordó.

¿Cómo se sentía al respecto?

—Como si no fuese suficientemente importante para formar parte de la comida familiar.

Hablamos de cómo se reproducía aquel papel de cuidadora en el trabajo, donde ayudaba a los demás tras acabar sus tareas, pero dijo que le resultaba difícil pedir lo que quería y que era egoísta hacerlo.

—Sinceramente, no me importa ayudar a los demás —añadió—. Solo quiero sentarme a la mesa con ellos.

Aquello me recordó una famosa frase de Shirley Chisholm, congresista neoyorquina y primera mujer afroamericana en el Congreso: «Si no te dan un sitio en la mesa, lleva una silla plegable». La creatividad, la flexibilidad y la perseverancia ayudaron a Lina a mejorar su competencia y a eliminar algunos de los obstáculos invisibles sobre los que tenía control.

Recibir las opiniones adecuadas

Mientras Lina y yo hablábamos acerca del circuito cerrado que podría haber creado al centrarse exclusivamente en la visibilidad y el ascenso, que ella equiparaba con el valor que le otorgaba la empresa, le pregunté qué más podría mostrar su valía a su equipo y sus supervisores.

—Podría pedir opiniones —sugirió.

Recurría así a uno de los cuatro factores de autoeficacia identificados por Bandura. Decidimos que preguntaría a su jefe. Con esa información, decidiría su siguiente paso: pedir un sitio en la mesa o buscar otras opciones.

Buscar que otros nos digan lo que piensan forma parte de una mentalidad de crecimiento. En el caso de Lina, los comentarios de su jefe la ayudarían a centrarse menos en sus percepciones de cómo iban las cosas y más en acciones concretas para convertirse en una colaboradora visible y valiosa. No obstante, esta información también puede proceder de alguien que te conozca bien, que quiera lo mejor para ti, que tenga una experiencia relevante en lo que te ocupa y, tal vez, más experiencia vital.

Pedir información y aportaciones o invitar a que nos hagan una crítica constructiva, como hizo Lina, ayuda a evitar la pérdida de autoeficacia que conlleva el hecho de preguntarnos cómo lo estamos haciendo. Las aportaciones o los comentarios se pueden basar en los conocimientos, las habilidades o la mentalidad. ¿Qué hace que sean constructivos? Lo ideal es que sean:

1. ***De una figura autorizada:*** proceden de alguien que sabe de lo que habla. Ya sea que conozca tu trabajo desde hace tiempo, que haya trabajado codo con codo contigo o que sepa en qué

aspectos podrías mejorar. *Autorizada* no significa que tenga que ser una figura de autoridad. En ocasiones, aprendemos mejor de alguien a quien respetamos y que no es una figura de autoridad directa. Aunque Lina decidió buscar la opinión de su jefe, también hablamos de recurrir a un mentor a través de un programa en el trabajo que le permitió entablar una relación sólida con otro directivo de la empresa. Lina prefería recibir opiniones de alguien sin autoridad directa sobre ella en lugar de mostrarse vulnerable con su jefe, cuyas críticas constructivas se tomaba como algo personal en ocasiones (como ella misma reconoció).

Si te diriges a alguien que no conoces, entran en juego la preparación previa y la creación de redes. Yo no podía limitarme a llamar a directores médicos y quitarles tiempo para preguntarles cómo se dirigía un programa de tratamiento. Asistí a conferencias y reuniones a las que sabía que ellos también asistirían o en las que intervendrían. Dediqué tiempo a buscar a las personas, presentarme y pedirles unos minutos para que compartiesen sus experiencias como directores de programas y continué a partir de ahí. En ocasiones, me ponía en contacto con ellos de antemano basándome en artículos suyos que había leído y, después, les preguntaba al respecto en la conferencia de turno o me dirigía a ellos después de su charla, e incluso les hacía preguntas en la sesión general de preguntas y respuestas.

2. ***Específicos:*** céntrate en las áreas específicas en las que necesitas impulsar tu sentido de agencia. Personalmente, me documenté para llegar bien informada, con preguntas específicas pensadas para cubrir mis lagunas. Busqué información basada en el conocimiento sobre el trauma; por ejemplo, invitamos a expertos destacados para que hablasen con nuestro equipo sobre la psicoterapia basada en el trauma y para que actuaran como asesores en algunos casos. En cuanto a la información basada en las habilidades para administrar un programa, me puse en contacto con directores médicos. Las aportaciones basadas en la mentalidad procedieron de la doctora L.

3. ***Sinceros, pero amables:*** la sinceridad con tacto es ideal, pero la crítica en ocasiones es dura. Dedícate una dosis de autocompasión: «Vaya, eso ha dolido, pero esta persona es experta en la materia. Estoy agradecida de haber hablado con ella. Me alegro de haber tenido el valor de preguntar».

En ocasiones, las personas temen parecer estúpidas, inseguras o poco cualificadas si piden opiniones o ayuda. Debes trabajar activamente para mantener a raya este tipo de creencias dañinas. Utiliza la autocompasión: «Nadie lo sabe todo. Reconocer lo que no sabes es señal de fortaleza».

Conviene tenerlo en cuenta

No todos los elogios son iguales

Si recibes una crítica o la haces, has de saber que existen formas de elogiar que mejoran la competencia (o no).

Los estudios sugieren que el elogio resulta perjudicial cuando proporciona una reconfirmación total. De hecho, un estudio demostró que los niños que sacaban un aprobado raspado se mostraban menos motivados cuando se les aseguraba que eran fantásticos. Decirle a alguien (sobre todo a un joven) con éxito en una tarea que es una persona maravillosa no lo ayuda necesariamente a relacionar sus esfuerzos con el éxito resultante; más bien, lo conduce a creer que su capacidad tiene un tope. Por el contrario, el elogio condicional centrado en el esfuerzo o la tarea –«Te has esforzado mucho y has hecho un trabajo excelente. ¡Así se hace!»– pone de relieve el esfuerzo, algo sobre lo que tenemos control. Nos conecta con nuestro poder para llegar a ser competentes, y esa es una mentalidad de crecimiento.

Existe un punto óptimo. No hay nada malo en que haya equilibrio entre el elogio incondicional que valida la valía de una persona como alguien importante y meritoria (y como un ser humano digno) y el elogio condicional centrado en una tarea que destaca lo que se está haciendo para lograr un cambio. Por ejemplo, en un entorno laboral: «Eres un activo valioso para esta empresa y estamos encantados de que formes parte de este equipo (incondicional). Cuando trabajas duro en las propuestas de los clientes, obtenemos buenos resultados de tu equipo. Ocurre algo mágico (condicional). Espero un trabajo excelente en el siguiente proyecto». O en un entorno educativo: «Iluminas esta clase (incondicional). Y el tiempo y el esfuerzo que pones –tomando notas, repasando las pruebas para corregir los errores– han dado resultado (condicional). Te estás esforzando mucho, ¡sigue así!».

LA IMPORTANCIA DE LA VISUALIZACIÓN

Ya hemos hablado de los dos componentes de la autoeficacia: la confianza en nuestra capacidad para obrar según una conducta específica (expectativas de autoeficacia) y la confianza en que esos actos conduzcan al resultado deseado (expectativas de resultados). Veamos a continuación dos formas de estimular la autoeficacia viendo ambos aspectos de forma más positiva.

Juegos de rol

A menudo utilizo juegos de rol para ayudar a mis pacientes a imaginarse cumpliendo objetivos y facilitarles la preparación ante situaciones estresantes. Con Lina, hice de jefa mientras ella practicaba cómo pedir lo que necesitaba. Durante mi interpretación, traté de ponerle las cosas un poco difíciles diciéndole cosas del tipo «No estoy segura de que haga falta más gente en la reunión». Con algo de práctica, Lina contestaría (primero, a mí durante el juego de rol y, después, a su jefe): «Lo entiendo [reconociendo su punto de vista]. Al mismo tiempo, asistir a las reuniones me ayuda a entender la visión más amplia de la empresa y sus prioridades, y eso lo puedo aplicar a mi trabajo y explicarlo a nuestros clientes para que confíen en nuestra empresa [argumentando por qué su asistencia beneficiaría a su jefe y a la empresa]». También hicimos un juego de rol en el que pedía un ascenso en el futuro, cuando hubiese mejorado su rendimiento (reconoció que su baja autoeficacia le había impedido realizar el esfuerzo necesario en el último trimestre y no era realista esperar un ascenso en ese momento), y respondía a la afirmación de que no había sitio en la plantilla para un ascenso.

Imágenes guiadas

También puedes dedicar unos minutos al día a utilizar imágenes guiadas para imaginar el mejor escenario. Si estás intentando perder peso, imagínate haciendo ejercicio y (esto es clave) visualizando las recompensas asociadas al ejercicio: sentirte con más energía, más concentración y más felicidad.

CREAR EL BUCLE DE COMPETENCIA DE LAS BUENAS SENSACIONES

Experimentar emociones positivas mientras nos enfrentamos a nuevas experiencias es fundamental a la hora de desarrollar la autoeficacia. Presta atención a cómo te sientes cuando realices la tarea o el reto, no te limites a pasar a la siguiente tarea. Una señal de aprendizaje importante consiste en recordar lo bien que sienta ese proceso de trabajo duro: aprender, intentarlo y tener éxito (aunque no sea absoluto).

Cuando consigas algo, disfruta de las buenas sensaciones, el sentido de logro y la satisfacción. Si las cosas no van bien, revisa las estrategias que he comentado en el apartado anterior sobre la superación de barreras para validar tus emociones, asegúrate de no caer en pensamientos negativos y percepciones distorsionadas y ofrécete apoyo para retomar el proceso.

Aunque la sesión de crítica constructiva de Lina con su jefe fue bien, siguió encontrando resistencia a la hora de intentar participar más en los nuevos proyectos y las reuniones. No obstante, no se rindió ni se lo tomó como algo personal. Un viernes, el día antes de que su jefe se fuera de vacaciones, Lina se ofreció a ocuparse de las reuniones en su ausencia. Aunque le inquietaba un poco preguntar, había practicado el control de su ansiedad en otras conversaciones con su jefe (¡paso a paso!).

¡Y él aceptó! Eso le dio confianza en sí misma, justo lo que necesitaba para volver a comprometerse.

—Estoy aprendiendo a pedir lo que necesito. Es importante, porque, si no, acabaré desconectando mentalmente —me explicó—. Mi jefe está aprendiendo a delegar un poco. Me dejó participar en algunas reuniones más después de volver de vacaciones.

¿De qué modo influyó en cómo se sentía en el trabajo?

—Me siento mucho mejor. Como si por fin hubiese recibido un poco de reconocimiento. Ahora, muestro más interés y estoy más dispuesta a darlo todo, cosa que siempre había hecho hasta hacía poco.

Lina aprovechó el aumento de su autoeficacia, gracias a aquellas victorias, para que la viesen y la escuchasen en la mesa. No sucedió de la noche a la mañana, sino gracias a su compromiso de fomentar su sentido de competencia, lo que impulsó el círculo virtuoso de mayor competencia, productividad y rendimiento. Finalmente, Lina se sintió competente en su trabajo, y eso le dio el empuje añadido para pedir un merecido aumento, que recibió. De ese modo, rompió el ciclo de baja competencia-alta evitación-bajo compromiso en el que había estado atrapada.

El compromiso de Shelly de salir de los efectos paralizantes de su trauma le permitió avanzar, paso a paso, hacia la sanación. Cuando nuestro trabajo juntas llegó a su fin, su marido pidió asistir a la última sesión.

—Doctora Varma, me hace muy feliz ver que vuelve a sonreír. Me enamoré de ella por esa sonrisa, su risa, su carácter desenfadado. No sabía si volvería a ver ese lado suyo otra vez. Vuelve a ser una persona optimista. Gracias a todos los de este programa por darme a Shelly 2.0.

¿Shelly 2.0?

Shelly me explicó que su marido había observado que desprendía cierta calma.

—Dice que ahora estoy más serena. Cuando se queja de cosas aparentemente insignificantes, como un conductor que pita o una cola demasiado larga, yo me río y le digo: «No te agobies por tonterías. Nos tenemos el uno al otro, estamos sanos, estamos vivos. Eso es lo que importa, ¿no?».

Preguntas sobre tu poder de competencia personal

Aquí tienes una serie de preguntas para mejorar tu competencia que te resultarán útiles si te enfrentas a un reto, una tarea, una situación o un objetivo. No sientas presión por responderlas todas; están pensadas para ayudarte a replantear las cosas desde un punto de vista favorable a la competencia. Piensa en el papel que desempeñan en la competencia tus pensamientos, emociones y conductas: cómo te ayudan, en qué provocan confusión, retrasos e ineficacias y cómo puedes obtener una visión más clara que te permita actuar en consecuencia.

Comprender mis necesidades emocionales:

1. ¿Qué sentimientos tengo que necesitan ser aceptados y validados (y por quién)? La validación por parte de otros no siempre es posible. En este caso, escribe tus sentimientos en tu diario.

2. ¿Necesito tiempo para llorar una pérdida? Si es así, ¿qué puedo hacer para promover la calma emocional y física y extender la gracia a mí? **(Consejo: consulta «En busca de GRACE», en el capítulo 5).**

3. ¿Qué sensaciones físicas he notado al trabajar para alcanzar mi actividad objetivo o durante su realización?, ¿se me aceleraba el corazón?, ¿me sudaban las palmas de las manos?, ¿temblaba?, ¿me latía el corazón de emoción o de miedo?

4. ¿Qué hice ante esas emociones?, ¿tuve deseos de llamar a alguien y contarle lo bien que me sentía?, ¿pensé que desearía haberlo hecho mejor?, ¿ambas cosas?

Comprender mis pensamientos y percepciones:

Si la tarea o el objetivo te parece excesivamente difícil, pregúntate:

5. ¿Cuál es mi motivo, es decir, cuál es el propósito subyacente de querer conseguir eso? ¿Lo hago para obtener la aprobación de alguien o para recibir reconocimiento? Si es así, ¿qué espero que cambie en mi vida? ¿A quién intento agradar? ¿Qué quiero demostrar?

6. ¿Estoy evitando nuevos retos y oportunidades porque proyecto dificultades pasadas (o distorsiones) en las posibilidades futuras? En caso afirmativo, ¿qué distorsiones cognitivas me vienen a la mente? Ejemplos: catastrofismo («En esto soy inútil»); pensamiento de todo o nada («Es demasiado tarde»); comparaciones injustas («Son mucho mejores que yo»). **(Consejo: prueba a aplicar el ABCDE, descrito en los capítulos 4 y 5).**

7. ¿Cómo podría replantear la situación o la forma en que la percibo para reducir las asociaciones mentales negativas? **(Consejo: prueba las 5R de la regulación emocional y la resolución de problemas del mundo real, en el capítulo 4).** ¿Soy capaz de ver este reto como una oportunidad? ¿Puedo hablarme y tratarme de manera más amable mientras abordo esta cuestión?

8. Si no puedo cambiar la situación, mi relación con ella (mi participación) o su resultado, ¿qué puede enseñarme que me resulte valioso, aunque las cosas no salgan como esperaba?

Convertir pensamientos y emociones en conductas:

La puesta en marcha de un plan implica varios componentes (sin un orden determinado), todos ellos muy beneficiosos para el desarrollo de la competencia.

9. *Generar confianza:* ¿qué cualidades transferibles poseo?

10. *Crear recursos:* ¿qué necesito de forma tangible? ¿Existen necesidades tangibles que pueda pedir a los demás (por ejemplo, tiempo libre) o proporcionarme yo (por ejemplo, descanso)?

11. *Adquirir conocimientos y habilidades:* ¿qué necesito saber o aprender –en cuanto a información, habilidades o mentalidad– y de quién o qué fuente? ¿Qué cursos, vídeos o conferencias me ayudarían? ¿Puedo solicitar una breve entrevista informativa con alguien? ¿Qué habilidades me han servido en otras situaciones?

12. *Fomentar el apoyo y la responsabilidad:* ¿qué tipo de crítica constructiva me resultaría útil –basada en el conocimiento, en habilidades, en la mentalidad– y de quién? ¿Quién estaría dispuesto a compartir sus experiencias conmigo y permitirme que le consulte periódicamente a medida que avanzo (alguien que haya conseguido lo que me propongo, por ejemplo)?

13. *Construir una visión:* ¿puedo comprometerme a dedicar tres minutos al día a visualizarme realizando acciones que me lleven al mejor escenario? En mi diario o con un amigo de confianza, ¿puedo hacer un juego de roles?

14. *Desarrollar compromiso y alternativas:* ¿cómo puedo empezar a aprender de mi propia experiencia? ¿Puedo dividirla en pequeños pasos y abordarlos de uno en uno de forma regular? ¿Cuál es mi plan B si el A no funciona?

15. *Crear competencia y valor correspondiendo por lo recibido:* ¿qué puedo ofrecer como resultado de lo que he aprendido? ¿Cómo puedo corresponder a quienes me han

ayudado en el proceso? (*Nota personal*: crear competencia consiste en adquirir confianza, habilidades y conocimientos para ponerlos en práctica. Para mí, buscar formas de ofrecer valor a los demás en mi vida diaria es la manera de devolver los beneficios que he recibido de mi competencia. Al principio, quizá sientas que no tienes mucho que ofrecer, y eso también está bien. Expresar gratitud a quienes te han ofrecido su tiempo, habilidades, ánimos y comentarios es un buen comienzo y siempre se agradece).

FORTALEZA Y SANACIÓN A TRAVÉS DEL AMOR

Trabajar con Shelly fue una de mis lecciones profesionales sobre autoeficacia más potentes. No podía devolverle a Shelly la vida que había tenido, no podía rehacer el tapiz de su vida, ni el de nadie (tampoco el mío). No podemos cambiar el pasado. No obstante, con autoeficacia, podemos aprovechar al máximo nuestro presente y tratar de forjar nuestro futuro. Al pensar en el hermoso jarrón *kintsugi* de la consulta de la doctora L. (el arte de hacer que algo sea más bello y valioso porque se ha reparado después de romperse), me di cuenta de que podía ayudar a mis pacientes a aplicar el pegamento dorado del amor y la compasión a sus partes rotas, no ocultándolas, sino abrazándolas, creando así un yo más fuerte y un mañana mejor, más sano y más feliz.

Esta es la esencia misma de lo que hago. Es la esencia misma del trabajo de nuestra vida. El optimismo práctico nos empodera para asumir la responsabilidad de nuestra propia sanación. Es el pegamento dorado que todos necesitamos de vez en cuando para recuperar la belleza de nuestra vida. Espero te haga tanto bien como a mí.

Para consultar las referencias científicas citadas en este capítulo, visita: <doctorsuevarma.com/book>.

7

PRESENTE

Estar aquí y ahora

La atención es la forma más rara y pura de generosidad.

Simone Weil

—Una mesa para dos, por favor —le dije al señor mayor que estaba detrás de la barra del que podría ser el único café del pueblo.

Durante un viaje relámpago a Portugal, mi marido y yo nos equivocamos de camino y acabamos en un pequeño bar de un pueblo pesquero del sur del país.

Ya sentados, mientras consultábamos el menú, pregunté:

—*E por favor, a senha do wifi, senhor?*

Sabía algo de portugués, pero tuve que utilizar Google Translate para el menú. Las baterías de nuestros teléfonos se estaban agotando y la señal era irregular, así que el wifi nos facilitaría mucho las cosas.

El hombre sonrió señalando el cartel que tenía detrás. En inglés, decía:

DONDE EL WIFI ES BAJO, LA CONEXIÓN ES ALTA.

Estaba hambrienta, cansada y desesperada por el oráculo de Google. Nos decía cómo llegar a donde teníamos que ir, cuánto debíamos dejar de propina y qué tiempo haría.

¿Cuándo me había vuelto tan dependiente de Google hasta el punto de ponerme nerviosa al no poder conectarme? A pesar de todo, disfrutamos de nuestras conversaciones y aventuras improvisadas en Portugal (donde, irónicamente, utilizamos las herramientas de Internet para desconectar). Era posible que aquel cartel fuese un oportuno recordatorio de dejar de trazar el rumbo y sentarnos a disfrutar de un café sin más.

João —que era el dueño del café, como supimos después— tenía ochenta y cinco estupendos años. Cuando mi marido le explicó que pensábamos ir a Lagos a cenar, su risita lo dijo todo.

—En nuestros restaurantes, ustedes son nuestros invitados. Queremos que coman y beban —dijo—. No se irán antes de dos horas y media o tres como mínimo; por eso, nuestros restaurantes solo tienen una mesa o dos. No, esta noche no cenarán en Lagos sin reserva, lo siento.

Hizo un gesto con la mano, murmuró algo en portugués y se marchó.

¡Demasiado para un expreso rápido con wifi como acompañamiento!

Pedimos los platos tradicionales que João nos recomendó. Él y su mujer cocinaban, mientras que su hijo y nuera se encargaban del servicio. Todos se ocuparon de nosotros. João se nos sumó para tomar oporto y *pastéis de nata*. Dos horas y media más tarde, nos marchamos provistos de buena comida y de historias aún mejores.

Me pregunté cómo habría sido nuestra experiencia gastronómica de haber tenido wifi. ¿Habríamos hablado menos, interrumpiendo la comida para mirar el teléfono y consultar mapas, correos del trabajo y redes sociales? ¿Habríamos hablado con João y su familia?

Estos hábitos se han convertido en una rutina. Entiendo el atractivo del mundo paralelo en línea: la tecnología me ha brindado muchas oportunidades, tanto profesionales como sociales. Entiendo lo cómodo que resulta para mantenerme en contacto con mis seres queridos. Y también hasta qué punto puede acaparar la atención de manera insidiosa, como aquella vez que estaba revisando el correo del trabajo a las tantas de la madrugada después de dar a luz.

Quería que el mundo virtual ocupase un espacio razonable en mi vida. Deseaba estar suficientemente consciente y presente para apreciar toda la belleza que tenía alrededor en el mundo real.

Y sabía que encontrar ese equilibrio dependía —depende— de mí.

Según la aplicación MobileDNA, que muestra el uso de los teléfonos inteligentes, al día, desbloqueamos nuestro *smartphone* una media de 80 veces al día y enviamos o recibimos 94 mensajes. La BBC informa de que, según la empresa de seguimiento de aplicaciones data.ai (antes App Annie), pasamos con el teléfono unas cinco horas diarias (¡un tercio de nuestro tiempo despiertos!). Un estudio de Common Sense Media demuestra que los adolescentes pasan una media de nueve horas al día con el teléfono. Un estudio realizado por Pew Research en 2018 muestra que, aproximadamente, la mitad de los adolescentes están en línea casi de modo constante.

Es posible que estas cifras te sorprendan, pero lo más preocupante es que los estudios relacionan el uso de la tecnología con una menor empatía. Un trabajo de investigación llevado a cabo en 2011 que analizaba setenta y dos estudios realizados en un periodo de treinta años descubrió un descenso del 40 % en la empatía autodeclarada en estudiantes universitarios, con la caída más significativa después del año 2000, debida en parte a la tecnología. ¿Qué más ha disminuido? Nuestra actitud moral o ética y la conducta de buen samaritano; el rendimiento cognitivo (es como si hubiese bajado el cociente intelectual), y la lectura, la escritura y las habilidades sociales y emocionales de los niños. ¿Cómo afecta esto a nuestras relaciones interpersonales? Los estudios revelan que la mera visión del teléfono, junto con la posibilidad de interrupción que conlleva, altera las conversaciones: su calidad y su profundidad disminuyen y ambas partes se sienten menos implicadas, lo que puede reducir su vinculación e incluso la conexión empática que sienten entre sí. La omnipresencia de la tecnología es importante. A raíz de un estudio realizado en un campamento infantil sin dispositivos, se descubrió que, tras solo cinco días sin teléfonos, los niños mejoraban en reconocimiento e interpretación de las expresiones faciales, así como en la capacidad de prestar atención e interpretar las señales sociales, en comparación con un grupo de control cuyo tiempo de pantalla no se modificó.

La creciente falta de profundidad en nuestros encuentros se conoce como «hipótesis de la superficialidad». Según los expertos, empezamos a esperar de nuestras relaciones y del mundo las mismas ventajas que obtenemos de la tecnología, lo que nos lleva a ser impacientes, a sentirnos insatisfechos con los demás y con el mundo (nuestra tolerancia a la frustración ha disminuido), así como a perder la empatía hacia los demás en algunos casos. Inevitablemente, el mundo y las personas nunca serán tan predecibles ni tan capaces de proporcionar una gratificación instantánea como nuestra tecnología (pero, atención, ¡incluso nuestros dispositivos son imperfectos!), lo que nos predispone a sentirnos decepcionados con el mundo real y las relaciones.

La hipótesis de la superficialidad se extiende también al modo en que consumimos la información. Nuestra comprensión lectora está disminuyendo, pero estamos plenamente seguros de que entendemos lo que leemos. La lectura en línea nos acostumbra a ojear y desplazarnos con rapidez, métodos reñidos con la plena concentración y la relectura que suelen ser necesarias para una comprensión profunda.

Pero...

Me he dado cuenta de que el mundo digital no es el único que impulsa estos cambios y otros. La sociedad ha cambiado mucho en los últimos treinta años. Dado que la prevalencia de la tecnología y su uso se asocian con un descenso de la empatía, una investigación dirigida por Sara H. Konrath, de la Universidad de Míchigan, en Ann Arbor, publicada en *Personality and Social Psychology Review*, examinó los factores de los cambios en la empatía autodeclarada (cuyo impacto podría estar influido por la tecnología):

- Los cambios en los modelos de conducta que elegimos y lo que valoran nos afectarán. Se ha producido un enorme aumento de los *reality shows*, que exaltan el comportamiento egocéntrico y el narcisismo y recompensan la agresividad.
- Cada vez valoramos más los logros externos en detrimento de las amistades, e invertimos menos en ellas y más en medidas externas de éxito. Como resultado, quizá empecemos a ver a los amigos como competidores y amenazas potenciales. Además, aproximadamente, cuatro de cada diez adolescentes hablan de «demasiadas obligaciones» como una razón por la que no pasan tiempo en persona con sus amigos fuera del instituto, según una encuesta de Teens, Social Media, and Technology realizada en 2018 por el Pew Research Center. ¿No sería mejor pasar el tiempo libre con alguien en vez de a solas con la tecnología? La misma encuesta muestra que los adolescentes se enfrentan a los efectos negativos del uso de las redes sociales: presión para presentarse de forma positiva, acoso y dramas innecesarios entre los amigos. Y otro estudio reveló que el tiempo que comparten las personas de quince a veinticuatro años ha disminuido significativamente, de unos 150 minutos al día en 2003 a solo 40 minutos al día en 2020 (un descenso aproximado del 70 %).
- Las noticias y los medios de comunicación nos bombardean con violencia, guerras, terrorismo y otros desastres, por lo que corremos el riesgo de desensibilizarnos, lo que nos deja con menos capacidad para experimentar y expresar empatía.
- Leemos menos, y la lectura (sobre todo la de ficción) se relaciona con una mejor toma de perspectiva o la capacidad de percibir una situación desde el punto de vista de otro.
- Como padres, puede que no siempre tengamos el tiempo o la paciencia para validar las experiencias de nuestros hijos, dándoles el espacio necesario para expresarse emocionalmente y desarrollar su capacidad de tomar perspectiva.
- Dedicamos menos tiempo a intentar comprender los pensamientos y los sentimientos de las personas cercanas a nosotros

porque nuestra atención está dividida y porque experimentamos una saciedad temporal con otras relaciones más superficiales, por lo que no desarrollamos el intercambio y la compenetración emocional necesarios para tener relaciones más profundas.

Aunque esta lista parezca desalentadora, tiene su lado positivo: pone de relieve la idea de que la empatía no es un rasgo fijo, sino dinámico. Si se puede reducir, también se puede aumentar, pero hay que convertirla en una práctica. Nunca insistiré lo suficiente en la importancia de la intencionalidad: la empatía no solo es un componente esencial del éxito interpersonal, sino también un indicador de una sociedad humana.

Esto me lleva al punto principal. Creo que la tecnología ha magnificado un problema fundamental: con demasiada frecuencia, nuestro tiempo y nuestra mente no son nuestros.

En pequeñas dosis deliberadas, las redes sociales aportan una sensación de vinculación, significado y propósito (siempre que las necesidades básicas de vinculación estén cubiertas en el mundo real). De hecho, las redes sociales crean oportunidades de aprendizaje y ofrecen una plataforma para que personas y comunidades poco representadas compartan ideas, experiencias y causas.

El daño se produce cuando el mundo virtual:

- Nos aleja de la interacción cara a cara, sobre todo si continuamos utilizando nuestro dispositivo en presencia de los demás y las conversaciones se centran en su contenido.
- Nos expone a contenidos (comparaciones con otros o con un ideal irreal) o experiencias (ciberacoso) que nos hacen sentir mal con nosotros mismos. Curiosamente, se ha descubierto que estas comparaciones disminuyen con la edad, un hallazgo que se relaciona, como cabría esperar, con un aumento de la felicidad a medida que se cumplen años.
- Nos impide hacer lo necesario para cuidarnos física y emocionalmente (en concreto, dormir y practicar ejercicio). Según un

estudio observacional de casi diez mil adolescentes realizado a lo largo de tres años (2013-2015) publicado en *The Lancet Child & Adolescent Health*, el uso muy frecuente de las redes sociales entre las adolescentes (de tres a cinco horas diarias) se relacionó con la depresión, así como con hábitos de comportamiento clave implicados en ella: menos horas de sueño, menos ejercicio, aumento de la exposición a contenidos nocivos y ciberacoso.

Estos no tienen por qué ser los destinos por defecto en la autopista de la información. Todos podemos hacernos estas preguntas: A consecuencia de mis hábitos digitales:

- ¿Duermo menos o ha disminuido la calidad de mi sueño?
- ¿Ya no quedo tanto con mis amigos en persona?
- ¿Veo con frecuencia contenidos inquietantes y negativos o participo en interacciones negativas en persona o en línea?
- ¿Abandono el ejercicio físico o la actividad o llevo una vida más sedentaria en general?
- ¿Pierdo el tiempo en las redes sociales en lugar de realizar otras tareas que me propongo?

No podemos cambiar nuestros genes, pero sabemos que los cambios en el estilo de vida influyen en sus efectos, en ocasiones de manera drástica. Lo mismo ocurre con la tecnología. No tenemos por qué privarnos de ella, pero sí ser muy conscientes de su papel en nuestra vida y modificar nuestro comportamiento en consecuencia. Recuerda que tú controlas tu consumo digital.

Los optimistas prácticos no permiten que los acontecimientos (o los malos hábitos) controlen hacia dónde y cómo dirigen su atención. Podemos recuperar la agencia de nuestra atención. En este capítulo, analizaremos qué divide nuestra atención y la limita. Además, compartiré contigo estrategias para recuperarla mediante la práctica de estar presente.

Perlas de OP

Nuestro tiempo y atención figuran entre nuestros recursos más preciados. No son ilimitados. Es preciso protegerlos.

NUESTRA MENTE DE MONO

Imagina a unos niños pequeños en una juguetería. Señalarán, gritarán y cogerán todos los juguetes, insistiendo en llevárselos a casa.

Esto es lo que hace tu mente cuando piensas. Nuestra mente de mono, como dicen los budistas, se balancea entre los pensamientos como un mono de rama en rama. Atrapa ideas, hila narrativas, asigna juicios: «¡Guau, genial! ¡Ah, qué miedo! ¡Uf, qué horror!».

Es natural. Podemos dar las gracias a nuestra corteza prefrontal por este sesgo de novedad que nos incita a prestar atención a los nuevos estímulos. Estar alerta al susurro repentino de las hojas mantuvo vivos a nuestros antepasados prehistóricos para poder relajarse junto al fuego.

Ahora, en el mundo digital, donde estamos expuestos veinticuatro horas al día siete días a la semana, a la mente de mono de millones de personas, el sesgo de novedad nos impulsa a comprobar el correo electrónico cuando suena o las redes sociales en busca de nuevas publicaciones. Tratamos de cerrar la brecha de curiosidad entre lo que ocurre ahí fuera y lo que sabemos de ello.

También estamos programados para buscar el placer en forma de dopamina, una sustancia química del cerebro asociada a esa sensación de placer. Desde el punto de vista evolutivo, la dopamina nos anima a buscar conductas positivas y gratificantes a través de una recompensa química similar a la sensación que algunas personas experimentan con las drogas.

A lo largo de la historia, hemos aprendido a *colocarnos* un poco con numerosos medios bastante inocuos, como la música y los libros, que aportan un gran valor a nuestra vida, junto con una pizca de dopamina. Antes de que los móviles se convirtieran en el villano de moda, se produjo una preocupación similar por la destrucción de la mente humana a través de la radio, la televisión, los videojuegos e incluso los libros. Sin embargo, las rápidas descargas de dopamina que experimentamos al estar conectados constantemente hacen que el teléfono resulte más adictivo. Cuantas más descargas recibimos, más nos cuesta colocarnos o recuperar la felicidad inicial.

Las elecciones y las decisiones también pueden volverse más complicadas según lo que se denomina «paradoja de la elección». Las opciones son estupendas, excepto cuando tenemos demasiadas. Muchas personas, cuando se enfrentan a varias opciones, se sienten agobiadas y se alejan. Según un estudio publicado en la *Harvard Business Review*, un puesto de mermeladas en un mercado de agricultores con más opciones para elegir vendía menos que uno que solo ofrecía unas pocas (aunque la selección más numerosa atraía a más visitantes). La fatiga y la sobrecarga de opciones merman todavía más nuestra capacidad de toma de decisiones.[14] Así, aunque el mundo moderno ofrece innumerables opciones que se adaptan a diversos estilos de vida, muchos padecemos fatiga de decisión.

Después, está el conflicto de distracción, que es la dificultad de estar presente cuando dos cosas que valoras compiten por tu atención: la persona que tienes delante frente a las notificaciones, llamadas o mensajes de otras personas. Sencillamente, no tenemos la capacidad mental necesaria para recibir información de Internet a alta velocidad y, a la vez, procesarla de manera más lenta y profunda, algo que se requiere para entablar conversaciones íntimas que nos permitan vernos de verdad y forjar vínculos emocionales duraderos.

Arrastrada por este tsunami de estímulos, nuestra mente de mono se pone a trabajar a toda máquina para resolverlo todo. Sin embargo, es incapaz de diferenciar entre lo que requiere una reacción (un problema real que hay que resolver) y lo que se queda en el montón de lo que no tiene mayor importancia. Lo que debería ser un pensamiento o un estado de ánimo pasajero puede arruinar un día, una semana o un mes porque nuestra mente no separa lo que es racional y real y necesita nuestra atención de lo que no lo es y no la necesita.

Agotador.

¿Por qué hace esto el cerebro? Como hemos dicho, la tarea de nuestro cerebro consiste en mantenernos vivos, no en garantizar que seamos felices. ¿Ser felices? Esa es tarea nuestra. Y aquí es donde entra en juego el estar presente.

Perlas de OP

Hacerse presente es tomar conciencia de las tendencias naturales de la mente y utilizar la intencionalidad y la conciencia para dirigir la atención.

RECUPERAR LA ATENCIÓN: LAS TRES TRAMPAS COGNITIVAS

Cuando prevalece nuestra mente de mono, rara vez vivimos en el presente de manera intencionada. Nos quedamos atrapados en los cotilleos del barrio, en la reunión de la semana que viene, en ese error que cometimos, en eso que otra persona tiene o hizo y que nosotros queremos tener o hacer, y así sucesivamente. Existen tres formas principales de quedarnos estancados en la mente de mono. Yo las llamo «tres trampas cognitivas»:

1. **Atrapados en el pasado:** rumiación y remordimientos sobre el ayer.
2. **Atrapados en el futuro:** «y si...» y preocupación respecto al mañana.
3. **Atrapados en comparaciones:** juzgar nuestra vida actual comparándola, ya sea con la de personas que conocemos o con un determinado estándar que hemos interiorizado.

Veamos cómo se manifiestan habitualmente estas trampas.

Atrapados en el pasado

Síntomas

- Centrarse en acontecimientos pasados, culpándose por lo que no funcionó o deseando que las cosas fuesen distintas a como son ahora.
- Aferrarse al rencor o tener dificultades para perdonar o dejar estar las cosas.
- Lamentar las oportunidades perdidas u obsesionarse con la que pasó de largo; creer que hubo una persona, trabajo u oportunidad ideal que se nos escapó de las manos.
- Evitar experiencias actuales y futuras o resistirse a intentarlo de nuevo basándose en fracasos pasados; insistir en que es demasiado tarde (a pesar de lo que digan los demás).
- Creer que algo tiene que cambiar, pero atascarse y no tener claro el modo de avanzar.

Rumiar sobre el pasado despierta sentimientos de arrepentimiento, culpa y vergüenza que, si no se trabajan, podrían desembocar en una depresión. Hay quien dice que el arrepentimiento permanece con nosotros más que el fracaso y que la inacción y la indecisión también tienen un coste. Cuando cultivamos la capacidad de actuar con plena atención en el presente, sopesando los riesgos y los beneficios de cada acción, nos situamos en mejor posición para hacer ahora las cosas que evitarán esos remordimientos en el futuro.

Atrapados en el futuro

Síntomas

- Pensamientos hipotéticos frecuentes («y si...»), catastrofismo o conclusiones precipitadas. Dificultad para manejar la incertidumbre; casi se prefiere un resultado determinado, aunque sea negativo. La indecisión representa otra forma de esta trampa, ya que consiste en preocuparse por los «y si…».

- Dificultad para relajarse, pensando siempre en lo que viene a continuación (incluso después de un gran proyecto o logro). Dificultad para celebrar las victorias por la presión de regresar a la acción de inmediato.
- Síntomas físicos: entre otros, corazón acelerado, mandíbula apretada, cefaleas tensionales frecuentes, síndrome del intestino irritable, insomnio, inquietud, irritabilidad y fatiga.

Obsesionarse con el futuro mantiene el cuerpo y la mente en alerta máxima, incapaces de descansar en el presente o de planificar el futuro con calma.

Atrapados en comparaciones

Síntomas

- Autocomparación frecuente con los demás.
- Sentimientos de no estar a la altura de lo que tienen los demás, de su aspecto o de lo que han conseguido y reprendernos o sentir una presión extrema para estar a la altura.
- Pensar que a los demás no les cuesta conseguir una buena vida.
- Sensación de que nos excluyen, lo que provoca tristeza, soledad y una mayor sensibilidad a las consecuencias sociales (encajar, caer bien, sentir que nos desplazan, etcétera).

Considero que esta es la trampa a la que el mundo digital nos ha hecho todavía más vulnerables. Somos criaturas sociales y, por tanto, nuestro interés por los demás es normal. Compararnos con los demás también es normal. Como hemos visto en el capítulo 5, «Orgullo», es una forma de evaluarnos de forma realista o de aspirar a mejorar (a través de modelos de conducta o mentores). Esas comparaciones en ocasiones conducen a una búsqueda sana de la excelencia. Sin embargo, cuando los estándares que nos imponemos pasan a ser rígidos, arbitrarios e implacables, pueden considerarse perfeccionismo desadaptativo: nos someten a una enorme presión para estar a la altura y, a menudo, nos lleva a sentirnos mal con nosotros mismos. Y, cuando nuestro estado de ánimo es bajo, acostumbramos a recurrir a cosas que creemos que nos harán sentir mejor. Para muchos, eso significa coger el móvil. La mayoría de las personas consulta las redes sociales a los quince minutos de despertarse y de ocho a doce veces por hora a lo largo del día.

Como ocurre cuando vemos una película, navegar por las redes sociales ofrece una evasión mental provisional. Sin embargo, la exposición constante a contenidos ajenos cuidadosamente seleccionados, incluyendo imágenes de cuerpos hermosos, personas de éxito y relaciones perfectas, puede provocar sentimientos de inferioridad y plasmarse en expectativas distorsionadas en todo, ya sean los logros o el amor: «Me esfuerzo mucho. ¿Por qué no me pasa a mí?». Como ya he mencionado, quizá nos decepcione que las personas de nuestro entorno no coincidan con lo que vemos en Internet. Dado que las tendencias relacionadas con la belleza y el éxito cambian constantemente en la red, parecen inalcanzables (igual que la felicidad ligada a ellas).

Las comparaciones pueden llevar a la envidia. La envidia benigna consiste en desear lo que alguien tiene, mientras que la envidia maliciosa va un paso más allá: es el deseo de que no tenga eso que tiene. Así, la comparación nos roba la alegría en nuestra vida y la capacidad de alegrarnos por la buena suerte de los demás o de empatizar con ellos en su desgracia.

Por tanto, aunque la autocomparación parezca relativamente benigna, es capaz de llegar a consumirlo todo hasta el punto de que nuestro autoconcepto se vea amenazado. Nuestra atención queda eclipsada y disminuye la consideración que podemos mostrar a otras personas, pasando a centrarnos en cómo nos vemos a nosotros mismos y cómo nos ven los demás. Esto puede provocar depresión, ansiedad y un uso problemático de la tecnología. En este caso, tal vez publiquemos algo para tratar de mejorar nuestro estado de ánimo (conscientemente o no) con comentarios positivos y eso desencadene la envidia de otra persona, que a su vez publica algo, y así sucesivamente. De ese modo, se perpetúa el ciclo de la envidia.

Conviene tenerlo en cuenta

FOMO: Más que miedo a perderse algo

Es viernes por la noche y has decidido quedarte en casa después de una larga semana de trabajo. Sin embargo, a las nueve sientes curiosidad por saber qué hacen los demás. Empiezas a mirar las redes sociales: hay una publicación de una playa en Grecia, aventuras de escalada, una cena romántica, una noche de chicas y achuchones al bebé.

«¿Por qué mi vida no es tan emocionante?», te preguntas.

Según los investigadores, el FOMO (*fear of missing out*, 'miedo a perderse algo') es «la sensación incómoda, y a veces absorbente, de que te estás perdiendo algo que tus iguales hacen, saben o poseen». Se cree que se compone de tres estados fundamentales: irritabilidad, ansiedad y sentimientos de ineptitud. FOMO es más que el miedo a perderse algo, es el miedo a quedarse fuera, a no encajar (que, junto con la competencia y la autonomía, es una de nuestras tres necesidades innatas según la teoría de la autodeterminación).

El resultado puede ser una sensación de inquietud que intentamos aliviar consultando constantemente las redes. A pesar de saber que es perjudicial, la gente comprueba las redes sociales cuando se despierta por la noche o mientras conduce, come, está con la familia, trabaja o estudia. Los costes de la conmutación –pérdida de concentración que interfiere con la vuelta a la tarea– son elevados. El FOMO afecta negativamente al estado de ánimo, la satisfacción vital, el sueño y la atención, y es capaz de erosionar la autoestima.

He tenido pacientes que describen dolores de estómago, palpitaciones, mareos, insomnio, irritabilidad, cefaleas tensionales y otros síntomas cuando el FOMO se combina con sentimientos de rechazo y aislamiento social.

La autocomparación y el FOMO siempre han existido. Sin embargo, el FOMO tal y como lo experimentamos a través de las redes sociales es la autocomparación a la máxima potencia, un nivel de comparación que supone una amenaza para nuestro autoconcepto.

La mayoría de nosotros nos quedamos atascados en estas trampas cognitivas de vez en cuando. Sin embargo, como veremos, no tiene por qué ser nuestro destino por defecto. El peligro de quedarnos estancados en ellas es que conducen a una preocupación excesiva por nosotros mismo, algo que los científicos atribuyen (al menos en parte) a la creciente crisis de salud mental. Algunos pensamientos autorreferenciales (la forma en que relacionamos lo que ocurre en el mundo exterior con nosotros mismos) resultan útiles si conducen a la autorreflexión. Sin embargo, un pensamiento autorreferencial excesivo lo personaliza todo demasiado y se manifiesta en forma de rumiación desadaptativa («¿Qué me pasa?»), un rasgo fundamental del pesimismo.[15] Cuando nos centramos en esa brecha entre lo que somos y lo que creemos que deberíamos ser, ya no experimentamos el momento presente ni lo disfrutamos.

El aumento del ensimismamiento y la rumiación es visible en las imágenes cerebrales funcionales como un incremento de la actividad cerebral en las estructuras de la corteza prefrontal medial. Todas las técnicas que veremos en este capítulo calman esas regiones hiperactivas de la mente.

Empecemos por aceptar que estamos hechos para ser curiosos e investigar las novedades, que somos vulnerables a la sobrecarga de información y decisiones, y que caemos a menudo en el hoyo de la autocomparación. En lugar de demonizar el mundo digital o castigarnos, utilicemos la mente racional para contrarrestar la falacia de que realmente podemos estar al día de todo, o incluso de que *deberíamos* estarlo.

El resto de este capítulo ofrece un camino para llegar a ese punto, junto con mis recetas para el presente (pensadas para trabajar de forma relajada con tu mente de mono a fin de guiar y dirigir tu atención).

CULTIVAR LA CONCIENCIA DEL MOMENTO PRESENTE

La conciencia del momento presente (CMP) es una práctica consciente que nos permite ver y observar la realidad aquí y ahora. La CMP te permite tomarte una pausa y crear un espacio entre un estímulo exterior y tu respuesta. En esa distancia emocional neutra y saludable residen la libertad, la elección, el poder y la atención.

La CMP fomenta la alegría, y eso te ayudará a permanecer en el momento para apreciar la belleza que tienes ante ti, desde los infinitos matices de una puesta de sol hasta el abrazo de un amigo querido. Incluso el hecho de concentrarte en momentos más prosaicos de la vida —vestirte, bañarte, tomar un café o preparar el desayuno— te anclará al presente y hará que mantengas la lucidez. Concéntrate con toda tu atención y te prometo que harás más cosas y con mayor precisión y eficacia.

Parte de la CMP consiste en aprender a ser amable con tu mente de mono. A mis pacientes les sugiero que observen sus pensamientos como si fuesen maletas en la cinta de equipajes de un aeropuerto. Observas las maletas de los demás, pero no las recoges, ni las examinas ni te las llevas a casa. Es posible que le dediques algún breve comentario para tus adentros, pero nada más. Las dejas pasar.

Muchos de mis pacientes observan que, después de practicar *mindfulness*, abordan los conflictos de manera distinta. Tienen más paciencia y no se molestan tanto si las cosas no salen bien. La CMP les da la perspectiva para comprender que los demás podrían estar atrapados en sus propios pensamientos distorsionados o en el miedo.

Abundan los libros y todo tipo de material sobre cómo fomentar la CMP. ¡Explora y disfruta! También ofrezco algunos consejos para aplicar la CMP en las recomendaciones que encontrarás a continuación.

Saborea el momento

Imagínatelo: una bebida helada en un vaso de tubo.

Siéntelo: el pelaje suave de un gato.

Huélelo: galletas con chips de chocolate recién horneadas.

Tenemos la capacidad sensorial de disfrutar de las sensaciones. Podemos sentir las cosas solo con pensar en ellas. Con la distracción constante de las comparaciones, podemos olvidarnos de saborear el momento presente que florece ante nosotros. Creo que saborear es mi práctica de la alegría.

Dale sabor a la vida cotidiana decidiendo arreglarte para una cena familiar entre semana o llevándote tu oficina a la playa en forma de portátil y una mesita y silla plegables (¡yo lo he hecho!). En la facultad, me ponía mi ropa favorita para las clases que menos me gustaban y llevaba alguna sorpresa para el personal del hospital cuando me tocaba turno de noche durante las vacaciones.

También podemos levantar el ánimo aquí y ahora saboreando acontecimientos pasados y futuros (lo que se denomina «saborear el recuerdo» y «saborear la anticipación», respectivamente).

De igual modo, podemos saborear a las personas: las relaciones de la vida real, con toda su vulnerabilidad, el desnudar de las almas y los momentos únicos. Existe un momento y un lugar para enviar mensajes a los amigos: listas, direcciones o fotos. Sin embargo, un mensaje no se saborea como la voz de un ser querido. Es como un bálsamo para el alma, pues esas interacciones liberan una respuesta hormonal que reduce el estrés e incrementa las respuestas emocionales positivas. Un estudio realizado en 2010 publicado en *Proceedings of the Royal Society B: Biological Sciences*, en el que se hizo un seguimiento de 61 niñas preadolescentes que buscaban el contacto con su madre y su apoyo en una etapa de angustia, descubrió que la mera voz (por teléfono) reducía sus niveles de estrés y facilitaba la liberación de las hormonas naturales del vínculo y el consuelo, algo que no ocurría cuando recibían el mismo tipo de respuesta de la madre por mensaje de texto (cuando las dos únicas opciones eran voz y mensaje). En el capítulo 8, «Personas», encontrarás más información sobre cómo cuidar las relaciones cotidianas.

Recetas para el presente

- Los ejercicios de respiración profunda y escaneo corporal son dos procesos de CMP que utilizo con mis pacientes. ¡Son increíblemente relajantes! Prueba los ejercicios «Entabla amistad con tu respiración» y «Entabla amistad con tu cuerpo» del capítulo 3 o experimenta con aplicaciones de meditación para encontrar lo que te funcione a ti. También me gusta la relajación muscular progresiva —tensar grupos musculares uno a uno y relajarlos— para aliviar tensiones. En este caso, también abundan los recursos en línea.
- Saborea los detalles del día: el olor de la brisa, la suavidad de tu cama por la noche... O prueba a saborear lentamente una comida: admira lo que tienes en el plato, toma bocados pequeños y mastica despacio, absorbiendo los aromas, texturas y sabores. ¿Cómo cambia esto la experiencia?

¿Te cuesta estar presente? Prueba con una hora de dedicación exclusiva. Pon tu atención en algo divertido y moderadamente estimulante, como un juego de mesa o un videojuego, o diviértete con tus hijos. Ve una distracción amable (no una sobrecarga sensorial ni un atracón de televisión), como una comedia o un documental relajante sobre naturaleza. O haz algo saludable que no requiera energía mental (un paseo, una ducha) y continúa con algo divertido e interesante.

SUPERAR LA FATIGA MENTAL

¿Recuerdas el ejemplo de los puestos de mermeladas? Ante opciones en apariencia sencillas, quizá nos cerremos en banda. Con la atención repartida constantemente entre existencias enfrentadas, podemos experimentar fatiga mental incluso cuando el cuerpo no se siente cansado.

La falta de sueño afecta a la memoria, a la cognición, a la capacidad de atención, al aprendizaje, al pensamiento creativo, a las tendencias altruistas y a la toma de decisiones. Un estudio demostró que la privación de sueño disminuye la empatía, la disposición a entender y escuchar, la generosidad y el control de los impulsos. Los jueces están menos predispuestos a conceder la libertad condicional al final de su jornada y los médicos con falta de sueño tienden a recetar menos analgésicos cuando se los piden los pacientes.

Cuando nuestra energía decae, tendemos a magnificar las pérdidas y nos sentimos vulnerables a la trampa de la autocomparación. Podemos caer en la preocupación por el futuro y sentirnos agobiados por todo lo que tenemos que hacer.

Existen innumerables recursos sobre higiene del sueño. Las aplicaciones con sonidos relajantes de la naturaleza, meditaciones guiadas y música pueden servir de ayuda. Y, en ocasiones, lo que se necesita no es descansar más, sino descansar de manera adecuada. Es importante tener en cuenta que acostarse y levantarse una hora antes alivia la depresión.

No obstante, el descanso es mucho más que dormir. Podríamos dividir el descanso en tres categorías, y lo ideal sería disfrutar de una dosis diaria de cada una:

1. **Descanso físico:** existe un descanso pasivo —dormir y echarse siestas reparadoras según sea necesario— y un descanso activo, como estiramientos o masajes.

2. **Descanso mental y sensorial:** detiene el ruido interno y externo de la vida. Prueba las «Recetas para el presente» que se indican a continuación.

3. Descanso socioemocional: encuentra tu equilibrio entre soledad y unión (más información en el capítulo 8, «Personas»). Elige bien tus amistades: apuesta por las que te aporten energía y prescinde de las que te agoten. Decide cuándo, cuánto tiempo y con qué frecuencia compartir tu tiempo. Esto cambia a medida que lo hagan tu vida y tus necesidades diarias: «¿Quedamos para dar un paseo cuando salga con el bebé?», «Voy fatal de tiempo; ¿nos ponemos al día por teléfono?».

Recetas para el presente

- Designa un espacio en casa en el que puedas estar a solas; por ejemplo, con una silla cómoda para leer, cojines y una manta para siestas revitalizantes, velas, un diario, plantas, fotos especiales, recuerdos u obras de arte: cualquier cosa que te invite a la paz y la calma. A algunas personas les resulta terapéutico el simple hecho de tener un espacio despejado u organizado, ya que induce a la productividad, reduce el estrés y levanta el ánimo.
- Ten un ritual de relajación, un final claro para tu día. Apaga el ordenador y guarda el teléfono (¡desactiva las alertas!); pon música o quema incienso.
- Que haya paz en tus mañanas. En muchos casos, nuestro día empieza sirviendo a los demás o consultando las redes sociales o los mensajes. Si es posible, reserva una parte de los primeros momentos del día para seguir una rutina personal. Levántate veinte o treinta minutos antes que el resto de la familia y disfruta de un café junto a una ventana soleada o al aire libre. La exposición matutina al sol indica al cerebro que apague la melatonina, y así estará más despierto cuando necesites estar alerta. Esto permite que la melatonina aumente gradualmente por la tarde, contribuyendo al sueño nocturno.
- Medita, lee por placer, escribe un diario, camina.
- Crea lo que yo llamo «momentos oasis»: pequeños bloques de tiempo, a veces de tan solo cinco minutos, para volver a centrar-

te en el ahora, y no en lo que viene después. Cierra los ojos y respira hondo varias veces.

- Como se menciona en el capítulo 5, «Orgullo», el ocio te ayuda a asegurarte de que implicas a tu cuidador interno no solo cuando consigues sacar tiempo, sino en una actividad que merece la pena en sí misma. El tiempo de ocio fomenta las conexiones con los demás, reduce la presión arterial y la depresión y aumenta la relajación; además, contribuye a tu felicidad general. Disfruta de una taza de té o de una comida sana a solas o con un amigo, dedica un rato a hacer ejercicio, revalúa tus objetivos y tu calendario, ve a terapia, échate una siesta, llama a un amigo...

Resulta importante recordar que la felicidad asociada al ocio no depende solo de que lo practiquemos, sino de que nos aporte valor. Las personas que no lo hacen son más propensas a la depresión, a la ansiedad y a los niveles elevados de estrés. El tiempo no es algo que se gana, es un don precioso que forma parte de estar vivos.

Quítate de la cabeza la preocupación y la rumiación

Como ya hemos visto en este capítulo, los pensamientos negativos sobre el pasado o el futuro nos impiden sentir paz y conectar con el momento presente. He aquí algunas estrategias para quitarte de la cabeza este tipo de pensamientos persistentes que te consumen:

- Invita deliberadamente a la preocupación en el momento que quieras con un diario de preocupaciones. Fija una hora: saca tus preocupaciones de la cabeza y pásalas al papel. Da las gracias a tu preocupación por aparecer y continúa con tu día. Este ejercicio te ayudará a dormir, ya que muchos de nosotros estamos tan ocupados que las preocupaciones aparecen justo cuando la cabeza toca la almohada.

- Otra manera de dejar de preocuparse: apunta tus obligaciones en listas de tareas pendientes; así despejas tu mente para centrarte en lo que tienes que hacer en la actualidad.
- Prueba a escribir cómo te sientes respecto a las cosas del pasado que te preocupan. ¿Qué harías si pudieras volver atrás y ayudarte? ¿Cómo rescatarías o consolarías a tu yo más joven? Haz este ejercicio con un terapeuta si tienes problemas de ira o traumas. Si escribes sobre el futuro, ¿qué puedes hacer para resolver el problema?
- Si guardas rencor a alguien por una circunstancia del pasado (que no te creó ningún trauma), plantéate la posibilidad de escribirle una carta, aunque nunca se la envíes. ¿Merece la pena reparar la relación si la persona está viva? ¿Deseas perdonarte a ti o a esa persona? Para más información sobre el perdón, véase «Conviene tenerlo en cuenta: acerca del perdón», en el capítulo 8). Nadie dice que tengas que perdonar, pero prueba a ver la situación desde el punto de vista de la otra persona. ¿Qué haría que esa ira dominase menos en tu vida?
- Cada vez que pienses o digas «Es demasiado tarde», enumera una cosa que podwrías hacer ahora. Ejemplo: «Es demasiado tarde para...». Sustitúyelo por: «Todavía puedo...».
- ¿Te arrepientes de alguna pérdida? Prueba a escribir en tu diario: «Me quitaron...». A continuación, añade: «Y así es como me lo voy a dar ahora: ...». Mucha gente se arrepiente del tiempo perdido, de no haber dedicado suficiente a sus seres queridos, a cultivar sus intereses o a pedir un ascenso. Prueba a decir: «Eso ha ocurrido, pero ¿qué voy a hacer al respecto ahora?». Si no se puede hacer nada, pregúntate: «¿Cuál es la necesidad insatisfecha subyacente que intento cubrir?».

Para algunas personas, sentirse en el presente exige aceptar el pasado. No todo se puede o se debe cambiar. A veces, aceptar el pasado o simplemente afrontarlo –reconociendo lo que ocurrió o no ocurrió– nos ayuda a recomponernos, curar nuestras heridas y sentirnos más completos de nuevo.

EL EFECTO ESTABILIZADOR DE LA GRATITUD

En los capítulos 5 y 6, analizamos que la gratitud, unida a la autocompasión, estimula profundamente la autoestima y la confianza. La gratitud también nos ayuda a disfrutar de la vida y las relaciones en el presente: evitamos las trampas cognitivas del pasado y del futuro soltando las decepciones, los remordimientos, la vergüenza y los fracasos del pasado. Nos ayuda a abrirnos al pensamiento y a las posibilidades futuras.

La gratitud solo lleva unos segundos. Haz una pausa y piensa en varias cosas que agradeces en este momento; por ejemplo, esos minutos que por fin te vas a tomar para terminar el libro que tienes en la mesilla, las muchas manos invisibles que llevan la comida a tu mesa o la vida misma.

La gratitud también proporciona un importante antídoto contra el FOMO: el JOMO (*joy of missing out*, 'placer de perderse algo'). El JOMO consiste en vivir la vida a tu manera, basándote en tus decisiones conscientes y agradecidas. Es optar por no ir a la fiesta porque has decidido que lo mejor para ti es pasar una noche recuperando energía en casa, cuidando la relación con tu pareja o un amigo, o simplemente no haciendo nada. El JOMO y la gratitud nos permiten recuperar la atención y afrontar nuestras elecciones vitales. Cuando estamos ocupados disfrutando del presente, no tenemos tiempo de compararlo con el de los demás.

En lugar de desanimarte porque un amigo hace las cosas que tú dejaste de hacer desde que empezaste en tu nuevo trabajo («Antes vivía mejor. Ahora me esclavizan»), deja que la gratitud modere tu pensamiento en blanco y negro: «Ahora estoy en una etapa diferente de mi vida. Hacer este trabajo fue mi decisión. Agradezco por esta maravillosa oportunidad por la que me he esforzado tanto». Incluso puedes sentir agradecimiento por el ejemplo de tu amigo: «Nadie me impide hacer algunos cambios. Puedo empezar sacando una hora a la semana para pasar un rato divertido».

Recuerda también que es probable que solo te esté llegando una parte muy bien seleccionada de la historia de esa persona. También se habrá enfrentado a retos, incluso al sufrimiento. La gracia te permite alegrarte por su buen momento.

En las relaciones, decir «Agradezco tenerte» expande la gracia. O, en lugar de caer en la trampa de compararte con alguien por sus vacaciones de ensueño, viaje de bodas, victoria en el trabajo o gran hito de su hijo, transmítele tu alegría con un comentario, mensaje, correo electrónico, llamada o nota (¡manuscrita!). Expresar gratitud a un conocido aumenta las probabilidades de que se convierta en amigo.

En la comunicación, puedes extender la gracia a través de la revelación mutua y la escucha profunda, ofreciendo el regalo de tu presencia total. En la escucha compasiva, como señala Thích Nhất Hạnh, «escuchas con un solo propósito: ayudar [a una persona] a vaciar su corazón».

Recetas para el presente

- Crea un mantra de gratitud: «Agradezco lo que he logrado. Agradezco las oportunidades y el apoyo que me han brindado. Agradezco la salud que tengo».
- Expresa tu gratitud a los demás por escrito o verbalmente.
- ¿Te ha ayudado alguien hoy? ¿Te han consolado? Recuérdate los actos de bondad recibidos.
- ¿Te enfrentas a un reto? Escríbete una nota de apoyo. Un estudio demostró que los padres que realizaban un ejercicio de escritura de autocompasión de quince minutos se sentían menos culpables

y gestionaban mejor los retos de la crianza. Permítete sentir la misma compasión por tu camino, obstáculos, limitaciones y celebraciones de victorias y logros que la que tendrías por un amigo.

ENCONTRAR TU FLUJO

En el capítulo 2, hablamos del flujo, ese algo que consideramos que es *lo nuestro*: una mezcla totalmente inmersiva de reto, diversión, interés y significado. Las experiencias de flujo nos meten de lleno en el momento presente, con tal intensidad que perdemos la noción del tiempo. Esa sensación de relajación del autoconcepto se debe a cambios cerebrales impulsados por la norepinefrina, mientras que la dopamina y la serotonina aumentan el placer y reducen la fatiga. Entrar en estado de flujo supone un problema solo si lo haces para evitar otras obligaciones importantes del momento presente, pero en general es un antídoto contra aquello que nos roba la atención.

Vinculado a la disminución del ensimismamiento y la preocupación, el flujo ayuda a calmar las emociones turbulentas sobre el pasado, el presente o el futuro (tal como confirman los escáneres cerebrales). Se trata de un mecanismo de afrontamiento mucho más productivo y saludable que mirar el móvil sin parar.

El flujo máximo procede casi siempre de actividades que te interesan mucho, en las que experimentas cierto grado de competencia y de desafío, pero no hasta el punto de provocar estrés. Esas actividades unen el propósito, el juego y el momento presente en un potente brebaje. Resultado: placer.

Si tienes dificultades para encontrar alguna actividad que te lleve a un estado de flujo, piensa en aquellas con las que disfrutabas y has dejado aparcadas mientras hacías malabares con las exigencias de la vida. Casi todas las personas que conozco son capaces de encontrar al menos una actividad en la que sienten que pierden la noción del tiempo porque llegan a estar muy inmersas en ella. En mi caso, fue durante la investigación para este libro y su redacción, o cuando doy clases a los alumnos de Medicina, o durante las charlas sobre temas que me apasionan. Para mi marido, se produce cuando esquía con nuestros hijos: se animan entre ellos a mejorar para enfrentarse a pistas más difíciles (las negras diamante y las que son muy accidentadas, que exigen una combinación única de concentración, relajación y dominio). Para uno de mis pacientes, consiste en bailar salsa al ritmo de Marc Anthony; para otro, en preparar la cena del domingo. La consulta del cirujano de mi madre estaba llena de esculturas y pinturas; así era como experimentaba el flujo cuando no estaba en el quirófano. A un paciente mío de cincuenta y cinco años que trabajaba muchas horas en un estresante banco de inversiones le sugerí que hiciera algo que le aportase un gran placer y decidió desempolvar su guitarra, un vestigio de sus días de roquero en una banda universitaria. El extra: tocó en el escenario con la banda de su hijo de dieciséis años, un genio de la batería. Otro paciente decidió que no quería verse consumido o limitado por los síntomas de la ansiedad social, la agorafobia, la depresión y el trastorno obsesivo-compulsivo y volvió a montar en bicicleta de montaña con un grupo y a hacer rutas; incluso llegó a ganar carreras y triatlones.

Todos tenemos algo que es lo nuestro. Reconectar con esas actividades nos ayuda a volver a sentirnos plenamente conectados con el presente y a acallar el ruido, sea lo que sea eso para ti.

También podría ser el momento de encontrar una nueva afición o un reto. Si sientes curiosidad por las aficiones de tus amigos o los deportes que practican, las clases a las que asisten o sus logros, es una señal de que llevas demasiado tiempo aplazando algo. Déjate llevar por esa curiosidad; quizá encuentres una nueva fuente de satisfacción y tiempo de flujo.

Recetas para el presente

- Prueba aficiones o experiencias que despierten tu curiosidad o retoma actividades que te llenaban.
- Resérvate un tiempo de flujo. Intenta que sea un mínimo de quince minutos. Dile a tu familia que no estarás disponible y

deja el teléfono y ordenador fuera del alcance de la vista y el oído. Utiliza ese tiempo para realizar actividades que te hacen entrar en estado de flujo o para explorar posibilidades.

CONECTAR CON LA NATURALEZA Y EL ASOMBRO

Los científicos estudian la relación con la naturaleza —la conexión que sentimos con ella— en tres niveles: cognitivo (si consideramos que esta forma parte de nuestra identidad y salud, y entendemos el valor de cuidarla), emocional (si nos provoca emociones positivas) y experiencial (si la buscamos o nos sentimos cómodos y familiarizados con ella). Una cosa está clara: cuanto más conectados nos sentimos con la naturaleza, mayores son nuestras emociones positivas, satisfacción vital, vitalidad, autonomía, crecimiento personal y sentido de propósito en la vida. Para mí, esto hace que pasar tiempo en la naturaleza sea un todo en uno. Dado que las Naciones Unidas predicen que el 68 % de la población mundial vivirá en entornos urbanos en 2050, tenemos que salir a buscar la naturaleza de manera intencionada (y cuidarla).

Sin embargo, la palabra *naturaleza* es un término que engloba todo aquello que produce asombro. El asombro nos permite trascender lo mundano, tolerar lo insoportable y, en ocasiones, incluso hacer frente a verdades difíciles cuando estamos preparados. Las experiencias de asombro nos permiten trascender los límites impuestos por nuestro monólogo interior negativo, por las ideas preconcebidas y por los juicios formados a partir de experiencias pasadas. Es casi como si se produjera una suspensión momentánea del pensamiento en la que solo se desarrolla el presente. En ese preciso instante, no existe la mente de mono —se detienen los juicios, las comparaciones, los remordimientos, los pensamientos sobre el futuro y, a veces, incluso las palabras—, porque la mente no puede compararlo con ninguna otra experiencia.

Cualquier cosa que nos saque de las rumiaciones mentales supone una oportunidad para maravillarnos en el momento presente.

A lo mejor tienes que levantarte antes de que amanezca para coger el tren, pero qué asombrosos son los amaneceres que ves después; qué proeza, el puente que cruzas.

Recetas para el presente

- Siéntate al aire libre durante quince minutos. Cierra los ojos y céntrate en los sonidos que te rodean.
- Prueba actividades como senderismo, jardinería, ciclismo de montaña, caminatas, natación, observación de las estrellas o acampada.
- Busca nuevos entornos o experiencias asombrosas. Tal vez estén a un breve trayecto en coche, en transporte público o a pie. Echa un vistazo a la arquitectura, un parque, una galería de arte, un bosque, un lugar histórico o un museo. Disfruta de un poco de música o baile.

RECUPERAR EL TIEMPO

Solo tú puedes cambiar el desarrollo de tu paso por este mundo.

Podrías empezar dejando estar algunas cosas. Yo nunca quiero renunciar a nada importante para mí. Sin embargo, mientras escribía este libro, tuve que prescindir de numerosos eventos sociales, tuve que flexibilizar el equilibrio de mis actividades a fin de ganar en eficacia. Es importante mantener una mentalidad de *por ahora* cuando no puedes cumplir con tus obligaciones como te gustaría; por ejemplo, «Ahora mismo no tengo tiempo para mantener el contacto con los amigos como me gustaría». Así se elimina la suposición pesimista de que lo que está ocurriendo es permanente y continuará en el futuro próximo.

Si sientes agobio, piensa en las tres cosas a las que debes dar prioridad y dedica tu tiempo a esas tareas. Si puedes, elimina aquellas que te desmoralizan y céntrate en las que te animan y te aportan sentido y propósito. Es posible que para esto tengas que pedir ayuda y apoyo, tal vez a tu pareja, jefe o compañeros de trabajo; conseguir ayudantes o intercambiar tareas con un amigo, o decir «Dejo esta tarea por ahora». Si estas personas te apoyan de alguna manera —ayudándote a llevar a cabo tareas importantes relacionadas con tu sentido y propósito o estando ahí para animarte—, vamos a llamarlas «compañeros de propósito» (véase el capítulo 2, «Propósito»).

Recetas para el presente

- ¿Vas con prisa y corriendo de una tarea a otra? Aprecia los efectos positivos de cada tarea: «Platos lavados. Mañana por la mañana, disfrutaré viendo el fregadero limpio», «Ya he enviado ese correo incómodo, ¡bien hecho!». «Ha sido agradable hacer recados hoy con mi hija. Hemos podido hablar y hacer lo que teníamos pendiente». De este modo, aumenta tu conciencia del momento presente y tu sentido del propósito.

Me encantaría decirte que, después de la cena en el café de João, no volví a sentir nunca más el tira y afloja interno entre estar plenamente presente en el mundo que se abre ante mí y las descargas rápidas de dopamina de las redes sociales, pero no fue así. La tecnología me ha permitido conectar con otras personas de una forma que no era posible en generaciones anteriores. No estoy exenta de que de vez en cuando me llamen la atención —«Mamá, ¿ya estás con el móvil otra vez?»— mientras respondo mensajes de pacientes, amigos, seguidores y medios de comunicación.

Al menos por ahora, las redes sociales y el equilibrio un tanto inestable entre la vida laboral y la personal han llegado para quedarse (al menos, para mí, y probablemente también para ti). Así es como recibimos noticias e información, nos mantenemos en contacto con nuestros seres queridos, trabajamos y, en ocasiones, jugamos. Por tanto, vamos a movernos en este terreno de la manera más saludable posible. Para mí, eso significa ser consciente del tiempo dedicado a la tecnología. También tengo muy en cuenta el material que me atrae de Internet, y considero que mantengo el FOMO a raya cuando dedico tiempo a enriquecer, cuidar y estimular mi vida, mente, cuerpo y relaciones.

No todo uso de las redes sociales reduce el bienestar. El impacto negativo en el bienestar social es menor cuando participamos de manera activa en lugar de ver publicaciones sin más. Por ejemplo, utiliza las redes sociales para enviar mensajes y mantener el contacto con algunas personas: escríbeles directamente y relaciónate con ellas.

En cuanto a la publicación de información delicada propia, ten en cuenta que vas a dejar un rastro digital y piensa bien lo que vas a compartir. A un paciente que tenga problemas con eso, le sugeriría que se planteara: «¿Cuál es mi objetivo o meta? ¿Ventajas e inconvenientes? ¿Puedo vivir con los inconvenientes?». Supongamos que el objetivo es: «Quiero abrirme para recibir apoyo». Si es así, ¿realmente estás recibiendo apoyo? ¿Hay otras formas de obtener apoyo que no pase por publicar en las redes sociales?

Recetas para el presente

- *Controla la tecnología: nivel 1*

1. Controla el tiempo que pasas frente a la pantalla. Muchos dispositivos permiten limitar el tiempo de uso. Hay aplicaciones capaces de bloquear sitios web y el uso de aplicaciones o que permiten programar una alarma.
2. Aporta mentalidad de presente al hecho de ver publicaciones. Observa para qué utilizas las redes sociales (¿información o intereses?, ¿amigos?, ¿noticias?, ¿inspiración?) y complementa esas áreas con actividades al margen de Internet.
3. Establece momentos y espacios sagrados, libres de tecnología, durante las comidas y antes o durante las horas de sueño.
4. Empieza y termina el día meditando en lugar de desplazándote por la pantalla.

- *Controla la tecnología: nivel 2*

1. Tómate un descanso programado de las redes sociales un par de veces al día. Yo a veces no publico nada durante los fines de semana. Así se me quitan las ganas de mirar: «¿Quién ha dado "me gusta" o comentado? [grillos] No le caigo bien a nadie».
2. Elimina las aplicaciones que no utilices habitualmente.
3. ¿Qué pasa con esos boletines de noticias y solicitudes que borras a diario? Date de baja.

- *Controla la tecnología: nivel 3*

1. Observa cómo te sientes después de un rato mirando las redes sociales. ¿Notas inspiración? ¿Tienes más ansiedad? ¿Sientes apatía?, ¿envidia? Este ejercicio es un catalizador para cambiar comportamientos poco saludables.
2. Mira con los ojos, no con el teléfono: intenta no hacer fotos. Fíjate en las personas, vistas, olores y sensaciones táctiles que te rodean. Compila un álbum mental de experiencias vívidas del momento presente.

- *Controla la tecnología: nivel 4*

1. Cuando estés con amigos, guarda el teléfono. Si crees que debes consultarlo por si alguien realmente necesita ponerse en contacto contigo, haz saber a tus amigos que tienes que hacerlo en determinados momentos, pero intenta que sean breves.
2. Lee con intención y atención, añadiendo material impreso y libros al conjunto. El cerebro tiende a dar por sentado que somos capaces de ojear rápidamente un recurso en línea y sobrestima su nivel de comprensión de lo que acaba de leer. Así, resulta habitual que la comprensión se vea afectada. Anima a tu cerebro a concentrarse y a asignar más recursos men-

tales reduciendo deliberadamente la velocidad y reconociendo que una tarea determinada es importante. Desactiva las notificaciones (mensajes, actualizaciones y alertas). Reduce otras distracciones, elige un lugar tranquilo y toma notas —en pantalla o en papel— con palabras clave y resúmenes, como si trataras de explicárselo a otra persona en un lenguaje sencillo.

- Dado que el cerebro asocia los materiales en línea con el avance por la pantalla, la lectura de un libro prepara al cerebro para reducir la velocidad, asimilar y releer. Las señales visuales sobre la ubicación de los puntos clave en la página contribuyen a anclarlos y reforzarlos. Un metanálisis de estudios con más de 170.000 participantes titulado *Don't Throw Out Your Printed Books* [No tires los libros impresos] demuestra que el material impreso presenta ventajas frente a los textos digitales en lo que respecta a la comprensión lectora. Hojear y leer por encima responden al hecho de que estamos acostumbrados a las recompensas rápidas (como las descargas de dopamina de los «me gusta» en Internet). Equilíbralo disfrutando de la lentitud que te da la lectura de material impreso.
- Durante las vacaciones o los festivos, tómate un tiempo de desconexión de las redes sociales. Publica después si quieres.
- Pregúntate: «¿Mi uso de la tecnología se alinea con un propósito vital para mí (por ejemplo, desarrollar mi profesión, ayudar a los demás o formarme, fortalecer mis amistades de manera activa)? ¿Con qué frecuencia la utilizo únicamente como distracción? ¿Me está llevando al FOMO o a comparaciones injustas?».

Perlas de OP

Que tu pasado esté en paz, tu presente sea productivo y alegre, y tu futuro esté libre de preocupaciones.

ESTRELLITA, ¿DÓNDE ESTÁS?

Cuando vemos las estrellas por la noche, su luz nos parece inmediata. Sin embargo, sabemos que hay un retardo entre el momento en que comienzan esas longitudes de onda y el momento en que llegan a nuestra retina. Según la NASA, la luz del Sol —la estrella más cercana a la Tierra, a unos ciento cincuenta millones de kilómetros de distancia— tarda 8,3 minutos en llegar hasta nosotros. Siempre vemos el Sol como era hace ese tiempo. La siguiente estrella más cercana a la Tierra se encuentra a más de cuatro años luz. Esa luz estelar que vemos es la que emitió hace años.

Así, tal vez sea imposible vivir literalmente en el momento. Pero esta es una de esas cosas en las que la recompensa está en el esfuerzo, como entendieron numerosas tradiciones espirituales. En la Antigua Grecia, los estoicos describieron la práctica de la atención (*prosoché*) como la piedra angular de una buena vida espiritual. Al principio de este capítulo, hay una cita de la filósofa, mística y activista política francesa Simone Weil en la que plantea el regalo puro que hacemos cuando prestamos atención. La práctica de estar presente es justo eso: una práctica. Lo harás de una forma un día y de otra forma distinta al siguiente, pues el flujo del tiempo y la vida cambia constantemente. Esa es la hermosa posibilidad del presente. Como la luz de las estrellas, fluye hacia nosotros y nos encontramos con ella en algún punto del camino. Lo que suceda en el momento del contacto depende de nosotros.

Para consultar las referencias científicas citadas en este capítulo, visita: <doctorsuevarma.com/book>.

8
PERSONAS
Establecer relaciones enriquecedoras

> Si quieres ir rápido, ve solo. Si quieres llegar lejos, ve acompañado.
>
> Proverbio africano

En este capítulo trato brevemente la cuestión del suicidio, aunque el tema principal gira en torno al desarrollo de unas relaciones saludables y su conservación. Puedes saltártelo si el tema te parece demasiado complicado o leerlo con atención si lo prefieres. Y, por favor, habla con un terapeuta profesional ante cualquier síntoma de depresión o ideación suicida.

A sus sesenta y pocos años, Liz era una consumada publicista neoyorquina recién jubilada, maratoniana, madre y abuela.[16] Era el tipo de persona a la que miras y piensas que lo tiene todo. Y se había tirado de un puente.

Sobrevivió, pero sufrió graves lesiones físicas y tenía un largo camino por delante para recuperarse. La trasladaron a la planta de Psiquiatría después de varias operaciones y noches en la UCI.

—Están intentando recomponerme —bromeó desde la silla de ruedas.

Fue la primera vez que vi un atisbo del sentido del humor neoyorquino de Liz y me alegró comprobar que todavía lo conservaba.

Aunque Liz había sufrido episodios depresivos severos durante más de treinta años, era la primera vez que intentaba acabar con su vida.

—No quería seguir siendo una carga para nadie —dijo.

Muchas de las heridas físicas de Liz eran visibles. Y, por su ficha clínica, supe de su historial de depresión crónica y cirugías recientes. Sin embargo, lo que más me impresionó fue algo que ninguna escayola, vendaje, cicatriz visible o historia clínica podía revelar: las heridas de la soledad. Me acordé de la temporada que había pasado trabajando en un hospital de la India, donde los familiares estaban siempre junto a la cama de los pacientes. La idea era que podíamos curar las enfermedades físicas con medicinas, pero el tratamiento para la desesperación y la soledad era el amor, el apoyo, la preocupación y la compasión de los demás. Y lo ideal era que los pacientes recibiesen ambas cosas.

Tras el divorcio de Liz, sus hijos vivieron con su padre.

—No se me daba bien casi nada aparte de mi trabajo. Y también luchaba contra mi depresión: mi historial es como un libro de texto de psicofarmacología.

Liz no veía a sus hijos ni a sus nietos desde hacía «un tiempo».

—Están ocupados. No quiero ser una carga.

De nuevo esa palabra, *carga*.

—Ya nadie me necesita —afirmó—. No le veo el sentido a seguir viviendo.

Cuando hablé con los hijos de Liz y sus respectivas parejas, que viajaron para estar con ella desde varios puntos del país, su amor parecía mucho más palpable de lo que Liz percibía:

—Creo que sienten lástima por mí, nada más.

¿Tenía Liz un problema para percibir el apoyo? ¿Cómo influía eso en todo lo que estaba afrontando en aquel momento?

Un buen amigo te da permiso para ser tú.[17] ¿Son tus amigos lo que tú quieres que sean? Tanto si tu vida social necesita un empujón como un salvavidas, mi objetivo consiste en ayudarte a enfocar las amistades como lo hacen los optimistas prácticos: con ingenio e intención.

Una «práctica de las personas» próspera, como yo la llamo, es un círculo virtuoso: una mentalidad positiva fomenta acciones positivas, y viceversa. Nuestra mentalidad relacional —expectativas positivas o negativas— moldea la forma en que la gente nos trata, al moldear la forma en que nosotros nos comportamos con los demás. Un estudio sobre las percepciones de un grupo de estudiantes respecto al entorno social de su clase (¿frío o acogedor?) demostró que estas dependían sobre todo de sus comportamientos en él. Los que se relacionaban con los demás lo consideraban agradable, mientras que los que se mantenían aislados lo consideraban poco acogedor. Es lo que se conoce como «profecía de la aceptación».

Si no te ves a ti con claridad, es probable que tengas una visión distorsionada de cómo te ven los demás, y eso influirá en tus conductas en las relaciones. Se dice que la mejor manera de tener amigos es serlo. Eso también incluye que trabes amistad contigo.

Este capítulo explica formas de forjar relaciones enriquecedoras con los demás y contigo. Ofreceré soluciones para las distorsiones del pensamiento que socavan las amistades. Aunque la amistad exige esfuerzo —de hecho, los estudios demuestran que las personas que piensan que sus amistades no requieren dedicación presentan menos probabilidades de tener buenos amigos—, no tienen por qué ser complicadas. Te ayudaré a entender la historia y el estilo de tus relaciones, los tipos de amistad que hay y los pasos que puedes dar para fortalecer tus relaciones y desarrollar otras nuevas.

¿PLANETA SOLITARIO?

El aislamiento social se ha utilizado como forma de tortura a lo largo de la historia de la humanidad por una razón de peso. La conexión social es una necesidad humana básica a la que hemos de dar prioridad, como la alimentación, la vivienda y el descanso. Por eso, resultan preocupantes estadísticas como estas:

- Una encuesta llevada a cabo en enero de 2020 por la aseguradora Cigna con más de diez mil personas mayores de dieciocho años en Estados Unidos reveló que el 61 % de ellas se sentían solas (esto fue antes de que una pandemia mundial sometiese a una gran parte de la población a un aislamiento prolongado). Los datos posteriores a la pandemia publicados por Cigna muestran que las altas tasas de soledad se mantienen constantes. Un estudio realizado en 2022 reveló que el 58 % de los adultos se sentían solos; los que experimentan algunas de las tasas de soledad más elevadas son los adultos más jóvenes (el doble de personas de entre dieciocho y treinta y cuatro años se sentían excluidas), los padres (en especial, las madres), las personas con ingresos más bajos y los grupos étnicos poco representados. Si antes se asociaba el aislamiento social con los adultos de más edad, en 2021 se registraron unas tasas de soledad entre los adultos jóvenes que duplicaban las de los adultos mayores de sesenta y cinco años.
- En 2021, una encuesta social del Survey Center on American Life mostró que el número de amigos íntimos de los estadounidenses ha disminuido sustancialmente. Hace treinta años, el 33 % de los estadounidenses aseguraban tener diez o más amigos íntimos, sin contar a sus familiares, mientras que hoy es solo el 13 %, y menos de la mitad de los encuestados afirmaron tener un mejor amigo.
- El mismo informe revela que la gente habla menos con sus amigos y recurre menos a ellos en busca de apoyo personal. La proporción es mayor en el caso de los hombres: «Cuatro de cada diez mujeres (41 %) declaran haber recibido apoyo emocional de una amiga en la última semana, frente al 21 % de los hombres».

Nuestras amistades están quedando relegadas a un segundo plano por numerosas razones: más horas de trabajo; énfasis en la productividad, el estatus y los logros; desplazamientos más largos; teletrabajo; padres que pasan más tiempo con sus hijos que en generaciones anteriores; menor implicación en lugares de culto y menos compromiso cívico; uso de redes sociales, e incluso compras por Internet. Muchos de nosotros nos mudamos de ciudad y, por tanto, perdemos muchas de las relaciones que antes nos proporcionaban la familia extensa, los compañeros de clase, los vecinos del barrio y los miembros de la comunidad.

La soledad es algo más que pasar demasiadas noches a solas viendo Netflix, es un estado de anhelo de una relación significativa. La soledad no tiene nada que ver con el número de contactos sociales, sino con su calidad. Podemos tener pocos contactos y estar satisfechos con su calidad o podemos estar rodeados de conocidos y no sentir un verdadero vínculo. Como dice el personaje de Lance Clayton, interpretado por el cómico Robin Williams, en la película *El mejor padre del mundo*: «Solía pensar que la peor cosa en la vida era terminar solo. No lo es. Lo peor es terminar con alguien que te hace sentir solo».

Creo que muchas personas no se sienten del todo satisfechas con sus relaciones, pero no consideran que sea soledad (aunque sí lo sea). Amanda (a la que conocerás en la página 285) quería a sus amigos, pero sentía que no tenían nada que ver con ella. A muchos de nosotros nos ocurre lo mismo.

La soledad puede ser insidiosa. Si le preguntases a Liz si se sentía sola durante sus semanas laborales de cien horas, te habría recitado varias comidas de trabajo y galas benéficas para demostrarte que no. Liz estaba rodeada de gente, pero se sentía sola: se dio cuenta cuando aquellas relaciones se evaporaron al jubilarse, un peligro en una cultura que ensalza los logros profesionales y las muestras tangibles de éxito.

Las consecuencias de la soledad para la salud son impactantes. La soledad altera la expresión de los genes y provoca inflamación, que, cuando es crónica, puede influir en la salud cardiaca[18] y el deterioro cognitivo, incrementar el riesgo de cáncer, ictus y trastornos mentales, e incluso acelerar el envejecimiento, entre otros muchos efectos. La soledad modifica el funcionamiento del cerebro: el aislamiento social agudo crea una firma neuronal única en el cerebro que no dista mucho de la depresión. La respuesta de estrés asociada a la soledad nos vuelve más propensos a percibir el peligro en situaciones sociales, lo que influye negativamente en las habilidades necesarias para salir del aislamiento.

Las relaciones nos protegen contra el estrés, la enfermedad y la depresión. Y, para aquellos que, como Liz, tienen predisposición a la soledad y la depresión debido a factores biológicos y ambientales, creo que una práctica intencionada de las relaciones es una parte importante de un programa de tratamiento minucioso y exhaustivo. En el caso de Liz, dicho tratamiento incluía medicación y psicoterapia, además de varias terapias de grupo ofrecidas en la unidad de hospitalización. Liz me aseguró que se comprometía a mejorar, y eso también era muy importante.

Los vínculos sociales reducen a la mitad el riesgo de muerte prematura. En un estudio con mujeres de mediana edad, aquellas que tenían matrimonios y relaciones conyugales muy satisfactorios presentaban un menor riesgo de enfermedad cardiovascular que las que tenían relaciones de pareja menos satisfactorias. Sin embargo, no es preciso casarse para contar con un sistema de apoyo. Los científicos empiezan a sospechar que salir con los amigos mitiga las manifestaciones físicas del estrés, pues provoca una respuesta de protección que incrementa la oxitocina y las endorfinas, lo que ayuda a reducir el estrés.

El apoyo social contribuye a reducir el colesterol, reforzar el sistema inmunitario, acelerar la cicatrización de las heridas posquirúrgicas y disminuir los niveles de cortisol. La literatura científica sobre los beneficios del apoyo social abunda en todas las especialidades de la medicina. Y no solo son beneficiosos los vínculos sociales estrechos en nuestra vida personal, sino que contar con esos vínculos en el lugar de trabajo influye de manera positiva en la implicación, la creatividad, la productividad y la tasa de retención de empleados, maximiza la salud de los empleados y minimiza los accidentes laborales, así como los días de baja por estrés, enfermedad o lesiones en el lugar de trabajo. La falta de apoyo de los compañeros en el lugar de trabajo influye incluso en la tasa de mortalidad. Los beneficios del apoyo social también se extienden a las comunidades, cuya capacidad para prepararse para los desastres naturales y recuperarse con mayor rapidez de estos se ve reforzada.

Y, claro, el conflicto crónico tiene el efecto contrario. Existen estudios que relacionan las interacciones decepcionantes o negativas con la familia y los amigos con una peor salud física y mental. Una interesante línea de investigación ha hallado signos de inmunidad reducida en parejas durante peleas especialmente hostiles. El síndrome del corazón roto es real: las personas pueden desarrollar arritmias (latidos irregulares del corazón) y vasoespasmos a consecuencia de un estrés importante o crónico en una relación, y algunas incluso sufren infartos.

Los estudios sugieren que cuatro o cinco relaciones estrechas, entre familiares y amigos, son el punto óptimo para reducir la soledad (aunque otros aseguran que podemos darnos por satisfechos si contamos con una persona o dos que nos entiendan). Yo creo que incluso un solo confidente sirve de gran ayuda. Aunque Internet proporciona acceso inmediato a todo tipo de personas, no está claro que las relaciones exclusivamente digitales resulten tan beneficiosas como las conexiones en la vida real.

Nuestra mejor defensa contra la soledad consiste en considerarla una señal interna que nos orienta hacia nuestra necesidad de pertenencia. Aunque algunas personas tienen una predisposición genética a la soledad,[19] los genes no determinan nuestro destino. Como verás, es probable que Liz tuviese una predisposición genética a la soledad, unida a una depresión grave persistente, pero, con tiempo, autocompasión y un tratamiento de salud mental continuado, fue capaz de poner en práctica nuevos patrones y hábitos de pensamiento y dar la vuelta a su guion social (porque el entorno y el esfuerzo desempeñan un papel mucho más importante de lo que pensamos en la expresión de esos genes).[20]

Si nuestras percepciones y actos son los principales determinantes de nuestras relaciones, ¿qué los conforma a ellos? Todo empieza con nuestras primeras lecciones acerca de la conexión.

EL APEGO: NUESTRAS PRIMERAS RELACIONES

Cuando nacemos, el cerebro está listo para funcionar: unos cien mil millones de neuronas preparadas para aprender; empezamos a hacerlo incluso en el vientre materno. Los primeros cuidadores son tan fundamentales para nuestra supervivencia física y emocional que el bebé empieza a aprender sobre su madre en el útero —experimenta el sonido y el tacto, y detecta olores y sabores en el líquido amniótico— y muestra una preferencia natural, inmediatamente después del nacimiento, por el olor, el sabor, la voz y el tacto de la madre. Así comienza la impronta que continuará a lo largo de nuestros primeros años en un proceso llamado «apego».

Nuestra capacidad para establecer vínculos afectivos con los demás varía en función de nuestro estilo de apego, que se forma en la primera infancia. El apego se considera una necesidad instintiva, nacida de la necesidad biológica de supervivencia y de la necesidad psicológica de seguridad. El psiquiatra y psicoanalista británico John Bowlby describió el apego como la conexión psicológica duradera entre los seres humanos, que marca la pauta para nuestra capacidad de regulación emocional y autoconsuelo en la edad adulta, nuestra forma de interactuar o si gozamos de la seguridad suficiente para desarrollar vínculos de confianza, buscar consuelo y ayuda en los demás y explorar, por ejemplo. Los apegos seguros fomentan un equilibrio saludable entre valorarnos a nosotros mismos y valorar a los demás: el equilibrio «Yo estoy bien, tú estás bien» de Eric Berne que se menciona en el capítulo 5, «Orgullo».

En última instancia, el modo en que los cuidadores responden (mejor o peor) a nuestras necesidades en la infancia determina nuestro estilo de apego. En la década de 1970, la psicóloga Mary Ainsworth y otros estudiaron la relación madre-hijo y clasificaron los principales estilos de apego: seguro e inseguro. Cuando la crianza cálida y afectuosa no existe o es inconstante, el resultado es el apego inseguro (evitativo o ansioso).[21] Ambos tipos son capaces de socavar las relaciones si no somos conscientes de ello.

Estilo de apego evitativo

Cuando se invalidan los sentimientos de los niños y no se les muestra empatía, interiorizan el mensaje de que no hay lugar para sus sentimientos. De adultos, podrían tener dificultades para conectar emocionalmente con otras personas y consigo mismos. Pueden levantar muros, desconfiar de los demás, intentar ser demasiado autosuficientes, parecer distantes, terminar relaciones de forma prematura y mostrar poca tolerancia ante las manifestaciones emocionales ajenas.

La dependencia excesiva de uno mismo puede tener graves consecuencias. En general, los médicos creen que las tasas de suicidio han aumentado debido a la expectativa social de que hemos de ser autosuficientes, incluso cuando tenemos problemas de salud mental. Así, muchas personas evitan buscar ayuda profesional: «Debería ser capaz de resolverlo». (¡Te dije que esos «debería...» eran peligrosos!).

En general, la tendencia a no buscar ayuda en las relaciones interpersonales es bastante pronunciada en las personas con un estilo de apego evitativo. También son menos capaces de reconocer las necesidades de ayuda de los demás y responder a ellas, a menos que se la pidan de manera explícita.

Las personas con un estilo de apego evitativo tal vez parezcan tranquilas y serenas, pero su ritmo cardiaco y su presión sanguínea se elevan en momentos difíciles, y eso revela un estrés del que no son conscientes. La mente y el cuerpo sufren desgaste. He visto a pacientes derrumbarse bajo el peso de las emociones reprimidas. Siempre digo que, si reprimes emociones en un sitio, salen por otro en forma de (elige) malestar intestinal, dolor de cabeza o problemas en la piel, entre muchos otros. El apego inseguro se asocia con mayores tasas de enfermedades cardiovasculares, dolor, fatiga, ansiedad y depresión.

Liz se vio sometida al tipo de crianza dura, controladora, fría, excesivamente estricta y crítica que fomenta un estilo de apego evitativo. Los antecedentes familiares de ansiedad crónica y una probable enfermedad mental no tratada contribuyeron a su dolorosa vida familiar. Liz describió a su madre como una persona con mucha ansiedad en las relaciones interpersonales y con miedo al rechazo, mientras que su padre evitaba los conflictos y, en cierto modo, la cercanía en las relaciones en general. Dados sus antecedentes familiares, es posible que Liz tuviese una vulnerabilidad genética a la depresión y la soledad. La ciencia de la epigenética revela ahora que el estrés crónico de los entornos extremadamente punitivos en la infancia provoca cambios en la forma en que los genes se expresan en última instancia y se asocia con la depresión en etapas posteriores (por no mencionar que el estrés crónico en la infancia se asocia con el envejecimiento acelerado del cerebro). De hecho, los padres pueden trasmitir a los hijos los cambios en su vida epigenética.

Desde su más tierna infancia, a Liz le enseñaron que su valor residía en su utilidad para los demás y en la consecución de medidas externas de éxito; que tener emociones, buscar ayuda o tratar de comunicarse eran señales de debilidad. Liz percibía que estaba sola en el mundo, que no caía bien, que era una carga y que parecía débil si se mostraba vulnerable.

En la edad adulta, Liz volcó su energía en los logros profesionales y en formar parte de comités benéficos. Su muro de autoprotección la hacía parecer distante, pero por dentro era perfeccionista y autocrítica y se sentía angustiada y aislada a pesar de sus muchas actividades. Si Liz creía que había recibido un desaire en el trabajo, se reprendía a sí misma (había interiorizado la voz de sus padres) y trabajaba todavía más, lo que aumentaba su aislamiento. Respondía cuando sus hijos la buscaban, pero rara vez iniciaba el contacto. Su intento de suicidio conmocionó a la familia. Liz había sido una gran profesional respetada, tenía muchos intereses y sus hijos la querían mucho, pero sus genes, su depresión crónica y las adversidades sufridas en sus primeros años de vida le impidieron ver esos aspectos positivos.

Estilo de apego ansioso

Por el contrario, una persona con un estilo de apego ansioso (se cree que es el resultado de una crianza inadecuada) tiende a ansiar la conexión, tiene dificultades para tolerar los altibajos naturales de las relaciones y se muestra extremadamente ansiosa e hipervigilante cuando considera que ese vínculo está amenazado o percibe rechazo. Como en el caso de Sam, Nicole, Sejal y Lina, a los que hemos conocido en capítulos anteriores, se esfuerzan por complacer a los demás, casi siempre a expensas de su propio bienestar, y se desaniman o frustran si no obtienen el nivel de aprobación, reafirmación o elogio que necesitan. Viven con miedo al rechazo o a la ruptura de los vínculos. Pueden sentirse invadidas por una baja autoestima, temerosas de buscar ayuda en el trabajo o preocupadas por las dinámicas interpersonales y se muestran hipervigilantes en busca de indicios que *prueben* su temor a que una relación o trabajo se acaben. En ocasiones, su miedo se convierte en una profecía autocumplida porque su conducta (en casos extremos) aleja a los demás.

Estilo de apego seguro

Si tuviese que resumir los estilos de apego inseguro, diría que es como tener un brazo hiperdesarrollado o hiperactivo y otro subdesarrollado o hipoactivo. En el apego evitativo, la independencia está hiperdesarrollada (hipertrofiada) y la búsqueda de ayuda está subdesarrollada o poco activa. Esto puede llevar a terminar las relaciones de manera prematura o brusca. Sin embargo, que la pareja exprese su aprecio resulta muy beneficioso para las personas con un estilo de apego evitativo, ya que les demuestra que se preocupan por ellas y aumenta su disposición y su compromiso a corresponder. En el apego ansioso, existe un sistema de amenaza muy desarrollado (una mayor sensibilidad a la pérdida, al abandono, al rechazo o a la distancia percibidos en una relación) y un sistema interno de autoconsuelo poco activado o subdesarrollado. Esto lleva a mantener amistades durante demasiado tiempo o aferrarse a ellas (incluso a las que no son sanas). En ambos estilos, una baja autocompasión se manifiesta en un retraimiento o en un afán de protagonismo social. No obstante, con tiempo, intención y ayuda, sea cual sea nuestro estilo de apego, podemos fortalecer nuestras estrategias internas de cuidado y practicarlas gradualmente al tiempo que tratamos de incluir el procesamiento y la regulación emocionales en nuestras relaciones con los demás.

Lo ideal, como vemos en el apego seguro, es sentir que podemos confiar en los demás y que somos capaces de pedir ayuda y darla, pero que también podemos autoconsolarnos y depender de nosotros mismos adecuadamente, dejando el mismo espacio a los demás. Tal vez gracias a la compañía reconfortante más constante de los cuidadores, las personas con apegos seguros demuestran una mayor autocompasión, disfrutan de un orgullo sano y son capaces de regular sus emociones de manera eficaz: «Tengo una actitud realista y positiva y trabajo para estar en sintonía con mis sentimientos y abordarlos». Además, confían en sus instintos cuando no se las trata bien, piden lo que merecen y siguen adelante cuando es necesario. Esperan que su pareja las apoye y tienden a ver lo mejor de los demás: «Creo que soy importante para ti y que me aprecias. Sé que puedo pedirte ayuda y confiar en ti en momentos de necesidad, igual que tú puedes hacer conmigo». Esta expectativa positiva enriquece el apoyo que brindan a otras personas —«Te aprecio mucho»— y tiende a sacar lo mejor de ellas.

Los numerosos beneficios para la salud asociados a un apego seguro incluyen menos dolor, fatiga, ansiedad, depresión e irritabilidad; más energía y capacidad para introducir y mantener hábitos saludables, y evitación de los males de la soledad. Incluso algunos empresarios están empezando a prestar atención al estilo de apego de sus empleados y a cómo se manifiesta en el lugar de trabajo con el objetivo de maximizar la confianza, la colaboración y la comunicación (¡y la diversión!).

Ejercicio: Conoce tu estilo de apego

Es posible que las preguntas que te propongo a continuación te parezcan muy complejas y te despierten emociones intensas. Siéntete libre de saltarte aquellas que te resulten abrumadoras. Sin embargo, si te identificas con algo, tómate tu tiempo para reflexionar. Quizá no tengamos problemas con algo personalmente, pero nos demos cuenta de que sí es un problema porque otros lo plantean.

Tu combinación de respuestas ayudará a indicar qué circunstancias tienden a desencadenar o provocar en ti determinados pensamientos, emociones y comportamientos. Ninguna respuesta te sitúa en una categoría u otra. Puedes sentirte de una manera en el trabajo y de otra con los amigos; es normal que haya variaciones. Lo que importa es tu patrón de respuesta general. Este ejercicio solo pretende ayudarte a aclarar tus tendencias generales. Si lo deseas, profundiza con alguien de confianza o con un profesional de la salud mental.

La terapia resulta útil para abordar las preguntas, preocupaciones y emociones que surjan.

Cada grupo de preguntas se organiza en función de la dinámica que acabamos de ver (hiperactividad/hipoactividad).

Independencia hiperactiva

1. En general, en la mayoría de las relaciones, ¿prefieres el espacio a la unión?
2. En momentos difíciles o estresantes, ¿tiendes a confiar casi exclusivamente en ti y te enorgulleces de ello?
3. ¿Te das cuenta de que a menudo dependes solo de ti porque crees que no se puede confiar en los demás?

4. ¿Observas que no tienes reacciones intensas ante lo que otros considerarían una situación estresante? ¿O los demás te describen como «frío/a como el hielo» o dicen que te muestras impasible ante lo que ellos considerarían acontecimientos estresantes?
5. ¿A veces te preguntas a qué viene tanto alboroto con las amistades, si siempre puedes recurrir a ti?

Búsqueda de ayuda/prestación de ayuda poco activa

1. ¿Evitas hablar con los demás sobre tus sentimientos?
2. ¿Evitas los enfrentamientos o las situaciones que despiertan sentimientos, o prefieres ceñirte a los hechos?
3. ¿Mantienes a la gente a distancia (o los demás han observado este rasgo en ti) o pierdes el interés cuando empiezan a acercarse más, ya sea en una amistad o en una relación romántica?
4. ¿Evitas pedir ayuda porque piensas que los demás no te ayudarán o porque no quieres ser una carga para ellos?
5. ¿Han expresado otras personas su decepción/insatisfacción por tu capacidad para mostrar aprecio y afecto y proporcionar consuelo emocional o te resulta difícil consolar a los demás o decirles lo que significan para ti?

Autoconsuelo poco activo

1. ¿Anhelas la unión y temes no poder arreglártelas sin nadie?
2. ¿Buscas constantemente atención/elogios/reafirmación por parte de personas cercanas, aunque sabes que te quieren o tienen una visión positiva de ti en la relación?
3. ¿Muestras con frecuencia conductas de complacencia y de búsqueda de aprobación hasta el punto de negar tus límites o acudes a muchas personas en busca de ayuda, consuelo y consejo cuando te angustias?

4. ¿Te decepcionas a menudo por los intentos de los demás de consolarte o consideras que tus intentos de autoconsolarte son inadecuados?
5. ¿Te cuesta autoconsolarte cuando te desprecian o rechazan?

Sistema de amenaza hiperactivo

1. En general, ¿tiendes a suponer lo peor en las relaciones? Por ejemplo, ¿siempre temes que una relación se acabe? ¿Le das vueltas a la idea de no caer bien a los demás (incluidos los amigos) o temes que algo vaya mal cuando no recibes respuesta inmediata de alguien?
2. ¿Tienes miedo (en secreto) de que tu pareja encuentre a alguien mejor?
3. Cuando los demás no están de acuerdo contigo, ¿crees que les caes mal?
4. ¿Tus relaciones podrían calificarse de tormentosas o poco estables?
5. ¿Te afectan mucho los estados de ánimo de los demás y tratas de mantener a todos contentos?

Muchos de nosotros tenemos dificultades si la crianza de nuestros primeros cuidadores fue inestable o complemente negligente o dura. Tal vez, a pesar de sus mejores intenciones y de sus esfuerzos, lo que nos proporcionaron no se ajustaba a lo que necesitábamos. Tal vez sus propias limitaciones les impidieron satisfacer nuestras necesidades.

Si no tuviste un apego seguro, has de saber que tus primeros años de vida no son una cadena perpetua. Aunque existe una sólida base neurobiológica del estilo de apego moldeado por el entorno temprano, no es irrevocable. Tu maravilloso cerebro adulto es sofisticado y puedes moldearlo. Requiere perspicacia y persistencia, pero ahora estás al mando y puedes elegir un camino diferente. Del mismo modo que el optimismo práctico está al alcance de las personas que quizá no hayan nacido optimistas o que no lo han experimentado en sus relaciones, el OP nos ayuda a tomar medidas para entender nuestras tendencias de apego y tomar conciencia de los patrones de conducta potencialmente contraproducentes o desadaptativos.

LOS CUATRO TIPOS DE AMISTAD

No necesitamos muchos amigos, sino unos pocos buenos con los que estemos en contacto regularmente. Conocer los distintos tipos de amistades que hay nos ayuda a cuidarlas mejor.

1. ***Amistades profundas:*** se aplican todos los tópicos a ellas: están ahí para ti, te cubren las espaldas y te entienden. Os habéis visto en las buenas y en las malas. Os alegráis mutuamente de vuestros éxitos y sois sinceros (cariñosamente) con vuestras debilidades y dificultades.
   Aspectos positivos: sabes que te quieren por lo que eres, no por lo que tienes, por lo que has conseguido o por lo que puedes hacer por ellos. Compartís la vida porque os importáis mucho.
   Consejos para conectar: incluso las amistades más íntimas se desvanecen si no se comparten los altibajos de la vida. Por supuesto, envíales mensajes divertidos y fotos, pero ten muy presente que es preferible el contacto regular cara a cara y de viva voz.
2. ***Amistades significativas:*** combinan de forma dinámica la experiencia compartida y una cercanía emocional moderada. Quizá estéis atravesando situaciones vitales importantes (por ejemplo, montando un negocio, criando a los hijos, yendo a la universidad u os acabéis de separar o jubilar).
   Aspectos positivos: os mejoráis la vida mutuamente, de forma tangible, con información y experiencia, así como, de forma intangible, escuchando y mostrando capacidad de reacción emocional.

Consejos para conectar: compartir actividades y conversaciones puede conducir a una amistad profunda. Otras relaciones son adecuadas tal y como son o se desvanecen de modo natural cuando vuestra vida deja de encajar.

3. ***Compañeros de intereses/actividades/profesionales:*** tu compañero favorito para salir a correr, la gente con la que charlas en las reuniones del consejo de administración, los compañeros de proyecto de confianza en el trabajo o los orientadores laborales.
   Aspectos positivos: no intercambiáis secretos profundos, pero disfrutáis de vuestra compañía y os mejoráis significativamente la experiencia inmediata.
   Consejos para conectar: este grupo puede forjar amistades significativas a medida que se genera confianza mediante la interacción regular, el avance conjunto hacia los objetivos y el intercambio de recursos. Profundiza si te apetece: «Oye, ¿quieres que quedemos para comer o tomar un café algún día?». Tal vez te ayude a profundizar en la relación que estas amistades unan varios ámbitos de tu vida —tu compañero de yoga es además un padre del colegio de tu hijo; tu compañero de correr es también un compañero de trabajo—; si no es así, tampoco pasa nada.
4. ***Microconexiones:*** utilizo este término para describir interacciones pequeñas, pero emocionalmente satisfactorias («micromomentos», como los denomina la investigadora, profesora y autora Barbara Fredrickson) que se dan en nuestras actividades cotidianas; por ejemplo, con el camarero, el conductor del autobús, el guardia que dirige el tráfico, el dependiente de la tienda, el guardia de seguridad, otros padres que dejan o recogen a sus hijos en el colegio, otros amantes de las mascotas o los usuarios del transporte público. No son exactamente amigos, pero sí conocidos agradables en tu mundo compartido.
   Aspectos positivos: subestimamos el poder de estos contactos poco exigentes pero frecuentes con desconocidos o personas conocidas en torno a una experiencia compartida. Las microconexiones combaten la soledad y proporcionan un pequeño pero

potente estímulo. La doctora Fredrickson las describe como «resonancia de positividad [...], un tipo de conexión interpersonal caracterizada por la positividad compartida, el cuidado y la preocupación mutuos, y la sincronía conductual y biológica». El contacto visual pone en marcha la sincronía conductual: nuestros gestos no verbales coinciden con nuestras emociones en torno a un momento compartido, ya sea un perro cariñoso, unos niños muy monos, una caja con mucha cola o un clima estupendo; nada importante, aunque te levantan el ánimo y te alegran el día. (Para tu información: se cree que experimentar, o incluso presenciar, actos de amabilidad atenúa nuestro sistema de respuesta de estrés). El mundo también se alegra: se han hecho experimentos sociales con personas a las que se les dedican pequeños actos o gestos de amabilidad que demuestran que estas tienen más probabilidades, si se les da la oportunidad, de devolver el favor que aquellas que no han experimentado un acto de amabilidad.

Consejos para conectar: empieza con el contacto visual, una sonrisa o un movimiento de cabeza. Según Fredrickson, los gestos no verbales emocionales positivos (las caricias positivas mencionadas en el capítulo 5, «Orgullo») invitan al cerebro a imitar, entrando así en sincronía. Indica tu disponibilidad para conversar volviéndote hacia la persona y haciendo una pausa. Entabla una conversación trivial: comparte algo gracioso o de aprecio mutuo. Profundiza en la conexión haciendo las preguntas adecuadas («¿Qué tal todo?», «¿Cómo va la pata de Sparky?», «¿Le gustó a Anya su fiesta de cumpleaños?»). Si te preguntan cómo te va a ti, di algo agradable u optimista o reconoce que vas de cabeza si es el caso.

Aunque las microconexiones no sustituyen a las relaciones más profundas, si se cuidan, resultan un maravilloso apoyo. El dependiente de la tienda nos guarda un artículo que sabe que queremos. El guardia de seguridad vigila nuestro coche aparcado en doble fila mientras vamos a buscar algo que hemos olvidado. Intercambiamos el cuidado de las mascotas con un vecino, nos recogemos el correo mutuamente cuando estamos fuera o nos acompañamos a las citas médicas.

Las microconexiones añaden variedad a nuestra dieta social sin esfuerzo al ponernos en contacto con personas de todas las edades y procedencias. Las microdosis regulares alimentan nuestra alma porque aportan positividad, seguridad, sentido de pertenencia y conexión, y todo ello mejora el estado de ánimo, la salud y el bienestar general.

Ejercicio: Tu estilo de amistad

Sin pensarlo demasiado, anota tus respuestas a las siguientes preguntas:

1. ¿Te entusiasma la idea de socializar? Por el contrario, si sientes que la interacción social te resulta menos enriquecedora emocionalmente que a otras personas que conoces, ¿evitas hacer planes con gente?
2. ¿A veces te desborda lo social (por ejemplo, sientes cansancio, no puedes acabar tus cosas o tienes resentimiento porque no dispones de suficiente tiempo para estar a solas)?
3. ¿Sientes que las personas que forman parte de tu vida te escuchan y comprenden?, ¿que unas pocas personas te apoyan de verdad?
4. ¿Te satisface el equilibrio entre amistades profundas, amistades significativas, compañeros de actividades/intereses/profesión y microconexiones en tu vida? Por ejemplo, ¿la balanza se inclina hacia muchas interacciones sociales superficiales o, más bien, hacia unos pocos amigos íntimos repartidos por todo el país, pero nadie a quien llamar para una actividad improvisada o una situación urgente? ¿Qué categorías, si las hubiera, crees que podrían mejorarse?

5. ¿Hasta qué punto tomas la iniciativa a la hora de dar prioridad a tu vida social? ¿Tiendes a esperar a que te lleguen las invitaciones? En el último mes, ¿con qué frecuencia has llamado a alguien simplemente para saludar? ¿Has compartido un rato con amigos en persona, por videollamada o por teléfono? Si el tiempo es un problema, ¿hay momentos en tu día (por ejemplo, durante un paseo o en los desplazamientos al trabajo) en los que podrías establecer contactos?

Las preguntas de este ejercicio pretenden darte una idea de tu estilo básico de amistad, de los tipos y las cualidades de las amistades que tal vez te falten y del grado de intencionalidad que pones a la hora de configurar tu vida social (no se trata de culpar o responsabilizar a nadie, sino de averiguar qué te nutre socialmente, qué no lo hace y qué podrías hacer tú al respecto). Si antes disfrutabas de la compañía de determinadas personas, pero ya ni siquiera te apetece ver a tu mejor amigo/a –y esto os preocupa a ti y a las personas que te importan–, además de que tu estado de ánimo, motivación, energía e interés por las cosas que antes te importaban se encuentran bajo mínimos, quizá te convenga hablar con un terapeuta.

GUÍA DE LOS OPTIMISTAS PRÁCTICOS PARA IMPLICARSE SIGNIFICATIVAMENTE

Las siguientes técnicas te ayudarán a dotar de mayor intencionalidad a tus conexiones. Algunas facilitan las conversaciones; otras ayudan a gestionar la mente y las emociones en el momento en que sea necesario.

Escucha empática: detectar, reflexionar, actuar

Tanto si me dirijo al público, a pacientes, a amigos como a mis hijos, intento recordar una fórmula sencilla: detectar, reflexionar, actuar. Incorpora una técnica denominada «escucha activa», una habilidad capaz de transformar las relaciones y proteger la salud.[22]

- ***Detectar:*** significa escuchar —sin interrupciones ni interjecciones— cuando alguien te cuenta lo que está pasando (¿qué intenta transmitir?). Observa también: puede que te diga que está bien, pero una expresión abatida, los hombros caídos y un tono de voz monótono sugieran lo contrario.
- ***Reflexionar:*** a continuación, verbaliza lo que has escuchado, primero con recepción de mensaje, que consiste en parafrasear lo que han dicho: «Lo que te estoy oyendo decir es... ¿Te he entendido bien? ¿Lo he entendido bien?». Esta es también una oportunidad para reflexionar sobre el comportamiento observado, las muestras de emociones o la expresión facial (algo que hacemos los terapeutas): «Pareces triste» o «Pareces contento». A continuación, deja que sigan hablando. Esto permite aclarar las cosas. Resiste la tentación de aportar tu interpretación, tu experiencia o algún consejo, o de llenar los silencios con tópicos de positividad o reafirmación: parecerá que menosprecias sus sentimientos y la situación. La flexibilidad cognitiva se caracteriza por la capacidad de actualizar tu pensamiento en función de lo que alguien te dice.

  A continuación, está el registro del mensaje, que consiste en valorar el impacto emocional de lo que has oído: «Estoy captando lo triste/enfadado/preocupada que te sientes». «Vaya, me impresiona el dolor por el que estás pasando». Finalmente, está la respuesta al mensaje. Es el momento de demostrar que lo entiendes. En lugar de análisis o consejos («A lo mejor deberías...»), prueba con algo como «Entiendo que esto es duro para ti», «Parece que está siendo una época estresante» o «Tienes muchas cosas entre manos». Dar consejos, por muy bienintencionados que sean, bloquea la oportunidad de que la otra persona comparta. No subestimes el beneficio de limitarte a escuchar cuando alguien comparte su dolor, dándole espacio para encontrar su camino hacia esos momentos de revelación que llegan cuando nos abrimos libremente a alguien de confianza. Ahora, es el momento de sincerarse. De nuevo, con delicadeza, sin dar consejos ni desviar la atención hacia ti, simplemente muestra tu compasión para reducir el aislamiento que se siente cuando se sufre. Asegúrale que estás ahí y, si procede, comparte alguna experiencia con la que se pueda identificar: «Aunque no he pasado por lo mismo que tú, una vez viví X y fue muy duro. Lo siento mucho». Sé breve, sin comparar situaciones. Si no te parece apropiado en el contexto de la persona que te está explicando su dolor, abstente.

- ***Actuar:*** aquí conviertes la empatía en acción (la esencia de la compasión):

  «Estoy aquí para ti», «¿Qué puedo hacer para ayudarte?». Puedes ofrecer soluciones tangibles si resulta apropiado, justificado y bienvenido. O puedes ofrecer ayuda específica si está en tu mano y lo deseas de verdad. El hecho de estar ahí como un apoyo es una acción si eso es lo que se quiere y se necesita.

  A continuación, recuérdale constantemente tu apoyo, con palabras, hechos o con ambas cosas. Incluso una tarjeta con un mensaje —«He estado pensando en ti» o «Cuídate mucho, por favor»— significa mucho.

  Si logras que una persona que está sufriendo se sienta verdaderamente apoyada gracias a tu presencia constante, eres un ángel.

Este enfoque funciona con cualquiera de los cuatro tipos de amistad. Supongamos que soy nueva en la ciudad y me apunto a una serie de visitas guiadas para familiarizarme con ella y conocer gente. Empiezo a charlar con una mujer y acabamos haciendo juntas los dos primeros recorridos. Después del segundo, me pregunta: «¿Cómo has acabado mudándote aquí?».

Es posible que, para entonces, ya sienta la seguridad necesaria para compartir que me he mudado porque quiero empezar de nuevo tras una ruptura, además de mi despido debido a una restructuración de la empresa. Ella me escucha y responde con validación y compasión: «Vaya, son muchos cambios en muy poco tiempo.

¿Cómo te van las cosas?». De repente, nuestra conversación es más profunda.

A continuación, pon la empatía en acción: «Me encantaría presentarte a algunas de mis amigas. ¿Por qué no te vienes a mi clase de yoga? Algunas vamos a tomar café después». Y, así, las dos ampliamos nuestro círculo social.

Parte del tratamiento de Liz consistía en conectar con los demás. Gran parte de su autoconcepto se centraba en su trabajo, pero a sus compañeros pacientes les interesaba ella, no sus logros profesionales. Poco a poco, aprendió a conectar mostrándose receptiva y vulnerable con los demás, no solo eficaz. Su curiosidad y su atención al detalle, que la habían hecho triunfar en el trabajo, también la ayudaron a triunfar en sus relaciones. Se convirtió en líder de un club de lectura y dirigió debates estimulantes. Liz me explicó que la enseñanza era su pasión, pero que su padre le había quitado la idea. Me di cuenta de que era una educadora por naturaleza.

Resolver conflictos: la técnica XYZ

La técnica XYZ[23] resulta muy eficaz en las interacciones, sobre todo cuando las emociones están a flor de piel. Aunque el programa se creó para ayudar a las parejas a desarrollar habilidades fundamentales para fortalecer sus relaciones, promover la resolución de conflictos y evitar la escalada de los problemas conyugales y el divorcio, lo considero igual de útil para personas que mantienen relaciones duraderas y con distintos tipos de relaciones, ya sea con amigos, hijos adultos o padres. No solo funciona en caso de relaciones conflictivas, sino que también sirve para mantener unas relaciones sanas.

La técnica XYZ se centra en una conducta y una situación, no en una persona. No se acaba con la reputación de nadie ni se sacan los trapos sucios con generalizaciones ni afirmaciones de todo o nada. Esta es la fórmula:

«EN LA SITUACIÓN X, CUANDO HICISTE Y, ME SENTÍ Z».

- **«En la situación X»:** describe la situación concreta que ha provocado un problema en la relación (un momento, no una lista de fallos).
- **«cuando hiciste Y»:** describe la conducta específica.
- **«me sentí Z y [incluir acción/reacción]»:** explica cómo te sentiste o cómo te afectó y hazte cargo de tu reacción hablando en primera persona Esta comunicación os ayudará a abordar la conducta negativa.

¿Recuerdas a Nancy y Sharon, del capítulo 4, que discutían por las tareas domésticas? Practicaron esta técnica en nuestra sesión y en casa. Por ejemplo, Sharon dijo: «Nancy, cuando esperas hasta el último minuto para preparar a los niños antes de las vacaciones, me siento increíblemente estresada e infravalorada. Me pongo muy ansiosa (y a veces me siento dolida)».

Céntrate en cómo te ha hecho sentir la situación en lugar de realizar una afirmación general sobre quién es la otra persona. Como se explica en el capítulo 5, se trata de la diferencia entre una caricia negativa condicional, que proporciona una información procesable sobre cómo ha afectado negativamente el comportamiento a otra persona y una caricia negativa incondicional (esos mensajes hirientes que provocan impotencia y vergüenza sobre nuestra propia identidad y conducen a la evitación en vez de a la reparación). Recomiendo practicar esta técnica en situaciones sencillas para que resulte más accesible cuando aumente la tensión.

La técnica XYZ también funciona para lo positivo. Nancy y Sharon utilizaron frases XYZ de gratitud para reforzar las conductas positivas: «Cuando te ofreciste a llevarte a los niños el domingo por la mañana para que yo pudiera dormir hasta tarde, me sentí agradecida, apreciada y cuidada». Las caricias positivas condicionales fomentan más comportamientos positivos que apreciamos. Recuerda también el poder de los positivos incondicionales: «¡Gracias!», «Te quiero», «Eres una persona increíble»; abrazos y sonrisas, o hacerle un favor a alguien. Según el doctor John Gottman, investigador líder en relaciones, la proporción mágica en las relaciones es de 5:1:

por cada interacción negativa durante un conflicto, una relación estable y feliz tiene cinco (o más) interacciones positivas.

Cuestionar tus percepciones

Según un estudio realizado en 2014 publicado en el *Journal of Experimental Psychology*, los usuarios del metro de Chicago creían, en general, que interactuar con desconocidos resultaba incómodo o inoportuno, o que reducía su tiempo de productividad. Sin embargo, cuando charlaban con su vecino de vagón, la inmensa mayoría consideraba que la experiencia les levantaba el ánimo y contribuía de manera positiva a su bienestar a corto plazo. Si eso ocurre cuando nos cuestionamos lo que suponemos sobre las microconexiones, ¡imagina lo que ocurriría con nuestras amistades más profundas!

Sentirnos apoyados por los demás indica a nuestro cerebro que podemos relajarnos, que nos cuidan y que estamos a salvo. Dado que somos gregarios por evolución, el hecho de que nos releguen a los márgenes de la tribu se percibe como una amenaza. Por eso, pensar que alguien te ampara protege tu salud mental.

Percibir apoyo conduce a un sistema de redes sociales más sólido, fomentando un ambiente esperanzador y optimista, y contribuyendo al éxito de las relaciones. Este efecto se extiende más allá de nuestro círculo inmediato. Los pacientes que se sienten apoyados o comprendidos por sus médicos tendrán una relación mejor con ellos y, por tanto, resulta más probable que cumplan el tratamiento y las visitas de seguimiento, lo que se plasma en mejores resultados de salud.

Las expectativas positivas respecto a las relaciones generan resultados positivos porque llegamos a la mesa con una actitud en la que todos ganan. Recuerda el estudio del aula que hemos mencionado: si esperamos que los demás nos acepten, es más probable que nos mostremos cercanos, lo que a su vez hará que los demás nos acepten.

Con expectativas positivas, resulta menos probable que personalicemos un comportamiento neutro como negativo. «A lo mejor no era ninguneo, es que estaba ocupado con su bebé caprichoso, le daba apuro que le viese con la camisa manchada de helado o solo tenía un mal día». También vemos con claridad si la gente nos decepciona una y otra vez, nos trata mal o traspasa nuestros límites y no evitamos enfrentarnos al problema.

Lamentablemente, debido a experiencias de apego tempranas, a veces nuestras suposiciones negativas sobre nosotros mismos y sobre cómo nos verán los demás nos impiden conocer gente nueva, profundizar en las amistades o volver a relacionarnos con viejos amigos. O puede ocurrir que sintamos tanta ansiedad por encajar que nos perdamos en las relaciones, temiendo lo peor incluso ante cualquier alteración. En cualquier caso, tememos el rechazo, no caer bien.

Asumimos que los demás nos caen mejor que nosotros a ellos, una disonancia conocida como «brecha de simpatía». No éramos así al principio. Los niños menores de cinco años no lo manifiestan; aparece en torno a la edad a la que empezamos a preocuparnos por lo que piensan de nosotros. Además, en lo que se conoce como el efecto «hermoso desastre», sentimos miedo incluso de sincerarnos, pensando que ser vulnerables nos convertirá en objeto de juicios negativos o críticos.

Perlas de OP

A menudo, subestimamos lo bien que caemos a la gente.

Las técnicas cognitivo-conductuales, como el enfoque ABCDE y las 5R de la regulación emocional y la resolución de problemas en el mundo real (véanse los capítulos 4 y 5 para repasar estas y otras técnicas), te ayudarán a cuestionar las distorsiones cognitivas y a darte una oportunidad a ti y a los demás.

Una nueva perspectiva con ABCDE

A Liz le costaba ver su situación fuera del discurso que había creado en torno a su soledad hasta el punto de creer que sus familiares la visitaban en el hospital simplemente porque les daba pena. Teníamos que trabajar en su percepción del apoyo. El siguiente es un modelo hipotético de cómo se podrían cuestionar las suposiciones de Liz utilizando el enfoque ABCDE:

Antecedente: Mis familiares han viajado para venir a verme al hospital.

Creencia: Lo han hecho porque sienten lástima por mí.

Consecuencias: sentirse sola, inútil y emocionalmente insensible.

Distorsiones: «Han venido solo porque les doy lástima [leer la mente, subestimar lo positivo]. Si hubiese sido mejor madre, a lo mejor desearían verme de verdad [orientación al arrepentimiento]. Al margen de mi carrera, no valgo para nada/no soy interesante [pensamiento de todo o nada]. En realidad, no le importo a nadie [catastrofización], así que estoy sola [razonamiento emocional y filtro negativo]».

Aceptación: «Tengo un historial de depresión y una historia familiar en la que me dijeron que no importaba. Es doloroso, pero no tengo que permitir que dirija mi vida. Puedo creer lo mejor de mis hijos, al contrario que mi padre, que no creyó en mí. Si ellos ven cosas positivas en mí, puede que tengan razón. He hecho amigos en el hospital. Les caigo bien por lo que soy y me recuerdan que tengo un valor inherente y que soy más que mis logros. Mis dificultades me hacen más capaz de empatizar con los demás. Tender lazos ayuda a los demás a sentirse bien, y a mí también. No tengo que ser perfecta; en todo caso, la necesidad constante de perfección me ha perjudicado. Puedo ser más amable conmigo misma».

Ninguna de estas ideas se le ocurrió a Liz de la noche a la mañana. Con la práctica, la técnica ABCDE nos ayuda a detectar los pensamientos automáticos negativos y cuestionárnoslos, además de animar al cerebro a reformularlos con asociaciones más realistas, precisas y positivas, pero ciertas.

Replantearse las percepciones

He aquí algunas maneras de replantearse las percepciones habituales en las relaciones:

Situación: Hay un grupo de amigos íntimos que siempre salen juntos.

Percepción: Son exclusivistas o antipáticos.

Replanteamiento: ¿Qué pruebas tienes de que realmente son así? Pregúntate qué has hecho tú para relacionarte con ellos. Si lo has intentado y te han rechazado, la conclusión quizá esté justificada. En cambio, si no te has abierto a ellos y te molesta que nadie se haya acercado a ti, es hora de asumir esa percepción y decidir si te acercas tú a ver qué pasa o si lo dejas correr.

Situación: Te invitan a un acto en el que no conoces a casi nadie.

Percepción: «No quiero conocer gente nueva, aunque sé que sería bueno para mí. No veo que vaya a ser divertido. No conoceré a nadie, no sé qué puedo esperar, no sabré qué decir».

Replanteamiento: A menudo, detrás de estas percepciones se esconde un pensamiento de todo o nada: «No se me da bien la gente», «No encajo». O la autocomparación: «No soy tan divertido/guapa/elegante/genial/interesante/popular». O la autoconciencia de la imagen corporal: «No me siento bien con mi cuerpo en este momento», «No me veo bien con mi ropa» o «No tengo nada que ponerme para salir». O sentirse vulnerable: «Acabo de perder mi trabajo/he roto con mi pareja y no quiero que la gente me pregunte». Recuerda tus capacidades, los retos a los que te has enfrentado en el pasado o las habilidades que posees y que podrías aplicar, igual que Liz aplicó su curiosidad y su perspicacia sobre las personas para hacer amigos.

¿Conoces a alguien que haya asistido a ese evento en el pasado? Pregúntale qué puedes esperar y qué hizo que fuese una buena experiencia. Si conoces a algún invitado, quizá puedas ir con él. Si puedes llevar acompañante, pídele a alguien que vaya contigo. ¿Hay detalles del evento que te ayudarían a relajarte (por ejemplo, la oportunidad de aprender)? ¿No sabes qué decir?, cambia de tema: la mayoría de la gente tiene mucho que contar sobre sí misma. Después de las sonrisas y las presentaciones, habla del evento: ¿qué los trae por aquí? Escucha y haz preguntas relacionadas con lo que se hable. Haz preguntas abiertas; por ejemplo, cómo le ha ido a alguien el verano o qué libros, películas o pódcast le han gustado: todo eso aporta información valiosa y posibles puntos de conexión basados en intereses comunes. Expresar un interés genuino por los demás es suficiente para que todo salga bien.

Situación: Necesitas ayuda, pero no te atreves a pedirla.

Percepción: «No quiero obligar a nadie. Me da vergüenza. ¿Y si me dicen que no?».

Replanteamiento: Una encuesta realizada en 2022 por la empresa de estudios de mercado OnePoll reveló que casi la mitad de los encuestados no pedían ayuda hasta que se sentían superados. La realidad: la gente no se agobia tanto como pensamos si le pedimos un favor. Cuando mostramos nuestro auténtico yo, creamos un vínculo.

Los beneficios de dar y recibir son múltiples para ambas partes: reducción de la presión arterial, disminución de las hormonas del estrés y aumento de la inmunidad.

Empieza con pequeñas peticiones: unas servilletas más en un restaurante o que alguien en el gimnasio te indique dónde están las pesas. Con el tiempo, te resultará menos incómodo. Para pedir cosas más importantes, hay que mostrar concreción (sin soltar indirectas con la esperanza de que te lean el pensamiento): «Voy a una fiesta y es probable que me encuentre con mi ex: sería de gran ayuda y mucho más divertido si me acompañases» o «Voy a tener una primera cita y me gustaría planificar algo para después y así poder ponerle fin». Un ejemplo maravillosamente proactivo: una mujer compartió su Google Calendar con los miembros de su club de senderismo diciendo que no iba a necesitar que nadie la cuidase en la semana posterior a su operación, pero que sí le gustaría tener compañía e invitó a los compañeros a apuntarse para visitarla.

Por supuesto, después expresa tu gratitud y devuelve el favor cuando la otra persona te necesite.

Situación: Has perdido el contacto con alguien o hace mucho tiempo que no ves a una persona a la que te gustaría conocer más.

Percepción: «Metí la pata. Ha pasado demasiado tiempo».

Replanteamiento: El «es demasiado tarde» es una de las principales razones por las que la gente no contacta con amistades antiguas o nuevas. Entre las variantes figuran: «Voy a molestar», «No quiero obligar a nadie a nada», «No necesita más amigos», «Soy demasiado mayor para hacer nuevas amistades» o «Nos distanciamos».

La vida moderna no se presta a las conexiones espontáneas, sino que tenemos que crear las oportunidades, ya sea semanas, meses o incluso años después: nunca es tarde para decirle a alguien que te acuerdas de él o ella. De hecho, los estudios demuestran que a las personas les agrada recibir mensajes y, cuanto más inesperados, mayor es el beneficio para el receptor. Cuando era más joven, no se me daba muy bien lo de mantener el contacto. Pensaba: «Ha pasado demasiado tiempo, sería raro». ¡Ahora me doy cuenta de que la otra persona pensará lo mismo! Así pues, lo intento.

A la gente le encanta saber de nosotros cuando nos abrimos, compartimos y pedimos ayuda. Minimizamos lo mucho que significamos para los demás y la importancia que tiene para nosotros un mensaje de texto inesperado. Expresar aprecio y recibirlo tiene beneficios para la salud mental, ya que aumenta la satisfacción vital y el bienestar, crea y consolida vínculos, y se asocia con una mayor satisfacción y compromiso en las relaciones.

Como parte del plan para recuperar conexiones, Liz se puso en contacto con su compañera de habitación en la universidad, una profesora titular de Economía en su *alma mater* de Boston. Además, retomó la práctica de la caligrafía, una afición que había aparcado junto con otras muchas actividades con la esperanza de ganarse la aprobación de su padre. Envió una de sus tarjetas escritas a mano a su vieja amiga. Hacía diez años que no hablaban. Recibió una carta de respuesta dirigida al hospital con su nombre; era una señal de que no solo había establecido el contacto, sino que, además, se estaba abriendo.

Ponte en contacto con un viejo amigo del colegio, del trabajo o de la infancia. Envíale un correo electrónico diciéndole que te acuerdas de él o ella y que te preguntas cómo le va; recuérdale a alguien lo mucho que disfrutabas de su conversación, dónde os conocisteis y alguna anécdota o broma que compartieseis; envíale un artículo que podría interesarle. No es necesario que te sinceres ni que le propongas quedar, simplemente retoma la relación. Si obtienes respuesta y la conexión es mutua, seguid avanzando, pero ten en cuenta la posibilidad de que nuestros esfuerzos no sean recíprocos. A veces, recibo respuesta; otras veces, no. En cualquier caso, me siento bien por haber contactado.

Si el silencio se debe a un simple malentendido o crees que ya no le caes bien a alguien, háblale con franqueza: «Te echo de menos. Ha pasado mucho tiempo. Me gustaría hablar de lo que pasó». Prepárate para hablar de cosas difíciles, asume tu parte de responsabilidad en cualquier malentendido y deja clara tu disposición a seguir adelante o pasar página.

Conviene tenerlo en cuenta

Acerca del perdón

El perdón es el poder de desprenderse del resentimiento hacia alguien que nos causó daño. Si los actos ajenos han perturbado una relación, todavía tienes opciones:

1. ***Libera a alguien de la culpa por completo.*** Resulta sencillo exonerar a alguien en el caso de que cometiese un verdadero error si realmente no entendió la importancia de sus actos (por ejemplo, porque era muy joven) o si asume por completo la responsabilidad y tú quieres mantener la rela-

ción. Por supuesto, la mejor disculpa es un cambio de comportamiento; a falta de eso, a continuación encontrarás algunas formas de gestionar el daño o el mal comportamiento continuado, o el hecho de que alguien siga sin asumir su mal comportamiento o no haya corregido el rumbo.

2. ***Confía, pero verifica.*** Esto se puede aplicar en el caso de una cuasidisculpa poco sincera en la que, de alguna manera, también te culpan parcialmente (la persona racionaliza su comportamiento o intenta justificarlo, y no es la primera vez) o de una relación poco auténtica. Es posible que te encuentres en una posición en la que no tengas elección: necesitas continuar con la relación por motivos importantes o simplemente quieres pasar página. Perdonas, pero no olvidas, y tu consigna es «confía, pero verifica».
3. ***Vive y deja estar las cosas.*** En esta opción, basada en la idea de la ausencia de apego o la aceptación radical, no condonamos el comportamiento dañino ni lo aprobamos, sino que elegimos nuestra cordura y paz mental a través de la aceptación, el no apego y el dejar estar. Según las ideas budistas, el dolor forma parte de la vida, y el sufrimiento es el giro que le damos mediante nuestro apego a las ideas, los recuerdos, las personas y el pasado. Créeme, sé de lo que hablo: «Ojalá no hubiese pasado eso». Pero ocurrió. Aceptar una mala situación no es justificarla; se trata de liberarnos del control que ejerce sobre nosotros porque no queremos ser prisioneros del pasado.

   A veces, permitirnos sentir rabia (y no hacer necesariamente nada al respecto, salvo reconocerla) hace que pasemos el duelo y perdonemos. Puedes enfadarte con alguien que haya hecho mucho por ti. En ocasiones, lo que lamentamos es la pérdida de una relación o, simplemente, nuestras expectativas al respecto. A veces, equiparamos la aceptación con la resignación o con la tolerancia ante una mala situación o una mala conducta, pero no es así. El perdón evita que la ira se recrudezca y se convierta en resentimiento, y eso te permite sanar de los sentimientos negativos que la acompañan.

Límites saludables

A menudo, los conflictos en las relaciones tienen que ver con las intenciones enfrentadas: los valores, objetivos, necesidades y deseos de los demás no tienen por qué coincidir con los nuestros. No obstante, también resulta habitual que se dé un conflicto interno: no nos gusta defraudar a los demás. Sin embargo, anteponer sistemáticamente las necesidades y los deseos ajenos a los nuestros es la receta perfecta para el resentimiento.

¿La solución? Poner límites. Los límites protegen a todos los implicados y ayudan a que se los respete. Nos ayudan a reponer nuestras reservas emocionales a fin de contar con los recursos necesarios para cuidar de nuestros seres queridos.

Años después de trabajar con Liz, conocí a una paciente llamada Amanda. Si bien los elevados límites emocionales de Liz la aislaban de los demás, en el caso de Amanda era la falta de estos lo que había dado lugar a un problema. Acababa de empezar su carrera profesional y le costaba encontrar un punto de apoyo porque se sentía sometida por sus compromisos sociales. Como ocurre con muchos de mis pacientes solteros más jóvenes, las amistades eran vitales para Amanda: era sociable por naturaleza y la comunidad era fundamental en su cultura. Sin embargo, sus amigos empezaban a comprometerse y a casarse, por lo que ella pensaba que asistir a bodas era su «trabajo a tiempo completo», como dijo. Eso significaba regalos, tomarse unos días libres y gastos de viaje (además de «los vestidos, los zapatos y las fiestas»).

En muchos sentidos, Amanda había perfeccionado el arte de hacer amistades y mantenerlas, pero su necesidad de pertenencia chocaba con sus otras necesidades básicas de autonomía, competencia y seguridad económica. Deseaba tener tiempo para estar sola, montar en bici y asistir a un curso de yoga que le interesaba. Le costaba decir que no a la expectativa tácita de dar dinero y acudir. Daba prioridad a las necesidades de sus amigos, pero sentía que las suyas nunca entraban en la ecuación.

Aunque Liz y Amanda parezcan polos opuestos, ambas necesitaban examinar su forma de entender las relaciones y reflexionar sobre cómo influían sus emociones en las decisiones que tomaban al respecto y qué podían hacer para tener experiencias sociales más satisfactorias.

En el caso de Amanda, lo que más me llamó la atención fueron sus rumiaciones en torno a la idea de que sus amigos le darían de lado si no hacía lo que le pedían. Su autoestima parecía depender de su aprobación. Había invertido años y miles de dólares en dar prioridad a las necesidades de sus amigos por encima de las suyas. Su falta de límites saludables le había creado un sentimiento de rechazo hacia las personas que quería. Su necesidad de caer bien y de pertenecer a un grupo entraba en conflicto con sus objetivos económicos y su deseo de tomar decisiones vitales más auténticas y satisfactorias.

Los límites saludables, cuando se crean con personas a las que respetamos y en las que confiamos, tienen el objetivo de preservar la relación. Cuando llegó la inevitable invitación siguiente para ser dama de honor, Amanda y yo ideamos estrategias para erigir límites saludables sin dejar de apoyar a sus amigas.

Para empezar, le dijo a su amiga que estaba encantada por ella, le dio las gracias por incluirla en un día tan especial y se tomó tiempo para pensar: «De verdad que quiero asistir a todos los eventos a los que me invitáis. Me alegro mucho por vosotros. Déjame que mire mi agenda (¡y mi presupuesto!) y te digo algo dentro de unos días». Más tarde, volvió a ponerse en contacto con su amiga y le dijo que estaría encantada de ser dama de honor, pero que no podría viajar a la despedida de soltera en Nueva Orleans. Le dio a su amiga la opción de aceptar sus límites, muy razonables, en cuanto a su tiempo y su economía o de encontrar a otra amiga que ocupara el puesto.

Los límites de Amanda fueron:

1. **Intencionales:** los límites saludables no son reactivos ni se basan en la ira. Amanda consideró sus opciones.
2. **Compasivos:** los límites considerados y amables incluyen lo que quieres hacer y lo que no: «Lo siento mucho, pero no podré ir a la despedida de soltera en Nueva Orleans; por desgracia, mi agenda y mi presupuesto no me lo permiten. Pero ¡me hace mucha ilusión asistir a la boda!». La gratitud demuestra que valoras la relación y la intención que hay detrás de la petición: «Muchas gracias por pensar en mí», «Te agradezco mucho que intentes incluirme» y «Te agradezco que me lo pidas».
3. **Colaborativos, cooperativos y creativos:** lo que mejor comprendió Amanda —y lo que evitó de manera más eficaz cualquier posible resentimiento— fue que podía seguir estando para sus amigos al colaborar en la organización de la fiesta y ayudar con la decoración y los juegos (actividades que estaban dentro de sus posibilidades económicas y de tiempo). Puedes adaptar esta idea: «Aunque no podré ser la anfitriona de la cena, estaré encantada de llevar algunos platos y ayudar a limpiar». Cada persona tiene sus puntos fuertes, sus recursos y su manera de demostrar su afecto. Algunas ofrecen su tiempo, otras su casa, otras su dinero. Que cada una aporte lo que mejor se le da.
4. **Explícitos:** Amanda fue clara tanto en su emoción por su amiga como en su entusiasmo por asistir a su boda y en la imposibilidad de asistir a la despedida de soltera. Sin adivinanzas ni sorpresas.
5. **Flexibles:** las amistades rara vez son de todo o nada. Amanda se dio cuenta de que no necesitaba serlo todo para ser una buena amiga.
6. **Afianzados:** cuando se pusieron a prueba sus límites, Amanda se mostró compasiva pero firme. Cuando su amiga le dijo «Lo siento mucho, ¿no hay forma de que vengas a la despedida de soltera?», Amanda se lo pensó un poco y, a continuación, ratificó claramente sus límites (sin reiterar sus limitaciones presupuestarias, que su amiga ya conocía): «Estoy deseando verte en la cena y en la boda. No podré ir a la despedida de soltera. Pero

¡me hace mucha ilusión ayudar con la planificación y me alegro de que las demás chicas puedan ir!».

7. **Abiertos:** dependiendo de la cercanía de la relación, puedes optar por compartir más de lo que hay detrás de tu decisión: «Necesito centrarme en los estudios/el trabajo/la familia/el descanso/mi salud mental». Entre amigos, es una forma de hacerles saber que «no eres tú, soy yo», que me preocupo por mi salud en este momento.

Amanda se sorprendió gratamente de que, aunque algunos de sus amigos expresaron una ligera decepción, ninguno la dejó de lado. Con el tiempo, Amanda normalizó su nueva rutina de imponer límites.

Establecer límites a veces resulta desalentador; por tanto, recuerda sus ventajas:

- **Facilitan la cercanía.** En ocasiones, los límites nos obligan a provocar decepciones a corto plazo para preservar la relación a largo plazo. En última instancia, ayudan a gestionar las expectativas y reduciendo los malentendidos.
- **Nos ayudan a cuidar de nosotros mismos.** Pongo límites para ser la mejor versión de mí misma cuando me presento ante los demás.
- **No tienen por qué ser siempre absolutos.** En una relación de apoyo, los límites pueden parecerse más a setos que a muros, ya que, al respetar las necesidades del otro, cada uno acepta ser flexible con los límites cuando es necesario.
- **Sirven de puente hacia la fortaleza.** En ocasiones, los setos deben convertirse en muros. Establecer límites puede ser el primer paso hacia la decisión de poner fin a una relación.

ENTABLA AMISTAD CONTIGO

Al principio de este capítulo, señalo que la mejor manera de hacernos amigos de los demás es hacernos amigos de nosotros mismos. Los estudios demuestran que, sobre todo cuando nos sentimos inquietos o angustiados, a veces nos ayudan a sentirnos más seguros palabras clave, imágenes y ejercicios que evocan recuerdos del cuidado de otras personas y sacan al cuidador que llevamos dentro, un proceso que se denomina «imprimación de seguridad».

Las ideas que siguen se centran en cuidar de nuestra relación más íntima —la que tenemos con nosotros mismos— como componente integral de una relación sana con los demás. Pocos de nosotros tuvimos una crianza idílica. Sea cual sea nuestra experiencia con las primeras relaciones o las actuales, podemos crear una base reconfortante y tranquilizadora. La autocompasión rompe el ciclo, fomenta la sanación y nos permite relacionarnos con los demás siendo nuestra mejor versión.

- ***Ayuda a tu pareja a ayudarte.*** Tal vez tu pareja no siempre sea capaz de encontrar las palabras adecuadas para ayudarte a calmarte, pero puedes decirle qué otras formas de mostrarte su apoyo aprecias (sentarse a tu lado, darte abrazos y caricias en la espalda, prepararte una buena comida, etc.). Y recuerda que podéis practicar la escucha activa mutua para mostraros aprecio y comprensión.[24]
- ***Pide lo que necesitas.*** «Tus palabras siempre me reconfortan. ¿Podrías compartir algunas de tus sabias palabras conmigo hoy? Tengo un día difícil y tus mensajes siempre me animan».
- ***Evoca un recuerdo positivo.*** Un momento en el que sintieras seguridad, aprecio y amor.
- ***Escribe una carta a tu futuro yo seguro.*** ¿Qué esperas para esa persona? ¿Qué quieres poder dar a los demás? ¿Qué tiene que ocurrir o qué necesitas darte a ti? ¿Qué sientes que mereces (descanso, sueño o reconocimiento)? ¿Qué patrones quieres cambiar? ¿Qué es lo que no funciona (por ejemplo, alejarse o presionar demasiado)?

Aunque estos ejercicios proporcionan cierto grado de calma, reafirmación y consuelo, explorar el propio estilo de apego en terapia te ayudará a profundizar en tus percepciones y mejorar tus habilidades de afrontamiento.

Practica la soledad

La práctica de la soledad nos enseña o recuerda nuestra capacidad de ser suficientes para nosotros mismos. Es el estado deliberado e intencionado de disfrute de nuestra propia compañía: darnos caricias positivas como las que se describen en el capítulo 5. Nos permite recargarnos por completo a fin de estar plenamente presentes para los demás, reafirma nuestro valor para nosotros mismos y nos ayuda a asegurarnos de que nosotros y nuestras relaciones no sufrimos por evitar las emociones, por no afrontar los retos o por esperar que los demás llenen nuestro vacío interior. Nos recuerda que somos la fuente de nuestra propia alegría.

Para mucha gente, estar a solas resulta incómodo. Según un estudio, algunas personas preferirían una descarga eléctrica antes que estar solas sin nada que hacer. El miedo primordial a la soledad proviene de la idea errónea de que la alegría procede del mundo exterior o de nuestro sentido de pertenencia. Cuando nos divertimos en compañía de otra persona, asociamos esa diversión al otro, sin darnos cuenta de que la diversión, la alegría, la risa y la capacidad de experimentar sentimientos positivos y expresarlos depende de nosotros. Deja de esperar a que los demás te den permiso para disfrutar de tu hogar interior. Tú —tu mente, tu cuerpo y tu espíritu— eres la fuente de tu alegría y placer. Aunque el rechazo social y el aislamiento duelen (y la pertenencia es una necesidad humana básica), nuestro sentido de significado y pertenencia está limitado en última instancia por lo cómodos que nos sintamos en nuestra propia piel.

El tiempo en soledad sin distracciones revela mucho sobre nuestras esperanzas, sueños y comportamientos. El cerebro crea conexiones que solo puede establecer durante los periodos de descanso y concentración. La soledad nos ayuda a regular nuestras emociones (en concreto, nos permite desactivar las emociones negativas intensas), fomenta la autoconciencia, libera nuestro pensamiento para que resuelva los problemas de manera más eficaz y creativa, nos recarga las pilas para relacionarnos mejor con los demás y fomenta la empatía con el prójimo y la comprensión de este. La concentración, la productividad y la creatividad aumentan cuando equilibramos la soledad placentera con la unión intencionada. Incluso el compromiso positivo con los demás puede distraernos del importante trabajo que el cerebro necesita llevar a cabo en un estado de descanso mental activo, cuando estamos a solas. Por tanto, aunque algunos (Liz) disfrutan más del tiempo en soledad que otros, aprender a estar a solas significativamente es una habilidad importante y forma parte de una vida equilibrada.

Las sugerencias anteriores para trabar amistad con nosotros mismos forman parte de la práctica de la soledad, pero no tiene que ser nada solemne. Puedes practicar la soledad en cualquier lugar tranquilo de tu casa o probar a hacerlo entre gente en un banco del parque, en un trayecto en transporte público o en una cafetería. No mires el teléfono. En el capítulo 7, «Presente», encontrarás actividades que inspiran asombro, gratitud, disfrute, juego, conciencia de la mente presente y flujo.

La práctica de la soledad nos recuerda que la capacidad de experimentar alegría y expresarla está en nuestro interior, esperando a ser reclamada como parte del acto de tratarnos a nosotros mismos como trataríamos a un amigo querido. Nuestro sentido de pertenencia depende, ante todo, de nosotros.

Perlas de OP

Tú eres la fuente de tu alegría.

NUEVOS COMIENZOS

Liz recibió el alta ocho semanas después de su intento de suicidio.

—Ha hecho falta mucha gente y mucho trabajo para recomponerme, pero me alegro de que lo hayan hecho —dijo Liz con una sonrisa radiante que yo no había visto hasta entonces.

Un día, un tiempo después, me llamaron al mostrador de enfermería. Cuando me acerqué, me entregaron una preciosa orquídea blanca con una nota: «Gracias por nuestro nuevo comienzo».

Era de la nuera de Liz. Liz había pasado el verano con uno de sus hijos y su familia en Boston, que había venido a Nueva York para ayudarla a recoger y mudarse a Massachusetts con el fin de que estuviese más cerca. Liz también se dedicó a su pasión por la enseñanza y aceptó un puesto de profesora visitante en su *alma mater* con la ayuda de la antigua compañera de universidad y amiga a la que había enviado su tarjeta caligrafiada. Con el tiempo, la psicoterapia regular, el control de la medicación y el trabajo de conexión y *mindfulness*, Liz fue capaz de sentir el amor de su familia y aceptarlo (y, por primera vez en su vida, de equilibrar su necesidad de conexión con su deseo de autonomía y competencia).

Han pasado dos décadas desde mis conversaciones con Liz. Lo que me resulta tan inspirador de ella, entonces y ahora, es su intencionalidad. Era una mujer que se sentía tan inútil, deprimida y sola que se tiró de un puente, pero encontró el camino hasta enviar tarjetas a sus amigos, dirigir grupos de lectura y hacer planes para vivir más cerca de su familia y empezar una segunda carrera. El viaje de Liz fue complejo y lleno de matices, una amalgama de factores estresantes en los primeros años de su vida, su peculiar estilo de apego y su visión del mundo, su predisposición genética y su historial personal de depresión, las pérdidas en los últimos años de su vida y la soledad. Pero también fue una experiencia de recuperación, esperanza y optimismo práctico (aunque en aquel momento yo no lo conocía como tal). Después de toda una vida de muros emocionales, Liz tomó la decisión de ser vulnerable e intencional en sus relaciones. Aunque tuvo la suerte de poder acceder a profesionales y a un tratamiento que la ayudaron a juntar las piezas rotas, el compromiso que aportó al proceso me recordó que nunca es demasiado tarde para volver a conectar, para descubrir las limitaciones, enfrentarse a ellas con compasión y sortearlas. Todo empieza por comprender que somos y podemos ser más que la suma de lo que nos ocurre, que tenemos la capacidad de curarnos en el presente y forjar nuestro futuro eligiendo relaciones enriquecedoras, con los demás y con nosotros mismos.

Cuando lo hacemos, todo cambia.

Para consultar las referencias científicas citadas en este capítulo, visita: <doctorsuevarma.com/book>.

9
HÁBITOS SALUDABLES
Automatizar las buenas decisiones diarias

> Somos lo que hacemos repetidamente. La excelencia, por tanto, no es un acto, sino un hábito.
>
> Will Durant

—Sé lo que tengo que hacer, pero parece que no consigo hacerlo.

En el último año, Stan,[25] de cuarenta y cuatro años y padre de tres hijos, empezó a tomar medicación para la tensión arterial y el colesterol elevados. Además, le dijeron que tendría que medicarse contra la diabetes si no conseguía cambiar la situación modificando su dieta y practicando ejercicio.

—Lo ideal sería dejar la medicación. Y, en general, quiero estar sano por mi familia y por mí. Pero no puedo seguir así.

Stan estuvo mucho tiempo en forma y dando prioridad a su salud, pero había pasado de ser activo y optimista a sentirse desamparado en su lucha contra sus trastornos metabólicos. Su médico me lo envió con la sospecha de que estaba experimentando síntomas de depresión, pues esperaba que pudiera ayudarlo a controlar el estrés.

Stan estaba de duelo por la pérdida de su padre, que había muerto de un infarto el año anterior tras un largo historial de enfermedades cardiovasculares. Aunque esto fue un recordatorio de cómo era la salud en su familia y supuso un acicate para afrontar aquel riesgo, Stan tenía problemas de motivación. Decía que su estado de ánimo, energía y determinación habían dado un bajón al mes de comprometerse a seguir una nueva rutina de dieta y ejercicio. Inevitablemente, las circunstancias no ayudaron: un sótano inundado, el reciente diagnóstico de una enfermedad autoinmune a su mujer, los problemas de aprendizaje de su hija pequeña en el colegio... El hecho de verse incapaz de seguir los hábitos de salud fundamentales desmoralizó a Stan.

Los cambios en el trabajo también alteraron sus hábitos de salud. Antes de que su trabajo fuese en remoto, Stan tenía que caminar tres kilómetros si optaba por no coger el metro. A menudo, se desplazaba entre plantas por las escaleras y en el edificio había un gimnasio gratuito en el que a veces hacía ejercicio con sus compañeros a la hora de comer. El trabajo presencial también sufrió un cambio brusco. Antes podía estar activo con sus hijos (solía entrenar a sus equipos deportivos), relajarse durante una comida familiar y acostarse a una hora decente. El trabajo a distancia difuminó aquellos límites. Stan atendía llamadas a todas horas, incluso los fines de semana.

Le recordé a Stan lo comprometido y entregado que era, así como la presión a la que estaba sometido. Estaba de luto por su padre y ayudando a su mujer a sobrellevar una enfermedad crónica y a su hija a afrontar la neurodiversidad en un sistema escolar que no siempre sabía darle cabida. También hablamos de que sus síntomas de depresión contribuían a lo difícil que le resultaba seguir su rutina de dieta y ejercicio.

—Cuando estoy de bajón, cancelo mis planes de entrenamiento, como porquerías y me acuesto muy tarde. No quedo con mis amigos y en casa estoy de mal humor. Yo no soy así.

La depresión, el dolor y el estrés socavan el interés, la energía y la motivación, y eso hace que nos resulte más difícil cumplir nuestros objetivos o hacer cosas que antes nos gustaban. Sin embargo, el hecho de que Stan no pudiera cumplir las promesas que se hacía a sí mismo estaba empeorando su depresión. Su desánimo y los planes cancelados, además de la pérdida, el duelo y los factores de estrés agudos solo consiguieron minar todavía más su eficacia, lo que aumentó su depresión. Stan no solo necesitaba actividades que lo animasen, sino también que lo ayudaran a mejorar su competencia para romper el ciclo de vergüenza-bajo rendimiento-depresión.

Por eso, los hábitos son tan importantes. Los hábitos beneficiosos que establecemos son positivos para la salud y, lo que es igual de importante, nos confieren nuestra identidad y nos la confirman como personas capaces de mantener los compromisos consigo mismas: «Soy una persona que... [rellena el espacio en blanco con, por ejemplo, acaba lo que empieza o se alimenta bien]». Así, los buenos hábitos resultan doblemente positivos: para la salud y para la identidad. Los optimistas son lo que los optimistas hacen.

Stan mostraba signos de una depresión leve, pero me hizo saber que la medicación no era su primera opción, puesto que ya tomaba varios fármacos. Otro paciente podría haber pedido medicación (otro médico incluso podría habérsela sugerido a Stan) y existen numerosas situaciones en las que los fármacos serían apropiados, un salvavidas y una ayuda decisiva. Estoy abierta a todas las posibilidades, pero sobre todo me gusta escuchar lo que me dice el paciente.

Stan tenía habilidades de afrontamiento perfeccionadas que había ido descuidando a causa de los factores estresantes del último año (incluida la pérdida de su padre). Y, como muchos de nosotros, había caído en el hábito de dar demasiado a los demás y poco a sí mismo. Aunque se sentía desmoralizado por su salud, quería mejorar los resultados de las revisiones y las analíticas y no estaba desesperanzado.

Stan no solo prefería ver cuáles eran sus opciones de tratamiento de salud mental sin medicación, sino que, además, quería dejar de tomar los otros fármacos. Acordamos que empezaríamos a trabajar juntos con un enfoque sin medicación que lo ayudaría a poner en marcha su propia capacidad de cambiar de hábitos. Yo lo iría controlando de cerca y podría intervenir rápidamente con opciones de tratamiento adicionales en caso de que fuera necesario. Y, como siempre hago con mis pacientes, discutimos ideas, planes e intentos previos de suicidio y autolesiones o antecedentes (que él fue negando).

—Algunos de los problemas médicos a los que te enfrentas son hereditarios, así que hay cierta predisposición genética —le dije—. Pero, lo creas o no, tienes mucho más control de lo que imaginas.

A muchos de nosotros nos cuesta seguir unos hábitos y objetivos saludables, incluso sin las dificultades y las pérdidas a las que se enfrentaba Stan. Tal vez, como él, has deseado conseguir algo sabiendo lo que tienes que hacer, pero sintiéndote incapaz de hacerlo.[26] Hay más personas igual. Más del 75 % de las veces, la gente sabe lo que hay que hacer respecto a las recomendaciones y las directrices sobre el sueño, el ejercicio y la alimentación, y aun así no lo hace.

Es posible que, como tantas otras personas, te reprendas por tus malas elecciones. ¿Y si centrarse en las elecciones es parte del problema?

Tendemos a pensar que vivir de forma saludable consiste en tomar buenas decisiones. Y es así... hasta cierto punto. Sin embargo, ¿recuerdas lo que hemos dicho sobre la fatiga de decisión? Tomamos miles de decisiones cada día, ¡y muchísimas tienen que ver con la comida! Ante tantas opciones y decisiones que tomar, podemos acabar eligiendo mal o evitando elegir. Si sumamos las emociones, los altibajos de la vida, las tentaciones y las distracciones, hasta los planes más estudiados pueden acabar arruinados.

Los optimistas prácticos entienden que tienen el poder y la responsabilidad de tomar buenas decisiones para disfrutar de una buena salud. No obstante, saben que no siempre tienen la capacidad de tomar esas decisiones (y, en ocasiones, a pesar de sus esfuerzos y sus mejores intenciones, podrían entrar en juego otras barreras sistémicas y desigualdades de mayor envergadura que escapan a su control).

Así, hacen trampas a su favor. Han aprendido que, a veces, es mejor no tener que elegir. Casi siempre, lo que parecen buenas elecciones son en realidad buenos hábitos.

La elección activa y consciente requiere mucho esfuerzo y planificación (lo que se denomina «pensamiento lento»). Según el modelo de proceso dual del pensamiento, tenemos un tipo de pensamiento rápido, basado en el hábito, y otro más lento, analítico. Si aprendemos a actuar mediante el hábito, no tendremos que partir de cero constantemente para decidir qué comer, cuándo hacer ejercicio, etcétera. Simplemente, automatizaremos resultados positivos probados.

Los hábitos son decisiones automáticas que casi siempre responden a un problema o lo evitan. Cuando nos comportamos de una manera determinada sin pensarlo demasiado, eludiendo el pensamiento consciente, se vuelve un hábito. Los hábitos son más resistentes a los obstáculos y las fuerzas externas, incluyendo la falta de motivación, el carácter irregular del día a día, las elecciones, el estado de ánimo (e incluso otros malos hábitos). Con la práctica, las elecciones saludables se convierten en actos reflejos, de modo que el pensamiento, el azar, los impulsos o los obstáculos que podrían interponerse en el camino no tengan ninguna posibilidad.

Los optimistas prácticos conocen la regla de oro de la buena salud: si quieres que una conducta saludable perdure, conviértela en un hábito, no en una elección. Los optimistas son más dados a hacer ejercicio y comer frutas y verduras frescas, y menos propensos a fumar, acuden a sus visitas médicas y siguen los tratamientos, y resulta más probable que se laven las manos y se cepillen los dientes con regularidad. Y, lo que es más importante, automatizan esos comportamientos.

Perlas de OP

La motivación está sobrevalorada. La automatización es la clave del éxito.

Desde la salud dental hasta la mental, los optimistas siguen hábitos saludables como si su vida dependiera de ello. Bueno, es que es así. Según un estudio de 2019 publicado en *PNAS*, el optimismo se asoció con un aumento de la esperanza de vida de entre el 11 y el 15 %. La perspectiva optimista está relacionada con una longevidad excepcional (vivir más de ochenta y cinco años). No obstante, la clave para prosperar no está solo en nuestra esperanza de vida —cuánto tiempo vivimos—, sino también en nuestra esperanza de salud: cuánto tiempo vivimos con buena salud.

Los estadounidenses viven, de media, treinta años más que hace un siglo. Sin embargo, nuestra esperanza de salud no ha cambiado mucho con respecto a las generaciones de nuestros padres y abuelos: pasamos más de esos años tratando el dolor o las enfermedades crónicas (de hecho, más de la mitad de los adultos mayores de sesenta y cinco años toman cuatro medicamentos) a pesar de que el gasto sanitario en Estados Unidos supera al de otros países desarrollados. Y, aunque los estadounidenses viven más que antes, el país va a la zaga de otros países de renta alta en cuanto a esperanza de vida. La obesidad y el tabaquismo son responsables en parte de las muertes prematuras. Por su parte, los optimistas gozan de mejor salud, una longevidad excepcional y una mayor esperanza de salud. ¿Buenos genes, tal vez?

La genética es solo una pequeña parte de la ecuación. Un estudio sobre gemelos daneses determinó que la esperanza de vida de una persona media solo depende de los genes en un 20 %, mientras que el estilo de vida conforma el 80 % restante. Estudios realizados por el Consejo Nacional de Investigación y el Instituto de Medicina concluyeron que hasta la mitad de las muertes prematuras en Estados Unidos se podrían evitar, pues se deben, entre otras cosas, a la mala alimentación, el sedentarismo y el consumo de tabaco. El estudio de la epigenética está descubriendo cómo interactúan el comportamiento y el entorno con la expresión genética y la modifican. La biología no dicta el destino. Tú tienes más poder del que crees sobre tu salud.

Ni siquiera el optimismo depende de la genética. Como ya he mencionado, la genética solo es responsable del 25 % de que los optimistas estén más predispuestos a la alegría. El 75 % restante procede del mismo lugar que en el caso de los demás: los entornos en los que pasan su tiempo y las decisiones que toman. El optimismo práctico es un hábito que pone el poder del optimismo al alcance de todos.

Ya has automatizado muchos buenos hábitos: lavarte los dientes, hacer la colada, llevar un calendario y pasear al perro, entre otros. Por supuesto, los malos hábitos también se automatizan: la hora feliz, comida rápida para llevar y una copa de vino después de los días malos, maratones de trabajo que te llevan a saltarte comidas y entrenamientos, así como a perder horas de sueño...

En este capítulo, te ayudaré a tomar medidas para automatizar los buenos hábitos y eliminar gradualmente los malos. Aunque es posible que te hayas desviado de tus hábitos saludables por motivos distintos a los de Stan, los consejos que le di a él también son válidos.

A veces, lograr una buena salud parece imposible. Me vienen a la mente numerosos obstáculos y retos: coste, tiempo, energía, acceso, recursos, práctica o conocimientos, por citar solo algunos. A la mayoría de la gente, incluido Stan, le cuesta seguir buenos hábitos a pesar de conocer su importancia. Sin embargo, debemos pensar que puede lograrse. Los optimistas prácticos siempre son conscientes de las limitaciones, pero también tratan de decir: «Dadas mis limitaciones y mis dificultades, ¿qué opciones y alternativas tengo para alcanzar mis objetivos y llevar unos buenos hábitos?».

¿No sabes por dónde empezar en lo que respecta a los hábitos saludables? Más adelante, compartiré contigo los cuatro hábitos que recomiendo como mis favoritos porque conducen a otros buenos hábitos al tiempo que aportan alegría, placer y satisfacción.

Si has usado las herramientas que te he enseñado en los otros pilares, ya estás invirtiendo en buenos hábitos. Este capítulo reforzará lo que estás haciendo. También puedes empezar con este pilar y aplicarlo a los demás o a cualquier objetivo que tengas. Espero ayudarte a ganar seguridad para desarrollar hábitos. Tenemos más poder, control y elección en las decisiones y los resultados de salud de lo que pensamos. Creer que las cartas están marcadas en tu contra influye en la partida. ¿Quieres jugar con intención y seguridad o dejarlo en manos de la suerte? Si estás leyendo esto, creo que ya sabes la respuesta.

DE LA INTENCIÓN A LA AUTOMATIZACIÓN: GUÍA DE LOS OPTIMISTAS PRÁCTICOS PARA CREAR HÁBITOS DURADEROS

Resulta más probable que sigamos una rutina el tiempo suficiente para automatizarla si hacemos que las conductas nos resulten:

- Cómodas
- Interesantes
- Accesibles
- Divertidas.

Algunos de los pasos fundamentales en la formación de hábitos son la intención, la toma de decisiones, la acción y la automatización. He desarrollado estrategias clave que incorporan estos pasos junto con los puntos anteriores para ayudarte a reducir la brecha entre intención y automatización (el sumidero por el que se van las buenas intenciones).

PONLE INTENCIÓN

La intención no consiste solo en fijarse un objetivo, sino en preguntarse: «¿Qué necesito para alcanzar mi objetivo?». Se trata de descubrir patrones positivos, puntos débiles y factores estresantes para que puedas repetir lo que funciona y revisar lo que no. La intención te ayuda a evitar el pensamiento «Soy un fracaso» al

- recopilar datos procesables sobre cuándo, dónde y por qué las cosas van bien o mal,

- ser menos vulnerable a la explotación por parte de otros con intenciones distintas a las tuyas, y
- reducir las probabilidades de recordar otro año transcurrido sin hacer lo que esperabas hacer.

Ejercicio: Los orígenes de los viejos hábitos

Mostrar intención con los hábitos empieza por reconocer en qué punto nos encontramos y cómo surgieron nuestros hábitos actuales, ya sea hace meses o muchos años. Analizarte sin prejuicios te ayuda a empezar a separarte de lo que has estado haciendo y redirigir tu energía hacia donde quieres ir. Cuando intentes romper viejos hábitos o fomentar buenos hábitos, piensa:

- ¿Cómo eran en tu familia de origen la hora de comer y el ejercicio, en qué se gastaba el dinero, cómo se veía la amistad o [añade lo que quieras]?
- ¿Qué hábitos o pautas te llevaste de esas experiencias?
- ¿Qué funcionó y qué no?
- ¿Cuál es la mentalidad y el conjunto de acciones que crean los hábitos que no te sirven o los perpetúan?

Como ya he mencionado, la intención también consiste en ir ajustando nuestro proceso a medida que aprendemos lo que nos funciona (y lo que no). Supongamos que tu objetivo consiste en seguir formándote y tienes que estudiar para el examen de acceso mientras trabajas a jornada completa. Te planteas estudiar en casa después del trabajo. Sin embargo, cuando llegas a casa solo te apetece cenar y relajarte. Revisas tu plan para estudiar por la mañana temprano, pero entonces te quedas sin energía durante la jornada laboral. Estudiar durante el fin de semana tampoco funciona. Por fin ves la solución: quedarte una hora más en el trabajo y estudiar allí. Cuando llegas a casa, tu recompensa es saber que ya no tienes que estudiar, que es hora de relajarse. Perfeccionas el plan llevándote una ensalada o un sándwich para cenar, o comprándote algo a la hora de comer para que el hambre no te impida concentrarte. Este es un hábito que puedes automatizar. Estás logrando un objetivo que valoras, has abordado cuestiones prácticas como el hambre y tus niveles de energía, has establecido metas y plazos (bastará con una hora al día, aproximadamente, durante X meses) y has identificado señales positivas que apoyan tu objetivo:

ESPACIO DE TRABAJO = SEÑAL POSITIVA PARA UNA CONDUCTA PROFESIONAL Y LA REALIZACIÓN DE TAREAS
CASA = SEÑAL POSITIVA PARA LA RELAJACIÓN Y EL DESCANSO

Ejercicio: Inventario de intención

Lleva un calendario detallado de cómo empleas tu tiempo durante una semana. A continuación, pregúntate sin prejuicios:

- ¿Coincide el uso que hago del tiempo con mis hábitos, valores u objetivos deseados?
- Si no es así, ¿qué me impide cumplirlos?
- ¿Qué he hecho esta semana que esté en consonancia con mis valores y objetivos?
- ¿Qué me ayudó a dar esos pasos?
- ¿Cómo puedo revisar mi plan para tener más posibilidades de mantener mis nuevos hábitos?

SÉ FLEXIBLE

Puedes mejorar tus posibilidades de automatizar hábitos estableciendo objetivos específicos, realistas y compasivos. Los objetivos demasiado amplios («Perder peso y ponerme en forma» o «Poner orden») y la falta de un plan claro llevan al agobio, la procrastinación y el fracaso. También puede hacer que abandonemos un conjunto de expectativas demasiado exigentes («Perder veinte kilos en tres meses caminando diez kilómetros diarios, haciendo pesas en días alternos y yendo a natación y yoga los fines de semana», «Dedicar una hora cada tarde a ordenar y visitar organizaciones benéficas los fines de semana para hacer donaciones»). Asimismo, un marco poco compasivo («Deja de ser un vago gordo e indisciplinado») no hace sino socavar la autoeficacia al reforzar las imágenes negativas de nosotros mismos.

Si te fijas metas para ser más o hacer más, pregúntate si se basan en criterios arbitrarios respecto a los demás. Sin una relación clara con tus valores personales, esos objetivos inflados de manera artificial te conducirán al fracaso y a autoflagelarte todavía más (véase «Integra la identidad», página 322).

El objetivo de esta fase consiste en crear un plan lo bastante específico para ponerte en marcha, lo bastante amplio para encontrar tu ritmo y lo bastante compasivo e intencionado para que te resulte atractivo y alcanzable: «Quiero trazar un plan para perder peso, ponerme en forma y disfrutar de una casa más ordenada el año que viene».

Ejercicio: Nuevos hábitos, nuevos rumbos

Elige un hábito que te gustaría empezar o cambiar. A continuación, plantéate:

- ¿Cómo podrías enmarcar tu nuevo hábito deseado de forma positiva, compasiva y realista? [Ejemplo: reformula «Quiero dejar de comer comida rápida para llevar» como «Quiero preparar alimentos que me aporten energía y nutran mi cuerpo y cerebro»].

- ¿Cómo podrías establecer unas intenciones y soluciones más específicas? [Ejemplo: «Quiero limitar la comida rápida a un día a la semana, comprarme un libro de cocina casera sencilla y sana, y empezar a caminar, si puede ser con un amigo»].

Escribe tu objetivo de hábitos en tu diario. Recuerda que puedes revisarlo a medida que vayas descubriendo qué te ayuda a mantener unos hábitos saludables.

Un paso fundamental en la automaticidad consiste en tener un plan de actividad: decisiones deliberadas sobre qué, dónde, cuándo y cómo poner en práctica la nueva conducta. Hay más posibilidades de lograr que un hábito se mantenga si este plan es detallado, prevé los obstáculos y planifica teniéndolos en cuenta —lo que se conoce como «planificación de afrontamiento»—; todo ello nos ayuda a concebir hábitos realistas, determinar la logística (incluyendo alternativas y contingencias) y establecer hábitos de apoyo que sirvan de andamiaje para el hábito principal.

Dado que la transición de Stan al teletrabajo desdibujó los límites entre su vida profesional y personal, sus contingencias incluían establecer unos límites de disponibilidad claros con sus compañeros: bloquear su calendario en línea para reuniones o llamadas después de ciertas horas y dejar mensajes de «fuera de la oficina» cuando estuviese con su familia, preparando la comida o practicando ejercicio.

Ejercicio: El diablo está en los detalles: tu plan de actividad

He aquí algunas cuestiones que has de tener en cuenta para crear tu plan de actividad:

- ***¿Qué vas a hacer?*** ¿Cuándo empezarás? ¿Con qué frecuencia? ¿Qué días? ¿A qué hora? ¿Con quién? ¿Y para cuándo?

Siempre que no sea poco realista, fijar una fecha límite te ayudará a sacar tiempo para algo que quieres hacer. A una paciente mía que es una artista con mucho talento le costaba reservar un tiempo para dedicarlo a su arte debido a su exigente trabajo en una empresa. Le gustaba crear obras para sus amigos, así que le sugerí que escogiese el cumpleaños de uno de ellos y le regalase una pieza suya.

- Siempre que sea posible, hazlo cuando tengas ganas: para evitar golpes a tu sentido de la competencia, no intentes tareas exigentes cuando no estés en tu mejor momento. Intenta planificarlas para cuando dispongas de concentración y energía y no haya distracciones. En mi caso, es justo después de ver a mis pacientes y antes de que mis hijos vuelvan del colegio.
- ***¿Qué herramientas o información necesitarás?*** ¿Equipo, suministros, ropa o material? ¿Formación? (Véase «¿Quién te puede ayudar?», página 309).
- ***¿Cómo puedes empezar dando pequeños pasos?*** Los estudios demuestran que las personas que practican ejercicio de intensidad moderada habitualmente (tres veces por semana o más) son más felices que las que se someten a un entrenamiento intenso una sola vez por semana. Empieza por hacer lo que puedas con regularidad. En vez de pensar que tienes que estar noventa minutos en el gimnasio para que sea un entrenamiento de verdad, ve quince minutos (si estás más, ¡genial!). Mediante un proceso llamado «acercamiento progresivo», se llega al objetivo reforzando los pasos dados que conforman la conducta final. No caigas en la tentación perfeccionista de realizar una tarea hasta el final. En su lugar, por ejemplo, establece un tiempo para salir y moverte durante quince o veinte minutos y, después, haz algo divertido o gratificante. A continuación, fija una hora para repetirlo. La programación fomenta la automaticidad porque elimina la elección y la toma de decisiones. Las recompensas refuerzan la programación. Las pequeñas victorias preparan el te-

rreno para las grandes, ya que nos transmiten que podemos pensar a lo grande, que tenemos muchas posibilidades de lograr nuestros objetivos.

- ***¿Cómo puedes descomponer el hábito deseado en pequeños pasos?*** Introduce en tu calendario tu programa de formación de hábitos.

ASUME LA RESPONSABILIDAD

La responsabilidad (entendida como rendir cuentas) te ayuda a alcanzar el éxito identificando cómo sabrás si estás cumpliendo tus objetivos. La responsabilidad puede dar miedo (léase vergüenza o culpa). Reformulémoslo: la responsabilidad consiste en tener el control de tus hábitos estableciendo sistemas de apoyo para ponerte en marcha, seguir avanzando, ver cómo te va y ayudarte a mejorar.

Ejercicio: Tus prácticas de responsabilidad

¿Cómo controlarás el juego interior del cambio de hábitos? La responsabilidad también consiste en controlar tus pensamientos y sentimientos relacionados con un hábito. La mayoría de nosotros somos propensos al pensamiento de todo o nada y creemos que estamos peor (o tal vez mejor) de lo que en realidad estamos. La verdad se encuentra, probablemente, en algún punto intermedio. Le damos un empujón a la competencia cuando somos capaces de tapar los agujeros por los que se cuelan los viejos hábitos.

- ***¿Cómo comprobarás tus progresos?*** No para castigarte, sino para determinar lo cerca que estás de tus objetivos y cómo acercarte más. Aunque ya he hablado de mis reservas con res-

pecto a la tecnología, creo que se trata de una herramienta útil para controlar la formación de hábitos. Sea cual sea el objetivo (o los objetivos) de tus hábitos, es probable que exista una aplicación relacionada con ellos. También puedes llevar una hoja de cálculo o anotar los avances en tu diario. Busca patrones, sobre todo con los contratiempos. ¿Qué ocurrió? ¿A qué hora del día o de la noche? ¿Dónde estabas? ¿Con quién? ¿Participaron emociones fuertes, estrés, hambre o fatiga?
¿Cómo había sido el día?, etcétera. ¿Qué podrías modificar para obtener mejores resultados? ¿Es necesario procesar alguna emoción (capítulo 3, «Procesamiento de emociones»)? ¿Podrías reformular las situaciones y las distorsiones de pensamiento sobre la marcha como se explica en el capítulo 4, «Resolución de problemas», y en otros apartados?

- ***¿Quién te puede ayudar?*** En un experimento social, se pidió a los participantes que evaluasen la inclinación de una pendiente. Los que lo hicieron solos pensaban que la pendiente era mayor que los que realizaron la misma tarea con un amigo. Y los programas contra la adicción obtienen mejores resultados cuando reclutan a personas que son amigas.

Los optimistas prácticos no actúan solos. Casi siempre se rodean de mentores, compañeros de actividades, grupos, clubes o confidentes que los apoyen en su viaje de formación de hábitos.

Yo defino a los compañeros de apoyo de forma amplia. Pueden ser personas con las que adquieras un nuevo hábito. La mayoría de nosotros no queremos defraudar a nadie dejándolo plantado. Stan involucró a sus amigos en sus objetivos para ponerse en forma: quedaban para jugar al baloncesto o correr y así se aseguraba de que iría (y se lo pasaría bien). No obstante, los compañeros de apoyo pueden aportarte información: un nutricionista, entrenador, instructor o *coach*; ayuda médica: tu doctor, un terapeuta u otros especialistas de la salud; ayuda física o emocional: un masajista, amigos de confianza que te dan ánimos por teléfono o mensaje, o que se quedan contigo trabajando en lo suyo mientras tú te dedicas a lo tuyo, o ayuda logística: la madre de Stan planificó noches especiales con sus nietas para que él y su mujer pudiesen estar solos como parte de su objetivo de fortalecer su relación.

- ***¿Cómo sistematizarás tu autoseguimiento?*** Anota cómo te sientes mientras practicas el hábito deseado. Se ha demostrado que el seguimiento resulta eficaz para las personas en diversos entornos. Utiliza el ejercicio «Dale la vuelta al guion» (capítulo 5) para practicar la reformulación de las afirmaciones autocríticas. Una pregunta fundamental es: «¿Cuál es la utilidad de sentir o pensar así?».

Stan y yo creamos un programa de control de hábitos de OP para llevar un diario sobre su viaje, hacer un seguimiento de los hábitos de apoyo, tomar conciencia de lo que estaba sintiendo e incluso ayudarlo a aclarar sus pensamientos antes de acostarse para tratar de dormir bien (otro de sus objetivos). La depresión había afectado a su motivación de manera significativa, pero, mediante el seguimiento de sus respuestas emocionales a lo largo del día con el programa de control de hábitos de OP, se dio cuenta de que su estado de ánimo mejoraba casi siempre cuando completaba una tarea que había evitado. Sintió el orgullo y la competencia asociados a la realización de una tarea y, lo que es más importante, vio su progreso gracias a su propio método de seguimiento. Ambas cosas lo ayudaron a motivarse cuando le entraban ganas de evitar tareas. A menudo, cuando nos sentimos bajos de ánimo o agobiados, evitamos hacer las cosas que sabemos que deberíamos hacer (y que suelen ser cosas que probablemente nos animarían), pues nos parece demasiado esfuerzo. Sin embargo, cuando pones un pie delante del otro y echas a andar, aunque al principio no tuvieses ganas, inevitablemente te sientes bien después y te alegras de haberlo hecho. Si nos enfrentamos a la depresión, es muy importante que tomemos medidas para hacer las cosas con las que disfrutamos y que se nos dan bien. Tal vez al principio no nos resulten agradables, pero el refuerzo positivo llegará más tarde. Stan aprendió esto de primera mano. Existe una gran oferta de diarios de seguimiento de hábitos, así que no dudes en crear uno. Puedes empezar con las estrategias de este capítulo (ponle intención, sé flexible, asume la responsabilidad, etcétera) y desarrollar tu propia forma de registrar tus emociones, evaluar los obstáculos, forjar tu plan de hábitos y comprobar cómo se desarrolla: qué te ayuda y qué te estorba.

ALIMENTA AL LOBO BUENO Y MATA DE HAMBRE AL MALO

¿Qué inhibe la automaticidad? Bueno, la vida..., la luna, las estrellas, Mercurio retrógrado (la verdad es que incluimos a Mercurio en el plan de cuidados para un paciente mío interesado en la astrología, aunque no permitió que nada más interfiriese en su hábito de trabajar en un exitoso blog de nutrición y estilo de vida... ¡a las siete de la mañana!).

Ningún debate sobre la formación de hábitos estaría completo sin hablar de cómo hacer frente a los obstáculos y los contratiempos. Objetivo general: hay que alimentar al lobo bueno (¿recuerdas la fábula de los dos lobos del capítulo 1?), haciendo que los buenos hábitos sean accesibles, cómodos y factibles, y matar de hambre al lobo malo —es decir, los malos hábitos—, reduciendo la tentación, la oportunidad y la accesibilidad.

Supongamos que trabajas desde casa. Ha sido un día duro: tu jefe te ha echado la bronca y un proyecto ha salido mal. A veces, tu pareja está ahí para consolarte, pero hoy la casa está vacía y la nevera está llena. Está ahí cuando necesitas estirar las piernas, huir de la pantalla o rellenar tu botella de agua o tu taza de café. Y está repleta de cosas deliciosas (y no muy nutritivas). Acabas de almorzar, pero al final echas mano de algo no muy sano solo porque está a tu alcance y te proporciona una gratificación inmediata.

Inofensivo, ¿verdad? Claro..., si ocurre de vez en cuando. Pero he visto, y lo he experimentado personalmente, que los hábitos no muy positivos pero reconfortantes nos acechan.

Los malos hábitos persisten por múltiples razones: son fáciles, placenteros, cómodos y accesibles (es decir, automáticos).

¡Espera! ¡Así es justo como queremos que sean los buenos hábitos! ¡Intercambiemos los lugares! Afortunadamente, podemos utilizar la misma metodología para romper los malos hábitos que para crear los buenos.

Para automatizar los hábitos, los tres elementos que hay que eliminar son la motivación, la decisión y la fuerza de voluntad. Dado que tomar decisiones requiere energía mental, el cerebro acostumbra a recurrir al pensamiento heurístico o rápido para encontrar la solución más rápida a un problema, sobre todo en caso de vulnerabilidad emocional o física (por ejemplo, si estamos estresados, enfadados, ansiosos, cansados o hambrientos). Si recurrir a la comida o a otros comportamientos poco saludables es el camino más cómodo, eso es lo que querrá hacer. De nosotros depende trazar las vías de los buenos comportamientos en el cerebro y después recorrerlas (practicarlos). Cuanto más lo hagamos, más fuertes se volverán esas vías neuronales. La clave de la automatización de hábitos consiste en practicar la conducta con regularidad. La constancia resulta esencial, sobre todo ante a los obstáculos.

En términos cotidianos, esto significa facilitar la visualización, el acceso y el uso de los elementos relacionados con tus nuevos comportamientos. Se trata de reducir las barreras de entrada a los hábitos saludables y aumentar las barreras contra los hábitos no saludables dificultando su repetición y su refuerzo en el cerebro. ¿Te parece de sentido común? Claro, pero lo que ocurre en el cerebro es bastante significativo. En realidad, estás desenganchando la química cerebral que te hace sentir bien de una cosa y atándola a otra.

Perlas de OP

Establece barreras bajas para los comportamientos positivos y barreras altas para los negativos.

Nos apetece aquello a lo que estamos acostumbrados y expuestos. La dopamina, una sustancia química del cerebro, se libera cuando experimentamos algo que asociamos con el placer, ya sea nuevo o conocido. El vínculo con la fuente de ese placer se vuelve tan intenso que la sola idea o la anticipación de la actividad que produce placer, así como la visión de cosas asociadas a ella, aumenta la dopamina. Lo vemos en la adicción: las personas, los lugares y las cosas asociadas a la sustancia aumentan la dopamina —pasar junto a un bar favorito y ver la parafernalia—. Y, del mismo modo que nos habituamos a algo (por ejemplo, a la ingesta habitual de sabores y a nuestras preferencias en la comida, a lo salado o dulce que nos gusta algo), todo esto se puede modificar a lo largo de varias semanas: solo hay que cambiar aquello a lo que estamos acostumbrados. Vemos que las personas, con el tiempo, no tienen problema para reducir la ingesta de sal o de azúcar en la dieta sin necesidad de sustitutos. Somos aquello a lo que estamos acostumbrados, y podemos cambiarlo. Como le dije a Stan:

—Tienes mucho más control de lo que crees.

Así, la próxima vez que te reprendas por tu falta de fuerza de voluntad para poner en práctica cualquier buen hábito que estés intentando adoptar, recuerda esto: no te falta fuerza de voluntad; simplemente, te has acostumbrado a algo de lo que necesitas deshabituarte.

Si nos apetece aquello a lo que estamos acostumbrados, acostumbrémonos a lo bueno haciendo que los hábitos saludables estén al alcance de la mano. Me encanta adaptar el concepto de *mise en place*, una expresión culinaria que se refiere a tener preparados todos los ingredientes de la receta y el equipo necesario para que solo tengas que dedicarte a preparar esa sabrosa receta.

Ya lo hacemos de forma natural: dejar las llaves, las gafas de sol y el paraguas junto a la puerta para poder cogerlos y marcharnos; guardar el hilo dental junto al cepillo de dientes; colocar ese libro que queremos terminar en la mesilla de noche... Y la ciencia lo avala. Aprovechar las señales que desencadenan los hábitos resulta increíblemente eficaz. Por ejemplo, un estudio descubrió que una forma de aumentar el reciclaje consistía en colocar los contenedores de reciclaje junto a los cubos de basura, que la gente ya utilizaba, y no a tres metros de distancia.

Si tu objetivo es comer más sano y practicar ejercicio de forma habitual, la accesibilidad significa tener productos saludables a la vista; la bolsa del gimnasio preparada; las zapatillas junto a la puerta para salir a correr y las pesas cerca de la tele para entrenar con un vídeo o un programa de *fitness*; guardar listas de reproducción, pódcast y audiolibros en tu teléfono para tu sesión de bicicleta estática, o fijar una fecha en el calendario para jugar al *pickleball* con un amigo.

Reducir las barreras a los comportamientos positivos abarca desde resolver metódicamente los detalles logísticos (apuntarse a un gimnasio y conseguir equipamiento) hasta procesar las emociones negativas (sentir agobio, lo que puede llevar a la inconsistencia, a un bajo sentido de la competencia y a la procrastinación).

Cuantas más experiencias positivas tengas gracias a tus nuevos hábitos, más reforzarás la química del placer asociada (un motivo más para celebrar los éxitos). Aprovechar este sistema de dopamina es la razón por la que hablaremos de añadir pequeñas recompensas más adelante.

El seguimiento de tus progresos (véase «Asume la responsabilidad», página 308) contribuye a mantener en funcionamiento la respuesta de dopamina de la anticipación, es decir, el placer que produce el mero hecho de pensar en la recompensa. Te verás avanzando hacia tu objetivo y visualizarás lo bien que te sentirás el día en el que suceda.

Puedes evitar obstáculos y contratiempos si te preparas con planes de contingencia y con una mentalidad de «si..., entonces...». Supongamos que estás intentando beber menos alcohol. Si tienes que ir a una cena de empresa o te invitan a una hora feliz con amigos, asegúrate de tener preparado un plan de contingencia antes de acudir; por ejemplo, una copa como máximo, marcharte temprano o, en el caso de que sea la hora feliz (que no es obligatoria), decidir no ir u ofrecer una alternativa de día en la que probablemente haya menos alcohol implicado. Si esto te recuerda a la selección y modificación de situaciones del capítulo 4, ¡tienes razón!

Por el contrario, elimina el acceso al hábito que intentas eliminar o recordatorios de este, o haz que te resulte incómodo. De nuevo, es algo de sentido común, pero eficaz: incluso con un hábito tan arraigado como el de fumar, una forma importante de frenar la compra de cigarrillos consiste en reducir la visibilidad de las cajetillas en los establecimientos.

En nuestro objetivo de ejemplo, llevar una alimentación más sana y practicar ejercicio regularmente, eliminar barreras a los comportamientos negativos significa mantener los alimentos poco saludables fuera de la vista, dividirlos en porciones o, mucho mejor, no tenerlos en casa; planificar tus menús, hacer una lista de la compra y limitarte a esos productos; unir las buenas conductas: cuando te hidrates, tómate las vitaminas, y desvincular los comportamientos que no sirvan a tus objetivos, por ejemplo, ofreciendo una alternativa diurna a la hora feliz o, si ver la tele te impide entrenar, alterando ese patrón poniéndote un recordatorio en el teléfono y viendo la tele cuando te lo indique.

Por qué nos atascamos

Entender la procrastinación

Puede resultar molesto y confuso cuando no empezamos las cosas que queremos o necesitamos hacer, no las seguimos o no las terminamos. ¿Qué ocurre?

Las personas no procrastinan porque sean perezosas o desorganizadas, sino porque creen que el resultado deseado no es posible. La procrastinación tiene más que ver con la gestión propia que con la gestión del tiempo.

La procrastinación se produce cuando sobrestimamos la magnitud de una tarea y subestimamos nuestra capacidad para ejecutarla. Damos por sentado que es demasiado compleja o ardua, que está por encima de nuestro nivel, que nos desbordará, que nos exigirá más de lo que podemos ofrecer o que tendrá un resultado negativo. Intimidados y pensando que no podemos estar a la altura del reto, nos rendimos, lo evitamos o no lo comenzamos.

Sobrestimar la magnitud de la tarea + subestimar la competencia = procrastinación

Otro factor: si tienes tendencias perfeccionistas o maximizadoras (prueba el cuestionario para este último rasgo, en el capítulo 4) y crees que existe un solo método correcto que se puede encontrar únicamente a través de un análisis exhaustivo. A falta de tiempo para ese análisis, no tomas una decisión.[27]

La preocupación excesiva puede paralizarnos. A veces, somos conscientes de ello, pero otras veces no y pensamos: «No he tenido ocasión de programar la mamografía porque he estado muy ocupada con XYZ». Sin embargo, la verdadera razón es la preocupación alimentada por emociones no procesadas: «¿Y si tengo cáncer como mamá?».

Los estudios cerebrales muestran que pequeñas dosis de presión son útiles para el aprendizaje y la memoria, pero las grandes resultan debilitantes. La raíz de la procrastinación está en ver la tarea en su totalidad, y eso es demasiado desalentador.

Solución: utiliza las estrategias de este capítulo para reducir la magnitud de la tarea; aumenta tu sentido de la eficacia. A medida que vas quitando cosas y empiezas a ver resultados, vas reduciendo la distancia entre la tarea y tú. Empiezas a verte como alguien capaz de lograr esos resultados. Esta es la filosofía que subyace en mi enfoque para practicar hábitos saludables.

Consejos para solucionar problemas

El primer paso para sortear los obstáculos y los contratiempos en los hábitos consiste en reconocer que tienen todo tipo de formas, entre ellas, la evitación, la procrastinación, la falta de responsabilidad y el abandono, y que a menudo aparecen en medio de acontecimientos estresantes que provocan trastornos emocionales (como en el caso de Stan, que se enfrentaba al duelo y a la pérdida). Las habilidades de afrontamiento se ven afectadas y nos sentimos desbordados por las emociones angustiosas y la depresión. También se pueden manifestar en forma de enfermedades nuevas o crónicas debido a la dificultad para hacer cambios fundamentales en el estilo de vida.

Hacernos preguntas con autocompasión nos ayuda a asegurarnos de que estamos alimentando al lobo bueno, y no al malo, cuando aparecen obstáculos y se producen contratiempos.

¿Puedo ver los contratiempos con amabilidad y curiosidad?

Nadie ha automatizado nunca un hábito mientras refunfuña sobre el fracaso que siente. Tenemos que ser amables con nosotros mismos cuando el cerebro se está esforzando para adoptar nuevas conductas y eliminar viejos patrones. Ofrécete amor y cuidados como harías con un amigo.

Stan necesitaba dejar de castigarse.[28] Las investigaciones demuestran que los ejercicios de autocompasión dan lugar a una mentalidad más optimista, resiliencia, una mentalidad de crecimiento (utilizando el fracaso como una oportunidad para aprender y crecer) y motivación intrínseca, es decir, querer aprender algo o mejorar en ello por nosotros mismos. La autocompasión nos ayuda a responsabilizarnos sin juicios críticos, que nos incapacita diciéndonos que somos inadecuados; nos ayuda a replantearnos el fracaso, a buscar ayuda y volver a intentarlo, y, lo que es mejor, parece motivar comportamientos relacionados con la salud que suponen un reto para muchos de nosotros, como seguir una dieta, dejar de fumar o empezar a practicar ejercicio. Cuando surgen contratiempos, lo importante es volver a intentarlo. La clave está en reforzar la autoestima y la competencia, que se resienten cuando somos incapaces de cumplir las promesas que nos hacemos a nosotros mismos. De lo contrario, el mal hábito puede ir a peor. Supongamos que tienes un hábito de compra que sabes que está interfiriendo en tu estabilidad económica. Sin embargo, cuanto más lo haces, menos confías en tu capacidad para dejarlo, así que compras más para consolarte. A todos nos pasa a veces. Culparnos a nosotros, a la situación personal o a los demás no sirve de nada. La autocompasión está asociada a un mayor deseo de mejorar ante los contratiempos.

Asumir los contratiempos implica reconocer la realidad y aprender de ella. Los optimistas prácticos no ven el fracaso como algo permanente. Por el contrario, esto es lo que has de hacer:

- ***Mantente presente.*** «Aquí estoy. Es lo que hay».
- ***Canaliza la compasión.*** ¿Qué le dirías a un amigo que está pasando por esto?
- ***Toma las riendas con algunas preguntas empáticas pero directas.*** «¿Qué deseo con todas mis fuerzas? ¿Qué me falta? ¿Qué necesito realmente?» Recuerda que cuestionarte —obligarte a participar en una indagación activa, consciente y deliberada— es una forma de pensamiento lento. En esta situación, se trata de ralentizar las cosas para que el cerebro no regrese al viejo hábito.
- ***Agradece lo aprendido o lo que ha salido bien.*** A lo mejor has dedicado más tiempo a algo, has encontrado una aplicación útil o has preparado un programa en lugar de improvisar (véase «Tu plan de actividad», página 306). O tal vez hayas aprendido algunas cosas que puedes aplicar para ajustar tu plan.

- ***Motívate recordando tus éxitos anteriores.*** Recordar cómo has superado retos pasados te ayuda a no perder la perspectiva y ganar en confianza. Para Stan, esto significó recuperar hábitos que había incorporado en otras etapas, cuando controlaba sus sistemas metabólicos mediante un estilo de vida más saludable y era físicamente capaz de entrenar a los equipos deportivos de sus hijos o salir en bicicleta en familia. ¿A qué habilidades, destrezas o hábitos has recurrido en el pasado?
- ***Haz una pausa, no abandones.*** «Si estoy cansado al cabo de quince minutos en el gimnasio, puedo irme y echarme una siesta.» Si sientes que la actividad te supera, haz una pausa y reprográmala. Hacer una pausa es un gesto autocompasivo que te ayuda a reorganizarte en lugar de abandonar. Si te tienta un hábito de lobo malo, descansa diez minutos. Pregúntate: «¿Esto va a hacer que me sienta mejor ahora? ¿Y mañana?».
- ***Cuestiónate sentimientos, pensamientos y creencias poco a poco.*** De mis pacientes he oído cosas como «Me odio/doy asco por no cuidarme y no estar en forma» o «Me he defraudado». Las emociones y los pensamientos negativos interfieren en la formación de hábitos porque apelan al pensamiento pesimista reforzando la percepción de que cualquier contratiempo es permanente, omnipresente y personal: «Nunca va a mejorar, estoy fracasando, es todo por mi culpa. Soy un desastre». El pesimismo nos vuelve pasivos: «No puedo hacer esto. Mejor me rindo. Solo tengo que esperar a que las condiciones mejoren/tener más motivación». Reformular los sentimientos y las distorsiones del pensamiento utilizando el método ABCDE, practicado en capítulos anteriores, te ayuda a abrirte a las posibilidades.

Stan utilizó su programa de control de hábitos de OP para comprobar su progreso. Identificó los momentos difíciles y se recordó a sí mismo que cualquiera en su situación se sentiría igual. La autocompasión acepta las emociones —«Sé lo que esta situación me provoca. Es duro»— al tiempo que nos recuerda que las emociones no son hechos.[29]

- ***Implanta la reducción de daños.*** Acepta que se está produciendo un contratiempo y actúa para limitar los daños. ¿Vas a caer en un coma por comer galletas? Aparta una porción individual y guarda el paquete fuera de la vista, sin tentaciones visibles; mejor todavía, guarda las porciones en bolsas separadas. ¿No practicas ejercicio? Trabaja en el jardín o sal a dar un paseo por el barrio. ¿No has escuchado la lección del idioma que estás estudiando? Sintoniza la radio en línea en ese idioma. Vuelve a la carga mañana.
- ***Haz pausas.*** El hecho de no recibir satisfacción de una conducta es una trampa para los contratiempos. Nos desengancharemos y no seguiremos con la actividad el tiempo suficiente para automatizarla. Necesitamos recompensas, pues este refuerzo positivo confirma nuestra creencia de que la decisión de cambiar nuestra conducta ha merecido la pena. Si los contratiempos son frecuentes, incluye periódicamente días tranquilos, días de descanso, días de trampa o comidas trampa, en los que te concedes cierta flexibilidad o un tiempo limitado al margen del proceso de formación del hábito. Considéralos recompensas por tu rendimiento y como prevención de contratiempos, todo en uno. Y añádelos a tu programa de control de hábitos de OP.

¿Son realistas mis objetivos o tengo que replanteármelos?

Mi padre solía poner este ejemplo: tienes un montón de lápices unidos con una goma y alguien te dice que los rompas todos. Miras el manojo y dices: «Imposible». Sin embargo, nadie te ha dicho que no puedas romperlos de uno en uno.

Los optimistas experimentan menos presión y más autocompasión cuando no intentan cumplir con unos estándares rígidos, arbitrarios o estrictos. Asegúrate de que tu objetivo es realista para ti, no para tu amigo o tu hermano, ni para un *influencer* o un famoso, ni para tu yo antes de tener hijos, romperte una pierna esquiando o hacer el trabajo de dos personas.

¿No te gusta madrugar? Entonces, pasar de cero a cien apuntándote a una clase de yoga a las seis de la mañana que te obligue a acostarte antes de lo que te gustaría, levantarte a las cinco, engullir una barrita de proteínas, ponerte tus pantalones de yoga caros, desplazarte para reunirte con tu amigo madrugador e ir juntos a clase y volver corriendo a casa para ducharte, vestirte y llegar a tu despacho con energía para la primera reunión del día es la receta del fracaso. Personalmente, si tengo que cambiar cinco hábitos para adoptar uno nuevo, lo más probable es que no lo haga.

No digo que no te esfuerces, pero un enfoque inflexible que no tenga en cuenta tu situación actual no es humano y corres el riesgo de fracasar. Siguiendo una ruta más gradual, quizá llegues a disfrutar de esa clase matutina.

- ***¿Tus objetivos y estándares son compasivos?*** ¿Son estándares duros, críticos, rígidos e idealistas que tal vez pertenezcan a otra persona? (Si es así, pregúntate a quién). Si las cosas no funcionan, reconsidéralo. ¿Necesitas hacer pausas?, ¿celebrar las pequeñas victorias?
- ***Identifica los desencadenantes de los malos hábitos.*** ¿Los días de trabajo largos y estresantes te llevan a desplazarte por la pantalla sin pensar ni comer ni hacer ejercicio? Cuando entiendas qué desencadena los hábitos negativos, tendrás mejor preparación para diseñar un plan que los frustre.
- ***Desvincula las señales de la recompensa habitual eligiendo una alternativa.*** En lugar de ir a la cocina después de un día estresante en el trabajo, pon una esterilla de yoga junto a tu escritorio y haz unos estiramientos o una meditación guiada de cinco minutos hasta que eso se convierta en tu mejor opción.
- ***Identifica las afirmaciones que dan permiso.*** Los malos hábitos se cuelan cuando bajamos el listón con afirmaciones que dan permiso. Es como esas veces que te quedas hasta tarde mirando el móvil —lo que se conoce coloquialmente como «procrastinación por venganza a la hora de acostarse»— intentando recuperar el tiempo perdido en un día dedicado a servir a los demás o cuidarlos («He

tenido un día largo; me merezco divertirme») o no trabajando en el proyecto que intentas acabar («No estoy rindiendo mucho de todos modos»). A la mañana siguiente, te saltas el entrenamiento —aunque lo has pagado por adelantado— y te quedas en la cama. «Necesito rendir hoy en el trabajo», piensas. Un programa de control de hábitos de OP te ayudará a detectar los desencadenantes de los contratiempos. Stan aprendió a identificar las afirmaciones de permiso sobre la no necesidad de ir al gimnasio cuando aparecían, reconocerlas y redirigir sus pensamientos hacia su objetivo final de llevar una vida más sana por su familia.

Al reducir la intensidad de las emociones, reconocer los desencadenantes, controlar las señales del entorno e identificar las afirmaciones que dan permiso, detectas las malas conductas antes de que se conviertan en una bola de nieve o ejerces un control de daños y preparas tácticas de prevención en caso de que vuelvan a ocurrir.

INTEGRA LA IDENTIDAD

Los optimistas prácticos utilizan los hábitos para alcanzar sus objetivos y crean objetivos para mantener los buenos hábitos. La primera parte parece obvia, pero ¿y la segunda?

Los optimistas prácticos conectan sus objetivos con sus valores más profundos. Cuando haces esto, tu por qué y tu por qué no —por qué no puedes prescindir de ello— se vuelven muy convincentes. Es lo que se denomina «conducta congruente con el objetivo»: conducta vinculada a una cuestión o un propósito más amplios. Tenemos más probabilidades de seguir una conducta congruente con el objetivo porque nuestro propósito sirve como faro y motor, iluminando el camino al tiempo que impulsa el viaje. Cuando tu objetivo está relacionado con tu identidad y valores, no con medidas arbitrarias de éxito o validación externa, no es negociable. Por extensión, también son necesarios los hábitos para alcanzarlo. Una forma de establecer hábitos congruentes con el objetivo consiste en hacer que este forme parte de tu identidad. ¿Sabes quién corre con regularidad?, los corredores. Vernos a nosotros mismos como «alguien que ____ » aumenta las probabilidades de automatizar un hábito deseado.

Completa esta frase:

QUIERO VERME COMO UNA PERSONA QUE ________.

Algunas ideas para añadir:

... cocina/es organizada/está en forma/cuida su salud.

... habla de manera tranquila y equilibrada.

... cuenta con un certificado profesional en ________.

... lee.

... participa en su comunidad.

Stan quería hacerse cargo de su salud para apoyar a su familia y mantenerla. Le pedí que se fijase objetivos que influyesen en sus hábitos a corto y largo plazo.

Objetivos de Stan a largo plazo: controlar la tensión arterial y el colesterol hasta el punto de poder dejar la medicación bajo supervisión médica. También tenía el objetivo a largo plazo de correr un maratón algún día.

Objetivos de Stan a corto plazo: entrenar a los equipos de sus hijos sin cansarse ni perder el aliento. Añadió el objetivo extra a corto plazo de correr cinco kilómetros en el plazo de un año, un objetivo factible como indicador a corto plazo de su éxito cumpliendo sus hábitos saludables diarios. Muchos de mis pacientes utilizan las carreras para motivarse en sus conductas saludables diarias. ¡Estoy abierta a lo que te funcione a ti!

Con el fin de alcanzar sus objetivos, Stan se comprometió a trabajar con sus médicos, un nutricionista y un entrenador si era preciso para mejorar su presión arterial y sus niveles de colesterol y azúcar en sangre. No todo el mundo dispone de los recursos necesarios o requiere un entrenador para alcanzar sus objetivos. Analiza tus opciones y necesidades y determina qué te conviene.

Si te ves como alguien que aporta a su comunidad, podrías dedicar el tiempo en Internet a buscar un proyecto local en el que participar en lugar de pasar el rato en las redes sociales. Si quieres cocinar, podrías pasarte por el supermercado a buscar ingredientes para una ensalada y un pescado para asar en vez de ir al restaurante de comida rápida de al lado. Cuanto más encajen tus objetivos con las cosas que valoras, más probable será que persistas en los hábitos necesarios para alcanzarlos a pesar de los contratiempos.

EMPIEZA CON DIVERSIÓN

A menudo, estamos tan centrados en la productividad que nos sentimos autocomplacientes si nos divertimos. Recuerda: las emociones positivas asociadas a un hábito nos ayudan a sentirnos estimulados, relajados, recompensados, satisfechos y orgullosos. Esas emociones nos inspiran a persistir y eliminan la barrera de entrada a la automaticidad. Stan consideraba muy importante dar prioridad a la diversión para cuidar mejor de su salud física y emocional. Creó un hábito de salud basado en la diversión que consistía en salir a correr o jugar al baloncesto con amigos de dos a cuatro veces por semana. Ver a sus amigos mientras quemaba calorías era muy motivador y beneficioso para todos (además, añadía un elemento de responsabilidad).

Celebra las pequeñas victorias y los minilogros. ¿Será perder 2,5 kilos?, ¿subir la colina sin parar?, ¿leer treinta minutos al día durante una semana?,[30] ¿terminar un capítulo del temario de preparación de un examen? Tu celebración o recompensa también puede consistir en chocar los cinco mentalmente y en silencio (a mí me gusta decirme: «Has llegado muy lejos»), enviar un mensaje de texto exultante a un amigo o a un compañero de apoyo, admirar tu progreso en una aplicación de seguimiento o reloj inteligente o darte un pequeño capricho que haga que el día sea especial. Asegúrate de que tu recompensa respalda tu objetivo (si estás intentando perder peso, esta no debería consistir en comerte una tarta de chocolate entera de una sentada; elige algo distinto, como un masaje). En el caso de logros más importantes, disfruta de recompensas más grandes. Cuando Stan llegó a la mitad del camino en la pérdida de peso, se regaló unos palos de golf nuevos. No estaba acostumbrado a gastar en él, de modo que aquella recompensa fue una señal de compasión y compromiso consigo mismo.

Celebrar las victorias en el proceso aumenta la confianza, el sentido de la competencia y el orgullo, al confirmar que nuestros esfuerzos están marcando una diferencia. Además, evita los pensamientos duros que nos dicen que somos un fracaso si no alcanzamos el gran objetivo final. Aunque no hayamos perdido todos los kilos que esperábamos para la cena de antiguos alumnos, podemos alegrarnos de haber empezado a hacer ejercicio con regularidad y disfrutar de los resultados.

Perlas de OP

Nunca minimices las pequeñas victorias, pues son el origen de las grandes.

Cuando iniciamos un nuevo hábito, acostumbramos a asociar el placer con la consecución de metas u objetivos. Cuando la anticipación de la actividad en sí misma provoca entusiasmo o placer, vas por el buen camino hacia la habituación. Cuanta más alegría encuentres en el viaje, más fácil te resultará mantener tus hábitos. Si, como a Stan, la vida social te llena de energía, tu afirmación «Soy una persona que cocina» (utilizar la identidad para crear un hábito) te resultará todavía más satisfactoria cuando cocines con amigos. ¿Te inspira la naturaleza?, prueba a hacer ejercicio en un entorno bonito. Si tu objetivo consiste en participar en la comunidad, elige una actividad que te guste, no solo que se te dé bien. Sin duda, un contable podría ofrecerse como voluntario para trabajar sin cobrar, pero, si ese contable es un apasionado jardinero de fin de semana, el voluntariado en un jardín comunitario le proporcionaría un enorme placer y satisfacción. Un estudio reveló que el riesgo de mortalidad de los participantes que trabajaban como voluntarios durante cien horas o más al año se reducía en un 44 %: ¡el mejor incentivo que podría existir para vincular tus hábitos a una actividad de voluntariado!

Las actividades que cumplen los criterios del estado de flujo —un poco desafiantes, con significado, divertidas o satisfactorias— también mejoran la formación de hábitos. Una amiga que se moría de aburrimiento en el gimnasio decidió apuntarse a danza. La música y la posibilidad de expresión artística y precisión técnica alimentaban su mente y su alma al tiempo que la mantenían en forma.

En ocasiones, no tenemos más remedio que obligarnos a hacer algo que no nos gusta. Añade diversión redirigiendo tu atención a otra cosa o planificando una recompensa cuando alcances tu objetivo. Quizá no te entusiasmen los estiramientos, pero seguro que no te importa hacerlos mientras ves tu programa favorito. O puedes programar esa mamografía anual que has estado posponiendo y, después, pasar un rato con una amiga o con tus hijos.

¿Cómo podrías hacer que los hábitos o las metas que has elegido te resulten más interesantes, satisfactorios y divertidos? ¿Cuáles serán tus hitos? ¿Qué harás para celebrarlos?

LAS 4M DE LA SALUD MENTAL

Después de escuchar a Stan, de hablar con su médico de atención primaria y de revisar sus analíticas y los cuestionarios del paciente, llegué a la conclusión de que su depresión era situacional y leve; cabe añadir que se trataba de una reacción normal a los abrumadores acontecimientos de su vida. Aunque apoyo el uso de medicación junto con la psicoterapia para tratar la depresión, consideré que en su caso no resultaba adecuada. Pensé que en terapia podríamos abordar sus creencias autolimitantes y sus emociones angustiosas, optimizar sus habilidades de afrontamiento y hablar de las transiciones en casa y en el trabajo, incluido el golpe que recibió cuando se convirtió en alguien que había «perdido un poco el rumbo». Continuamos procesando el dolor en torno a todo lo que había sucedido en su vida en los últimos años (incluidos los angustiosos acontecimientos mundiales). Stan llegó a sentir que sus dificultades le habían enseñado a adoptar una perspectiva más amplia sobre lo que realmente importaba (algo que oigo decir a menudo a mis pacientes que han pasado por situaciones de estrés extremo). Curiosamente, fueron las dificultades las que, en última instancia, reforzaron su optimismo respecto a la vida. Stan era un optimista que había experimentado pesimismo y depresión bajo el peso de sus obstáculos y que, después, diría yo, desarrolló una perspectiva optimista duradera basada en la intención, las habilidades y la práctica (la esencia del OP como mentalidad y conjunto de habilidades y de acciones). Algunos optimistas nacen, otros se hacen, ¡y algunos son una combinación de ambas posibilidades! Stan fue capaz de aprovechar sus nuevas habilidades de afrontamiento, seguro de que se prolongarían en el tiempo.

Stan y yo trabajamos en muchas de las habilidades sobre las que has leído en los ocho pilares del optimismo práctico y recurrimos a algunas de mis técnicas favoritas de la TCC, como la activación conductual (que consiste en empezar la casa por el tejado mediante la planificación de actividades, es decir, realizar una actividad que antes te producía placer y que es buena para ti, aunque no te apetezca). Esto mejoró su estado de ánimo e incrementó su tiempo de ocio. Y, lo que es más importante, cuanto más tiempo dedicaba al descanso y a la diversión, más practicaba la autocompasión. Asimismo, cuanto más practicaba las 5R de la regulación emocional y la resolución de problemas en el mundo real (capítulo 4), más productivo era. Y no era productividad laboral, según me comentó. Siempre había sido productivo en el trabajo, incluso en el momento álgido de su depresión (un fenómeno conocido coloquialmente como «depresión con alta funcionalidad»: nos agotamos intentando seguir cumpliendo con las obligaciones sociales y propias importantes en nuestra vida), pero en esos momentos se centraba más en su hogar en lugar de dedicarse a la evasión emocional. Las 5R le resultaron muy útiles para resolver los problemas que estaba teniendo con su mujer:

—Me di cuenta de que ella no espera que yo lo arregle. Solo necesita sentir que estamos juntos en esto, que somos un equipo.

Lara, la mujer de Stan, se unió a nosotros en varias ocasiones y practicaron juntos el uso de la técnica XYZ (capítulo 8) para hablar de los sentimientos de ella sobre el hecho de necesitar la ayuda de Stan. Lara me explicó que estaba muy contenta por haber recuperado al Stan feliz. Sin embargo, Stan no era el mismo, según me decía él. ¿Cómo iba a serlo?, el mundo ya no era igual. Era un sentimiento que entendía y con el que me identificaba. Sin embargo, los diamantes se crean bajo presión, como diría mi padre. Mi deseo es que encontremos formas de crear diamantes sin necesidad de llegar a circunstancias extremas.

Stan también trabajó para activar a su cuidador interior (capítulos 5 y 8). Se dio cuenta de que la muerte de su padre le había despertado muchos sentimientos; entre ellos, la culpa por haberse distanciado:

—Estaba tan ocupado al final que no le dediqué a mi padre todo el tiempo que me hubiese gustado.

Stan no es muy distinto a otras personas: el arrepentimiento, el remordimiento, la vergüenza y la inadecuación hacen todavía más ruido cuando nuestra vida ya es ruidosa. No había una técnica que por sí sola ayudase a Stan a mejorar, sino más bien un enfoque integral que incluía muchos de los tratamientos de salud mental probados que hemos mencionado en este libro.

Sin embargo, existen otros hábitos —que se pueden practicar de forma independiente o junto con la terapia— que han demostrado ser beneficiosos para prevenir la depresión y tratarla, algunos de ellos tanto como la medicación, en casos leves o moderados, y resultan maravillosamente útiles para cualquiera que se enfrente a la vida del siglo XXI. Ya hemos tratado estas ideas en otros capítulos, pero estos hábitos condensan esas lecciones hasta su esencia. Si hay un cambio que suplicaría que incorporasen a su vida a todas las personas que acuden a mí serían las 4M de la salud mental.

Las 4M son naturales y gratuitas y están respaldadas por innumerables pruebas (y sus beneficios son exponenciales). Además, conducen a la incorporación de otros hábitos buenos y aportan una enorme gratificación por sí mismas.

Publiqué las 4 M en las redes sociales y en los principales medios de comunicación durante la pandemia. También las compartí en un evento internacional televisado en directo de Global Citizen organizado por Naciones Unidas, en el que tuve el honor de participar junto con personas a las que admiraba. Para la ocasión, me pidieron que transmitiera un mensaje sobre salud mental de sesenta segundos. Me sorprendió y me impresionó la cantidad de gente que respondió. Creo que esto se debe a que las 4M ofrecen esperanza y coraje al tiempo que ayudan a contrarrestar los grandes retos vitales y de salud a los que nos enfrentamos; entre otros, el desgaste, nuestro estilo de vida sedentario, la omnipresente soledad en una cultura centrada en la autonomía, y los usos y distracciones de la tecnología.

Maestría
Cuando nos dedicamos a mejorar, damos forma a nuestro sentido de significado y propósito.

Movimiento
A través del movimiento, mejoramos el estado de ánimo, agudizamos la mente y la calmamos, y favorecemos innumerables aspectos de la salud física.

Mediación significativa
Mediante nuestra presencia, actos y palabras únicos conectamos con los demás.

Mindfulness
Al guiar nuestra atención cuidadosamente, abrimos una puerta a la compasión hacia nosotros mismos y los demás, así como al aprecio por la vida.

Las 4M alargan la vida y mejoran su calidad, además de constituir el núcleo del optimismo práctico. Si te llevas una receta mía de este libro, espero que sea la inspiración necesaria para darles prioridad en tu vida.

Maestría

> ¡Aprende algo o perfecciónalo! Lo ideal es que sea algo que te fortalezca y te interese. Puede guardar relación con el trabajo o con tu vida personal. Prueba una afición o habilidad, recupérala o profundiza en ella: cocinar, jardinería, un idioma...

¿Qué te aporta felicidad, productividad, creatividad y estímulo? ¡Hazlo! No necesitas dominarlo para experimentar la maestría. Se trata más bien de mejorar constantemente tu habilidad en algo y alimentar tu satisfacción. Aprende e invierte siempre en ti. Ver tus progresos te ayuda a ganar en competencia (una de nuestras tres necesidades básicas junto con la autonomía y la pertenencia). Entre los adultos mayores, el uso proactivo de la tecnología (juegos de ordenador o chats de grupo) preserva la memoria y la concentración y las fomenta, además de retrasar ciertos signos del envejecimiento. Las investigaciones demuestran que una hora de actividad informática y menos de dos horas de televisión al día, así como la práctica de actividad física, reducen el riesgo de demencia entre los adultos mayores.

Cultivar esta M es tan sencillo como incorporar quince minutos al día de aprendizaje leyendo con propósito, practicando una nueva habilidad, asistiendo a una clase o probando una afición o recuperándola. ¿No sabes por dónde empezar? Explora las ideas sobre el propósito en marcha del capítulo 2, incluida la del estado de flujo. Los estados de flujo combinados ayudan a aumentar la confianza y a desarrollar la maestría cuando se aplican a una habilidad o afición concretas. ¿Necesitas ideas para descubrir qué te lleva a un estado de flujo? Elige una tarea que te guste: algo que ya se te dé bien o que estés aprendiendo en lo que quieras mejorar. Dedícale tiempo y espacio, métete de lleno en ella.

El estado de flujo no tiene que ocuparte varias horas ni dar como resultado algo sustancial. Puedes escribir una página o un tomo, plantar una jardinera o un huerto... y experimentar el estado de flujo en cualquier caso. Muchas personas lo hacen cocinando, ocupándose del jardín, tocando un instrumento, bailando, realizando un trabajo gratificante, apoyando una causa en la que creen o ayudando a los demás.

En el caso de las personas que viven con depresión, la maestría puede ser una M difícil de priorizar. Una de las partes más duras de la depresión es que reduce el placer por las cosas que antes nos gustaban, un fenómeno llamado «anhedonia». Le pedí a Stan que se centrase en una actividad estimulante y ligeramente desafiante y que, además, se divirtiera mientras la realizaba: eligió el deporte con sus amigos. Intenta despertar tu motivación a través de la activación conductual: empieza por realizar una conducta; lo habitual es que la motivación y el placer asociados vengan después. A menudo, pido a mis pacientes que clasifiquen las cosas que les producen placer en una escala del 1 al 10 y les sugiero que den prioridad a esas actividades, ya que la activación conductual asociada a ellas está prácticamente garantizada.

El aprendizaje modifica el cerebro y genera una nueva actividad neuronal. Las sesiones cortas y regulares de aprendizaje son mejores que las sesiones maratonianas, ya que dan tiempo al cerebro para consolidar la información y recuperarla. Si decides que realmente quieres destacar en un área determinada, consulta el capítulo 6 para obtener información sobre el desarrollo de la competencia y estrategias al respecto.

Movimiento

¡Muévete! Haz ejercicio o, simplemente, sal a caminar. La actividad alivia los síntomas del estrés, la depresión y la ansiedad. Tómate un par de pausas activas de diez a quince minutos y disfruta de un paseo corto, una vuelta en bicicleta, un poco de yoga o unos estiramientos.

El cuerpo no está hecho para permanecer sentado todo el día. El cuerpo nos recompensa por movernos. Además de ayudarte a tener un aspecto estupendo, el ejercicio reduce la inflamación, que se considera la principal causa de innumerables enfermedades. Y también:

- libera endorfinas, que reducen la percepción del dolor y activan los centros de recompensa del cerebro, haciendo circular mayores niveles de dopamina, serotonina y endocannabinoides (una sustancia similar al cannabis que produce el cuerpo); en general, nos ayuda a sentirnos más felices y motivados;
- incrementa el flujo sanguíneo cerebral y regula el sistema nervioso autónomo y el eje hipotálamo-hipófiso-suprarrenal (HHS), y todo ello mejora los síntomas de la depresión;
- favorece el crecimiento de las células nerviosas del hipocampo, la parte del cerebro responsable del estado de ánimo, el aprendizaje y la memoria;
- ayuda a combatir las predisposiciones genéticas a la ansiedad, los trastornos del estado de ánimo, el alzhéimer y el trastorno de estrés postraumático (TEPT), al regular o incrementar los niveles de una importante proteína del cerebro llamada «factor neurotrófico derivado del cerebro» (BDNF, por sus siglas en inglés), que facilita el crecimiento sano del cerebro y el aprendizaje.

¿Cuánto ejercicio se necesita para obtener estos beneficios estimulantes para el cerebro? Según un estudio transversal con 1,2 millones de personas publicado en *Lancet Psychiatry* en 2018, lo ideal son aproximadamente cuarenta y cinco minutos de tres a cinco veces por semana.[31] No obstante, incluso una sola sesión influye de manera positiva en procesos cognitivo-emocionales como el estado de ánimo, la rumiación y la atención, además de aumentar el BDNF. El ejercicio en pequeñas dosis, incluso de veinte minutos al día (divididos en incrementos de diez minutos si es necesario), tiene un gran efecto en la salud mental y física. Según el estudio de *Lancet*, el ejercicio regular ayuda a reducir los días de mala salud mental en un 43,2 %.

Te recomiendo que te muevas al menos entre quince y treinta minutos al día como prefieras: haz senderismo, camina, nada, trabaja en el jardín, baila mientras friegas los platos... ¡Muévete! Aunque el estudio de *Lancet* concluyó que los deportes de equipo, sobre todo por su componente social, mostraban los mayores beneficios, lo más importante es encontrar actividades que te gusten y que quieras practicar con regularidad. Tampoco se trata de ser atleta: un estudio de 2017 descubrió que el ejercicio ligero, como caminar, era en realidad más beneficioso para la salud mental que el ejercicio intenso.[32] Y, según un estudio realizado por Stanford en 2014, la producción creativa aumenta un 60 % si caminamos en lugar de permanecer sentados.

¿Hasta qué punto puedes aplicar el ingenio para incluir de quince a treinta minutos de actividad en tu jornada? En el trabajo, camina durante las conversaciones telefónicas; mientras paseas al perro, corre un poco. Y, después están los recados, las tareas domésticas, el cuidado del jardín o el patio... ¡Todo suma!

Mediación significativa

> Los seres humanos necesitamos conectar. Ten en cuenta a tu comunidad; piensa en tus relaciones, tus amigos, tus compañeros de trabajo y tu familia. Haz un voluntariado, contacta con un amigo o cuenta un chiste.

La mediación (entendida como participación) significativa no tiene que ver con el número de amigos que tenemos o con lo sociables que somos. Se trata de asegurarnos de que nuestra vida contenga chispas vitalizadoras de conexión con los demás. Somos el ancla de otras personas y ni siquiera nos damos cuenta.

Con quién pasamos el tiempo es importante. Los amigos predicen los hábitos de salud más que los padres, los genes o la pareja. Nuestro cerebro evolucionó para ser muy sensible al comportamiento de los demás con nosotros; de hecho, tenemos neuronas espejo que nos predisponen a imitar lo que hace nuestro grupo, probablemente para ser aceptados y sobrevivir. Rodéate de personas con buenos hábitos, porque influirán en ti. El verdadero apoyo social consiste en dar y recibir ánimos para conseguir objetivos y hábitos saludables.

Cultivar una mediación significativa resulta especialmente importante para las personas que viven solas (un tercio de la población de los países occidentales), pues esto incrementa el riesgo de sufrir aislamiento social, que a su vez aumenta el riesgo de padecer diversas enfermedades, incluidas las cardiovasculares, los accidentes cerebrovasculares y la mortalidad prematura, además de elevar el riesgo de depresión en un 42 %, según un estudio reciente.

Existe cierta vulnerabilidad en el acto de comer con alguien. Por lo general, comemos con personas que nos importan. Y, al menos en el caso de las cenas familiares, los beneficios para la salud de este hábito resultan sorprendentes.[33] No obstante, no te sientas culpable si no puedes cenar en familia con frecuencia. Intenta dedicar un total de veinte o treinta minutos al día a estar con los niños sin aparatos electrónicos. Lo que importa es que prestes atención intencionada. Lo mismo vale para los adultos. Si no vives con nadie, queda con tus amigos con regularidad, invítalos a tomar café o algo de comer, pedid comida y ved el partido, etcétera. No tiene que ser nada sofisticado, se trata de conectar y estar juntos.

Los pasatiempos favoritos de Stan eran las barbacoas familiares, montar en bicicleta con sus hijos y salir por la noche con su mujer. Define qué es significativo para ti: un paseo tranquilo, compartir un rato con un amigo, ver una película con tus hijos, entrenar a un equipo juvenil, leer a los ancianos de la residencia... Esta M no tiene que suponer un gran esfuerzo. Saluda con la cabeza, pregunta a la gente cómo está y escucha de verdad su respuesta. Comparte un artículo o una foto que creas que le puede gustar a alguien. Utiliza las estrategias de formación de hábitos de este capítulo, junto con las ideas del capítulo 8 («Personas»), para crear un hábito de conexión.

Mindfulness

Puedes practicar el acto de estar presente en tu mente durante cualquier actividad cotidiana: coser, lavarte las manos, tocar un instrumento, cortar el césped, cocinar o limpiar, por citar solo algunas. Practica de diez a quince minutos de respiración profunda, expresa gratitud y admira la naturaleza.

Inspira lenta y profundamente. A continuación, espira.

Estupendo. Te sale natural.

La práctica del *mindfulness* consiste en desarrollar una conciencia de la realidad deliberada, compasiva, tolerante y presente en el momento. Puedes dirigir tu atención a la respiración, a tus pensamientos (aunque no sean precisamente los más elevados), a la observación o a la acción (hacer cosas de manera decidida, con intención y concentración).

Stan sentía curiosidad por la meditación, de modo que compartí con él un resumen rápido de los beneficios de la meditación *mindfulness* basados en la investigación. La meditación regular produce cambios estructurales en el cerebro: reduce el volumen de la amígdala, la parte del cerebro responsable de emociones como el estrés, el miedo y la ansiedad, y aumenta el grosor cortical (la concentración de materia gris) del hipocampo, que es la región implicada en la memoria y la regulación de las emociones. La meditación mejora la atención y la concentración y reduce la dispersión mental. En concreto, la meditación *mindfulness* ayuda a aliviar los síntomas de la depresión por sí sola o en combinación con tratamientos más tradicionales, como la medicación y la terapia. La meditación es capaz de ralentizar el deterioro cognitivo asociado al envejecimiento o detenerlo. Muchas personas afirman que, gracias a ella, su estrés se reduce y su bienestar general aumenta, así como que tienen una mayor sensación de control sobre sus emociones y su vida.

Stan decidió probar algunos ejercicios de *mindfulness* cuando se sentía estresado en lugar de recurrir a la comida. Por suerte, existen abundantes recursos para ayudarnos a practicar el *mindfulness*, un buen número de ellos gratuitos. Prueba algunas aplicaciones en tu teléfono o tableta, o bien opta por la antigua usanza y dedica entre un minuto y diez al día a sentarte, respirar hondo, percibir tus sensaciones y realizar una meditación del escáner corporal (prueba los ejercicios «Entabla amistad con tu respiración» y «Entabla amistad con tu cuerpo», en el capítulo 3).

Algunas personas practican la meditación en grupos, cursos y retiros, y numerosas tradiciones espirituales incorporan prácticas meditativas. Estas alternativas fomentan, además, la comunidad con otras personas. De todos modos, puedes practicar en casa o en cualquier sitio; al fin y al cabo, ¡tu mente va donde tú vayas!

Espero que incorpores el *mindfulness* a tu vida cotidiana; por ejemplo, en pequeñas dosis a lo largo del día: unos minutos en el jardín o en una habitación tranquila por la mañana; en un banco del parque durante la pausa para comer o antes de acostarte, etcétera.

FLORECER

Me desperté con las risitas de mis primas, hermanas no mucho mayores que yo, sosteniendo unas velas y haciéndome cosquillas en las piernas.

—*Utho!* ('¡Levántate!') —dijo una de mis ellas.

Eran las 4:30 de la mañana. Había vivido muchas experiencias nuevas durante los dos años que permanecí con mi familia en la India, pero nunca tan temprano.

—*Chalo, chalo!* ('¡Vamos!'). Queremos enseñarte una cosa.

En el aire neblinoso de la madrugada, las gotas de rocío salpicaban las flores iluminadas por la luna. Un aroma majestuoso y celestial nos envolvía.

—*Raat ki rani* —dijo mi prima.

'Dama de noche', o 'jazmín nocturno', como supe más tarde. Un nombre muy apropiado.

El barrio empezaba a bullir de actividad, con los vendedores ambulantes empujando sus grandes carros. Nuestros ancianos vecinos, de entre setenta y ochenta años, salían de sus casas vestidos con trajes tradicionales de distintas zonas de la India. Algunos llevaban turbantes, otros sujetaban un bastón.

—Hola. Buenos días.

—*Namaste.*

—*Ram-Ram.*

—*Sat sri akal ji.*

—*Salaam.*

Entendí los saludos en hindi, inglés, urdu y punyabí mientras caminábamos juntos —hindúes, sijs, musulmanes y cristianos—, todos charlando, todos aparentemente en la misma dirección.

—*Guten Tag* —había incluso un expatriado alemán.

Yo llevaba varios meses viviendo allí, pero ¿quién me iba a decir que tanta gente empezaba el día a aquella hora? Al parecer, lo hacía todo el mundo casi todas las mañanas.

¿Y por qué íbamos todos al parque?, ¿había algún tipo de fiesta o festival? Y, entonces, al doblar la esquina, más allá de las vacas, las cabras y los perros callejeros, lo vi: filas y filas de gente, de todas las formas y tamaños, haciendo el saludo al sol mientras comenzaba un nuevo día.

Mis primas me metieron entre la multitud.

—¡Espera! No puedo hacer esas posturas —dije al ver a una persona haciendo el pino como si fuese la cosa más normal del mundo hacerlo en un parque al amanecer rodeado de miles de desconocidos—. No tengo esterilla.

—Nadie tiene. ¡Venga!

Así pues, lo hice, incluso intenté la pose del *pretzel.* A mitad de la contorsión, oí que alguien me decía:

—*Beta, bahut accha* ('Muy bien, buen trabajo, niña').

La mejor amiga de mi abuela se había acercado a animarme. Practicaba yoga desde que tenía mi edad.

—*Mere ghar aana, me tumhe bahut badiya bhojan khiloungi* ('Ven después a mi casa; te daré mucha comida deliciosa') —añadió.

—*Aunty-ji, namaste* —le dije—. *Main zaroor aaungee* ('Claro que iré').

Durante el camino de vuelta a casa de nuestra abuela, disfrutamos del perfume del cardamomo y la canela. Ya en casa, los aromas del chai y el chapati lo invadían todo.

—¿Quieres ayudarme? —preguntó mi tía.

—¡Sí, por favor! —respondí, y me puse manos a la obra con el nuevo *belan* ('rodillo') de madera que me habían conseguido para perfeccionar mis rotis.

Me reí, me moví y comí con mi familia. Cuando vuelvo la vista atrás, aquellas prácticas diarias de *mindfulness*, de mediación significativa con la familia y la comunidad, y la maestría en el aprendizaje de nuevas habilidades sentaron las primeras bases de las 4M de la salud mental, que desde entonces se han convertido en mis hábitos de por vida, la piedra angular de todo lo que hago. Eran conductas rutinarias que observaba a diario en mi casa. Crecí viendo a mi padre meditando, escribiendo artículos académicos, enseñando a estudiantes de Medicina, trabajando como voluntario e impartiendo talleres de psiquiatría. A sus ochenta y tantos años, continúa siendo un lector voraz y su esterilla de yoga viaja con él. Nada le impide hacer estiramientos, entrenamiento de fuerza y caminar entre cinco y ocho kilómetros diarios. Y cada mañana habla conmigo; aunque la conversación sea muy breve, es un hábito innegociable. Estoy segura de que los hábitos de mi padre son una de las principales razones de su extraordinaria salud y longevidad (por no hablar de la enorme sonrisa que tiene siempre en la cara).

La historia de Stan tuvo un final feliz. Después de todo un año comprometido a seguir sus hábitos, incluidos muchos partidos de baloncesto con amigos, paseos en bicicleta con su familia y salidas a solas con su mujer, además de escribir un diario y utilizar una aplicación de meditación, someterse a chequeos regulares con su médico de atención primaria y un nutricionista, por no hablar de sus sesiones conmigo, Stan perdió casi trece kilos (en su mayoría de grasa), ganó músculo y redujo su presión arterial. En cuanto a la glucosa en ayunas, el colesterol total y el colesterol LDL, logró los mejores niveles de toda su vida. Consiguió revertir muchos de sus factores de riesgo de enfermedad cardiaca (estilo de vida sedentario, alimentos procesados, malos hábitos de sueño y estrés excesivo no controlado). Bajo la observación y supervisión de su médico, estaba dejando los innumerables medicamentos que le habían recetado en el pasado.

En nuestra última sesión, me quedé asombrada por todo lo que había conseguido en un año. Había creado mejores hábitos y los había mantenido, atajando los bucles de retroalimentación negativa frente al estrés extremo. A través de la terapia, Stan comprendió cómo afectaban sus emociones a sus elecciones, hábitos, relaciones interpersonales y procesos de pensamiento, y cómo influía todo ello en su competencia y su capacidad para restablecer un punto de partida saludable. Tanto si estás retomando unos hábitos saludables que dejaste aparcados como si intentas desarrollar otros, es importante que sepas cómo nos ayudan o nos perjudican nuestras emociones y patrones de pensamiento. Al final de nuestro trabajo juntos, Stan me aseguró que ya no estaba deprimido y se sentía agradecido por ello. Además, el trabajo que llevó a cabo también le reportó algo que, al parecer, no esperaba.

—Doctora Varma, mi actitud positiva ha vuelto —me dijo—. Creía que había desaparecido. Me siento muy agradecido por eso.

—Que el vaso esté medio lleno o medio vacío importa cada vez menos con el tiempo —comenté—. Creo que es más importante saber que siempre se puede volver a llenar. Tú te has tomado el tiempo necesario para llenar tu vaso.

Queremos algo más que arreglar lo que está roto, reemplazar lo que se ha perdido: queremos ir mucho más allá. ¿Cómo podemos convertir nuestros traumas y tragedias en oportunidades para un tipo de crecimiento que solo llega a través de golpes duros y la humildad, la calma y la vulnerabilidad que estos implican?

Desde hace mucho tiempo, mi objetivo (tanto para mí como para mis pacientes) no consiste solo en soportar la adversidad, sino en crecer frente a ella. Mi sueño es crear una cultura que promueva una salud emocional excepcional y el florecimiento de todas las personas. Hasta que llegue ese día, y con la esperanza de contribuir a ello, podemos crear nuestra propia cultura personal del bienestar a través de nuestros hábitos. No siempre podemos controlar nuestras circunstancias, pero sí tenemos el control de nuestras actitudes y conductas y de lo que hacemos por nuestra mente y cuerpo, así como por el mundo. Que nuestros hábitos sean actos de amabilidad y benevolencia hacia nosotros mismos y hacia los demás. Que el optimismo práctico y las 4M sean una receta de vida que escribamos para nosotros mismos en la búsqueda de una vida llena de florecimiento.

Para consultar las referencias científicas citadas en este capítulo, visita: <doctorsuevarma.com/book>.

EPÍLOGO

> Aunque el mundo se viniese abajo, seguiría plantando mi manzano.
>
> Anónimo

Después de la muerte de mi madre, decidimos hacer un viaje familiar a la India. Era la primera vez que llevaba a mi propia familia. Mi marido y yo observábamos desde atrás cómo cogía mi padre de la mano a mi hijo en edad escolar, ambos contemplando el Taj Mahal.

—*Nana-ji* —dijo mi hijo, mirando con adoración a mi padre.[34]

—Sí, *beta*.[35]

—Echo de menos a *Nani Maa*.[36]

—Yo también la echo de menos —dijo mi padre mirando a mi hijo—. Os quería mucho a todos —añadió volviéndose hacia nosotros.

—Yo también la echo de menos —le dije a mi hijo.

La última vez que estuve en el Taj Mahal, iba de la mano de mi madre. Cómo echaba de menos aquellas manos, preciosas, cálidas y fuertes, suaves pero con textura, con un agarre firme que reflejaba la claridad de su propósito y su seguridad en sí misma. Irradiaba sabiduría, profundidad y experiencia incluso en sus últimos días, cuando ya no podía hablar. Su característica risa y su enorme habilidad para captar la complejidad de cualquier situación y aconsejar en consonancia figuran entre las cosas que más echo en falta. Y también sus deliciosos *aloo parathas*, pakoras y chapatis, comidas reconfortantes que me preparaba incluso cuando apenas se mantenía en pie. Y, cuando no podía estar de pie, se sentaba en una silla y le daba a mi padre instrucciones detalladas para recibirme con mi plato favorito cuando llegase a casa.

«Sé la luz en la oscuridad» figura entre las primeras palabras que me dirigió mi madre. También serían algunas de las últimas. Sudeepta, mi nombre, significa 'luz hermosa' en hindi. Mi madre siempre fue la luz para mí, para mi familia y para muchas personas de las comunidades a las que ayudó. «Sé la luz en una habitación oscura», me decía.

Erigimos monumentos en honor de las personas y los principios que apreciamos, como hizo Sha Jahan por su amada esposa cuando mandó construir el Taj Mahal. Me di cuenta de que lo que mi madre me había dado tenía el potencial de perdurar a lo largo de la vida de mis hijos, mis pacientes, mi trabajo en la comunidad y en los medios y mis pasiones. ¿Por qué no iba a continuar el legado de mi madre a mi manera?

Cada uno de nosotros tiene su propio legado. En los últimos años, los acontecimientos mundiales nos han puesto a prueba a todos. Ahora más que nunca, buscamos colectivamente el modo de salir de una etapa estresante equipados con las habilidades necesarias para salvaguardar nuestra salud, felicidad y capacidad de resiliencia. El optimismo práctico nos ayuda no solo a desarrollar nuestra capacidad de tolerar el estrés y soportarlo, sino también a incorporar los desafíos que se nos presentan en un yo en constante evolución, cada vez más complejo, hermoso e inspirador (como los jarrones *kintsugi*, con sus grietas veteadas en oro, que había en la casa de mi padre y en la consulta de la doctora L.).

Mantener la salud mental y física no es egoísmo, es un acto vital de servicio personal y público. Nuestro mundo está cada vez más interconectado y los efectos de nuestros actos sobre los demás son cada vez más trascendentales. Nuestro bienestar y el bienestar del mundo están ligados de manera cada vez más íntima e inmediata. No podemos estar al cien por cien, ni para nosotros mismos ni para los demás, si nuestra copa está vacía (debido al agotamiento físico o emocional) o si percibimos así nuestro estado (debido a un pensamiento pesimista). Cuanto más podamos florecer todos y cada uno de nosotros, mejor podrá florecer nuestro mundo, ese en el que cada uno de nosotros vive, ama y trabaja, y al que contribuye de manera única.

El optimismo práctico no es un pensamiento mágico ni un lenguaje adornado, sino una filosofía tangible y concreta basada en las mejores técnicas y en pruebas científicas. Mejora con la práctica y puedes aplicarlo para satisfacer tus necesidades diarias. Concédete tiempo y gracia para aclimatarte a los pilares e intenta aplicarlos a objetivos o retos concretos. Si las rutinas de autocuidado no son tu fuerte, o si no has encontrado el tiempo necesario para crear una práctica adaptada a ti, utiliza el OP para ayudarte a lograr una mentalidad diferente e incorporar a tu vida esas rutinas que llevas tiempo queriendo integrar. También te apoyará en tu decisión de asistir a terapia.

Aplicar el optimismo práctico a mi propia vida me ha ayudado a arriesgarme, a persistir ante los obstáculos y a disfrutar de éxitos que no creía que fuesen posibles para mí. Como resultado, he tenido la suerte de poder compartir los principios del OP con mucha más gente de la que esperaba.

Llevo más de veinte años pensando en el optimismo práctico de una forma u otra, aunque al principio no supe ponerle nombre. Y, aunque no era consciente de que se estaba desarrollando, sus imprecisos comienzos estaban ahí. Son mis huellas en la arena, el apoyo siempre presente y el sistema de creencias que me han acompañado en mis viajes.

—*Nana-ji?* —preguntó mi hijo mirando a mi padre.

—*Ha, beta.*

—¿Cuántos años tenía mamá cuando os mudasteis aquí? —volvió a preguntar mi hijo, refiriéndose a nuestra estancia de dos años en la tierra natal de mis padres.

—Tenía más o menos tu edad.

—¡¿De verdad?! —mi hijo se mostró entusiasmado volviéndose hacia mí y sonriéndome.

—Sí —mi padre lo miró con curiosidad. Al fin y al cabo, es psiquiatra infantil.

—*Nana-ji?*

—*Ha, beta.*

—¿Me cuentas otra vez la historia de mamá y las cucarachas?

Mi padre y yo nos miramos y sonreímos. Me costaba creer que estuviera realmente allí, después de tantos años, en esa ocasión con mi propio hijo, recordando aquella mañana de monzón poco después de nuestra llegada a lo que al principio me había parecido una tierra extraña, cuando matamos como diez mil cucarachas que invadieron nuestro hogar... y asistí a mi primera lección de optimismo práctico: acepta la situación, persevera y hazlo lo mejor que puedas.

Quizá la aceptación sea la parte más difícil de las prácticas del optimismo práctico (al menos, así ha sido para mí en algunas ocasiones). ¿Cómo equilibramos una actitud entusiasta con otra que nos pide que aceptemos con gracia las cosas que no podemos cambiar? En mi caso, el tira y afloja de esa dualidad se plasmaba en los principios culturales que había aprendido de mi educación en Occidente y los que absorbí de Oriente a través de mi familia. Sin embargo, el vaivén de emociones, ideas, objetivos o relaciones contradictorias se puede producir en la vida de cualquiera. Los míos no son los mismos que los tuyos, pero la clave de la vida y de una buena salud mental consiste en disponer de una amplia variedad de mecanismos de afrontamiento flexibles y saber cuáles utilizar en función de lo que se te ponga delante. La flexibilidad nos ayuda a no rompernos y, cuando lo hacemos, el optimismo práctico es el pegamento dorado que nos ayuda a ser mucho más fuertes y hermosos.

En definitiva, mis batallas internas me ayudaron a entender a las personas en toda su complejidad, todas con matices y únicas, y que rara vez existe una respuesta de blanco o negro. Está bien luchar. Todos lo hacemos, ya sea o bien porque tratamos de ser buenos padres, trabajadores o parejas, o bien porque sentimos que no estamos a la altura. Queremos ser vistos, reconocidos, valorados y apreciados. Queremos amar, aprender y crecer. Y, lo más importante, todos tratamos de dejar un legado, de transmitir algo positivo. Es una necesidad humana básica.

En última instancia, el optimismo práctico consiste en dejar tu huella en el mundo como solo tú puedes hacerlo, a través de pequeños actos reflexivos, amables y eficaces. Se trata de mejorarte a ti y mejorar la vida de quienes te rodean, incluso cuando te enfrentas a situaciones difíciles o a opciones limitadas. Como optimistas prácticos, nos encontramos en un viaje para enfocar la lente con la que observamos nuestra vida, ver la belleza que está ahí, reconocer las pruebas y los traumas que experimentamos como parte de nuestro viaje, sacar de nosotros mismos las habilidades que yacen en lo más profundo del todo que somos y manifestar lo mejor de nosotros en este mundo.

Aunque no lleguemos a conocernos nunca, espero que me sientas como una presencia amistosa en este libro, practicando el OP a tu lado. Y, aunque la decepción es el precio de esto de ser humanos, e incluso el más optimista de nosotros experimentará decepción de vez en cuando, espero que el optimismo práctico te ofrezca la fuerza y la convicción de que vale la pena invertir en tu mente y cuerpo y luchar por ellos, que te ayude a sostenerte en los momentos de necesidad y que haga que los buenos momentos sean todavía más maravillosos.

¿Cuál es la esencia del optimismo práctico? Es justamente lo mismo que deseo para ti. Es que cada día logres esto, aunque sea de manera imperfecta:

Afrontar la jornada con energía y entusiasmo.

Responder a los retos de forma meditada y proactiva y perseverar ante los obstáculos.

Fomentar un sentido de propósito dedicando tiempo a tus pasiones.

Encontrar sentido en las alegrías y las penas cotidianas.

Desarrollar el sentido de pertenencia con las personas, la naturaleza y el universo en su conjunto.

Ver la belleza en tus imperfecciones y darte las gracias por ellas.

Esperar lo mejor para recibir lo mejor.

Encontrar gratitud entre el dolor.

Llenar tu copa hasta el punto de que rebose amor, risas, bondad y compasión compartidos con los demás.

Saber en lo más profundo que, fundamentalmente, todos estamos conectados, que cada uno de nosotros está en casa en este cuerpo y esta mente que nos han sido dados. Y que siempre hemos estado en casa.

Este es mi deseo para ti: que te des cuenta de todas estas maravillas que residen en ti esperando a ser expresadas en el mundo, porque esto es lo que significa vivir con autenticidad, como optimistas prácticos.

Mi hijo miraba expectante a mi padre. Mi padre, que para mí es un ejemplo vivo de optimismo práctico, mi dosis diaria de inspiración en su compasiva pero indomable agencia en su vida y en su incansable dedicación a ayudar a otros a conseguir lo mismo. Mi padre, que con una sonrisa sabia acepta el hecho de que no podemos detener las olas de la vida, pero sí aprender a surfearlas.

Mi padre y yo nos miramos una vez más. Después, cogió a mi hijo de la mano y le dijo:

—Claro, ven conmigo. Te contaré otra vez la historia de las cucarachas.

Gracias por compartir mi viaje y por permitirme acompañarte en el tuyo.

Podemos mantenernos en contacto a través de las redes sociales —@DoctorSueVarma (Instagram, Twitter y Facebook)—, en LinkedIn (Sue Varma, M. D., P. C., DFAPA) o a través de mi página web: <doctorsuevarma.com>.

AGRADECIMIENTOS

Como optimista práctica, creo que, cuando estamos profundamente motivados para lograr algo y el momento es el adecuado, el universo conspira para ayudarnos. Por ello, quiero dar las gracias a todos mis coconspiradores, empezando por mi increíble equipo de Avery, Penguin Random House. Lucia Watson, gracias por tratar este manuscrito con la mayor dedicación, resolución y claridad de miras y por tu amistad; ha sido un verdadero placer trabajar contigo. Megan Newman, por creer en el potencial de este libro. Suzy Swartz, por tu duro trabajo en todas las fases del libro. Lindsay Gordon, Casey Maloney, Farin Schlussel, Anne Kosmoski y Maya Ono, por traer este libro al mundo. Sally Knapp, Laura Corless, Patrice Sheridan, Nellys Liang y Nancy Inglis, por vuestro trabajo de producción y diseño, así como el equipo de desarrollo, Alison Rich, Zehra Kayi, Rachael Perriello y Stephanie Bowen. ¡El equipo entero de Avery me robó el corazón desde el primer minuto!

Quiero expresar un especial agradecimiento a Toni Sciarra Poynter por toda su ayuda en la edición y reedición con tanto empeño y dedicación. Siempre recordaré con cariño las conversaciones que mantuvimos, la prioridad que me diste y este libro. Eres una joya.

A Kimberly Rae Miller: me siento muy agradecida de que creyeras que había un libro en mí. Una vez bromeé contigo: «Vale, pues ¿cómo sacamos ese libro de mí?». Tu fe inquebrantable en mí, tu apoyo, tu experiencia como editora, el compromiso con este trabajo, tu dedicación y, ahora, nuestra amistad son incomparables. Te estoy muy agradecida por ayudarme a sacar este libro al mundo. Gracias por todo lo que haces.

Gracias a mi equipo de CAA —Andy Elkin, David Larabell, Alison Pepper, Emily Westcott, Zoe Willis, Claire Nozieres, Christine Lancman y Shannon Moran— por toda la ayuda que me habéis prestado para dar a conocer este libro.

Al doctor Eric Manheimer, autor de *Doce pacientes: Vida y muerte en el Hospital Bellevue* (adaptado para la pantalla como *New Amsterdam*) y respetado médico, mentor y amigo desde hace veinte años, muchas gracias por inspirarme y animarme a escribir mi propio libro. Seguiré utilizando los preciosos cuadernos en blanco encuadernados en piel que Diana y tú me regalasteis por mi cumpleaños, hace unos años, para animarme a escribir mi libro. Me vinieron muy bien y fueron otra señal que necesitaba del universo. A la doctora Anita Sacks: aprecio nuestra amistad, tu sabiduría y tu ayuda con este libro. A la doctora Laura Clarke: somos amigas desde hace años. Tu dedicación, tu tiempo y tu apoyo con este libro han sido inestimables para mí. Te estaré eternamente agradecida.

Juliana Himawan, gracias por tu dedicación, tu duro trabajo y tu continuo apoyo con este libro: es un placer trabajar contigo. Al doctor Ramaswamy Viswanathan: gracias por creer en mí desde el principio.

Gracias por el apoyo y por creer en mí, por dar a conocer mi trabajo y por la labor inspiradora que realizáis: Len Adler, Safia Samee Ali, Tal Ben-Shahar, Carol Bernstein, Sara Blanchard, Michael Bociurkiw, Caroline Bologna, Grant Brenner, Gregory Brown, Hannah Chubb, Jessica Clemons, Erin Connors, Lisa Damour, Saumya Dave, Ken Duckworth, Stephanie Essenfeld, Jeff Friedman, Deepti Gandhi, Nerina Garcia- Arcement, Jen Genuardi, Keri Glassman, Jessi Gold, Jake Goodman, Sasha Hamdani, Peter Haugen, Angela Haupt, Donna Hill Howes, Tricia Himawan, Sireesha Jathavedam, Dilip Jeste, Judith Joseph, Jeff Kreisler, Monica Krishnan, Pooja

Lakshmin, Asia Lee, Tara Lipinski, Scarlett Magda, Vania Manipod, Charles Marmar, David Moin, Jenny Mollen, Alicia Muñoz, Uma Naidoo, Vivian Pender, Molly Poag, Michelle Poler, Rachelle Ramos, Drew Ramsey, Joan Reibman, Stephanie Rosen, Gretchen Rubin, Laurie Santos, Anu Sehgal, Ian Smith, Anne Teutschel, Vatsal Thakkar, Joey Thurman, Ginnie Titterton, Jasdeep Virdi, Colleen Wachob, Greg Wilde, Susan Zinn y Jaime Zuckerman.

A la NBC, la CBS, la ABC y otros medios de comunicación que me han dado a mí y a mi trabajo una plataforma habitual para participar en importantes debates sobre salud mental a lo largo de los años. De la NBC: Jenna Bush Hager, Carson Daly, Dylan Dreyer, Cecilia Fang, Willie Geist, Savannah Guthrie, Lester Holt, Chris Jansing, Sheinelle Jones, Hoda Kotb, Allie Markowitz, Jill Martin, Craig Melvin, Vicky Nguyen, Talia Parkinson-Jones, Al Roker, Gadi Schwartz, Savannah Sellers, Stephanie Siegel y el doctor John Torres; de la CBS: Nate Burleson, Tony Dokoupil, Jericka Duncan, Vladimir Duthiers, Chandler Gould, Gayle King, doctor Jon LaPook, Norah O'Donnell y Caitlin Pawson. Gracias por poner la salud mental en primer plano hace años, cuando no se hablaba mucho de ella en televisión.

Gracias a la Asociación Estadounidense de Psiquiatría por su apoyo y liderazgo. Doy las gracias a NYU Langone Health por las oportunidades que me ha brindado para aprender de la sociedad y devolverle algo. A mis amigos de NYCPS e IAPA, gracias por reconocer mi trabajo.

Gracias a Sharecare y MedCircle: juntos hemos creado contenidos de salud mental galardonados a lo largo de los años. ¡Gracias por dar a conocer al mundo esta importante labor!

A mis pacientes: gracias por confiarme vuestra salud y permitirme colaborar con vosotros en vuestro camino hacia un bienestar excepcional.

Estoy en deuda con todos aquellos que me inspiran, grandes figuras en mi campo, más o menos conocidos.

A mi familia: sois la luz y el amor de mi universo. Gracias por vuestro amor, vuestro apoyo y vuestra guía en todo momento.

NOTAS

1. Más detalles sobre esta encuesta de octubre de 2022 en el comunicado de prensa de la American Psychological Association, *Stress in America 2022: Concerned for the Future, Beset by Inflation*, <https://www.apa.org/news/press/releases/stress/2022/concerned-future-inflation>, o más concretamente en el comunicado de prensa de la American Psychological Association *Stress in America October 2022 Topline Data*, <https://www.apa.org/news/press/releases/stress/2022/october-2022-topline-data.pdf>.
2. El aumento del uso de antidepresivos está relacionado con múltiples factores, algunos positivos y otros negativos. Podría indicar un aumento de la concienciación; cada vez hay más personas diagnosticadas y tratadas, con menos estigma y secretismo en torno a los problemas de salud mental (aspectos positivos). También podría indicar un aumento de las tasas de depresión e incluso de sobrediagnóstico (aspectos negativos). Resulta difícil precisar las razones exactas de este aumento, pero lo que está claro es que hay muchas personas que languidecen o sufren y necesitan ayuda: mejores evaluaciones por parte de médicos y especialistas en salud conductual, más servicios de salud mental y mejores habilidades de afrontamiento y relaciones. Para mí, todo esto demuestra la necesidad de un marco de empoderamiento como el optimismo práctico.
3. El trabajo del doctor Aaron T. Beck en el campo de la terapia cognitiva y la terapia cognitivo-conductual es mundialmente conocido. Esta terapia se utiliza en la actualidad para tratar una amplia variedad de trastornos de salud mental. Al combinar elementos cognitivos y conductuales y basarse en la investigación sobre el conductismo y la psicología conductual, la terapia cognitivo-conductual no solo se conoce como una

terapia, sino que ahora se utiliza como término general para todas las psicoterapias de base cognitiva. Esto incluye, entre otras, la terapia racional emotiva conductual, la terapia cognitiva, la terapia de aceptación y compromiso y la EMDR (desensibilización y reprocesamiento por movimientos oculares, por sus siglas en inglés). Los trabajos de Albert Ellis, B. F. Skinner, Joseph Wolpe, Claire Weekes y muchas otras grandes figuras de este campo han tenido mucho que ver en el conocimiento que tenemos en la actualidad de estas terapias. Las raíces de la terapia cognitiva se remontan a las filosofías antiguas, incluido el estoicismo.

4. Este ejercicio pretende centrar la atención en tu nivel de optimismo práctico, no sustituir una evaluación de salud mental realizada por un profesional capacitado.
5. Esta es una versión condensada de la historia de Sam. He seleccionado aquellos aspectos de su caso y su tratamiento relevantes para las cuestiones de este capítulo, que se centra en la importancia de conectar o crear un propósito, alegría, estado de flujo o significado en nuestra vida. El viaje de cada persona es único. No es mi intención presentar un debate exhaustivo sobre la depresión, el desgaste, los problemas matrimoniales, la salud mental de los empleados y la dinámica en el lugar de trabajo, los factores de riesgo de suicidio o los tratamientos médicos o de salud mental disponibles (ni sugerir que estén ampliamente disponibles para todas las personas, dadas las disparidades en la atención sanitaria y la sociedad en general). Es importante que consultes tus problemas particulares con tu profesional sanitario.
6. Dicho esto, cuidado con asumir que, por el mero hecho de ser remunerado, el trabajo no aporta disfrute o un sentido de propósito. En su libro de 1975, *Beyond Boredom and Anxiety: Experiencing Flow in Work and Play* [Más allá del aburrimiento y la ansiedad: Experimentar el estado de flujo en el trabajo y el ocio], Mihály Csíkszentmihályi afirma que estamos condicionados para pensar que «lo que uno debe hacer no puede ser agradable. Así pues, aprendimos a distinguir entre trabajo y ocio: lo primero es lo que tenemos que hacer la mayor parte del tiempo, en contra de nuestros deseos; lo segundo es lo que nos gusta hacer, aunque sea inútil. Por eso, nos aburrimos y frustramos en el trabajo y nos sentimos culpables cuando disfrutamos de nuestro tiempo libre».

7. La MBCT, un enfoque psicoterapéutico que utiliza métodos de la terapia cognitivo-conductual (TCC) combinados con prácticas meditativas del *mindfulness*, se desarrolló por primera vez como método para la prevención de recaídas en la depresión. Interrumpe el ciclo de autocrítica, rumiación y estados de ánimo bajos que suelen dar lugar a patrones de pensamiento negativos y espirales descendentes que desencadenan episodios depresivos posteriores en la depresión crónica. La MBCT se puede utilizar en terapias de grupo o individuales, así como en una amplia variedad de trastornos de salud mental, como adicciones, enfermedades crónicas y estrés crónico. La reducción del estrés basada en el *mindfulness* (MBSR) es similar, pero se usa como un enfoque más general para reducir el estrés, no necesariamente para trastornos de salud mental, y casi siempre es la técnica empleada para el dolor, la adicción y los programas prenatales en todos los ámbitos (aunque sin la parte de psicoterapia que la MBCT ofrece). Muchos de mis pacientes han sentido un inmenso alivio gracias a ambos programas. *Vencer la depresión*, escrito por Mark Williams, John Teasdale, Zindel Segal y Jon Kabat-Zinn, pioneros en este campo, es de lectura obligada si te interesa descubrir más. El objetivo de la MBCT consiste en interrumpir los procesos cognitivos automáticos que nos llevan a un pozo de negatividad y observar, prestar atención, aceptar y, con suerte, dejarlo estar.
8. Escribir un diario tiene beneficios más generales: un estudio realizado en 2013 publicado en *Psychosomatic Medicine* demostró que escribir un diario durante veinte minutos tres veces por semana condujo a una curación más rápida de la herida después de una biopsia.
9. Cuando los pacientes me cuentan que se sienten tratados injustamente en el trabajo, siempre intento ser consciente de las complejidades de la cultura, la dinámica y política del lugar de trabajo. Tengo esto en cuenta a la hora de analizar las fuentes de su malestar, sobre todo en lo que se refiere a posibles prejuicios. En el caso de Sejal, ella no consideraba que eso fuese un problema.
10. Tradicionalmente, en la conceptualización original de ABCDE, D equivaldría a «Discute pensamientos y desafía tus creencias» y, si la hay, la E significa «Nuevos pensamientos y creencias eficaces». En mi conceptualización, D significa «Distorsiones» y E se corresponde con

«Aceptación». El doctor Aaron T. Beck fue el primero en describir las distorsiones comunes y el papel destacado que tienen en los síntomas de la ansiedad y la depresión. Desde entonces, otros expertos han ampliado este modelo, entre ellos el doctor David D. Burns.

11. A menudo, nos estancamos persiguiendo objetivos porque nos imponemos metas contrapuestas, en muchos casos no reconocidas, y perseguir una conlleva el riesgo de perder la otra. Por ejemplo: «Quiero irme del país, pero no quiero defraudar/disgustar a mis padres, que son mayores». No hay respuestas fáciles, aunque el primer paso consiste en poner todos los objetivos sobre la mesa para analizar tus pensamientos y sentimientos: ¿hasta qué punto es correcta tu percepción de decepcionar a tus padres?, ¿qué pruebas tienes de que se molestarían?, ¿qué tipo de comunicación o qué soluciones concretas compensarían los inconvenientes?
12. Para más información sobre la autocompasión, visita la página web de Kristin Neff: <https://self-compassion.org>.
13. A efectos de este capítulo, utilizaré indistintamente *autoeficacia* y *competencia* (o, para ser más precisos, nuestra *competencia percibida*).
14. En una forma de sobrecarga sensorial denominada «sobrecarga cibernética», nos vemos inundados de información y comunicación, lo que provoca que se desvanezca la responsabilidad social, nos distanciemos de nuestro entorno social y físico y disminuya nuestra empatía hacia los demás. La sobrecarga cibernética se considera una versión moderna de la teoría de la sobrecarga urbana, expuesta inicialmente por el psicólogo Stanley Milgram para explicar por qué los habitantes de las ciudades son menos propensos a ayudar a un desconocido que los habitantes de pueblos pequeños. Según esta teoría, los habitantes de las ciudades se hallan expuestos a tal cantidad de estímulos externos a diario que se han adaptado a desconectar de su entorno para superar cada jornada.
15. El pesimismo tiene consecuencias reales para la salud y se cree que la rumiación está relacionada con la gravedad y la duración de un episodio depresivo, así como con el riesgo de recaída. Si tienes problemas con la rumiación y deseas profundizar en el tema, plantéate la posibilidad de consultar con un profesional de la salud mental.

16. Esta es una versión resumida de la historia de Liz. Estoy obligada a seleccionar aspectos de su caso y su tratamiento relevantes para las cuestiones tratadas en este capítulo, que se centra en la importancia de las relaciones y en cómo estas están influidas por nuestras experiencias infantiles tempranas y la soledad. El viaje de cada individuo es único. No pretendo presentar un debate exhaustivo sobre el suicidio, sus factores de riesgo o los tratamientos de salud mental disponibles (ni dar a entender que son accesibles para todas las personas, dadas las desigualdades en la atención sanitaria).
17. En este capítulo, el término *amigos* hace referencia a cualquiera de tus conexiones interpersonales, ya sean familiares, amorosas, laborales, comunitarias o sociales.
18. En un metanálisis realizado en 2016 sobre veintitrés estudios con 181.000 adultos implicados publicado en la revista *Heart*, la falta de apoyo social y emocional se relacionó con un aumento del 29 % del riesgo de infarto de miocardio y del 32 % de la probabilidad de sufrir ictus. El estudio reveló que el riesgo cardiovascular asociado a la soledad era equiparable al provocado por el tabaquismo y la obesidad. Según un metanálisis publicado en *Perspectives on Psychological Science* en 2015, la soledad influye en la mortalidad; en concreto, el aumento de la probabilidad de muerte fue del 26 % en el caso de la soledad declarada, del 29 % para el aislamiento social y del 32 % en las personas que viven solas.
19. Uno de los primeros estudios de asociación genómica de la soledad, en el que participaron más de diez mil personas y que se publicó en la revista Neuropsychopharmacology, demostró que la soledad es un rasgo hereditario, aunque no exista un gen responsable.
20. Si experimentas soledad acompañada de síntomas depresivos o sentimientos de desamparo y desesperanza, consulta con un profesional de la salud mental.
21. Otro tipo añadido más tarde, conocido como «desorganizado», es, en cierto modo, una combinación de estos, pero nos centraremos en el apego ansioso y el evitativo.
22. Un estudio realizado en 2021 publicado en la revista *JAMA* reveló que las personas con una tendencia genética al deterioro cognitivo que

contaban con alguien que las escuchara de manera empática tenían menos probabilidades de sufrir un ictus o demencia. Otro dato curioso: contar con personas que nos escuchan con empatía disminuye la edad del cerebro hasta en cuatro años.

23. Adaptada del Programa de Prevención y Mejora de las Relaciones (PREP, por sus siglas en inglés), que enseña a las parejas a resolver conflictos de manera eficaz y a mejorar la cercanía emocional, la amistad y la conexión.
24. Aunque expresar aprecio funciona para todo el mundo, con independencia del estilo de apego, resulta muy eficaz para las personas con estilos de apego evitativos, tanto en las relaciones personales como laborales. Sabemos que los directivos que dan las gracias motivan a sus empleados. La gratitud mejora la productividad, animándonos a trabajar más y durante más tiempo.
25. Esta es una versión resumida de la historia de Stan. Como no puede ser de otra manera, tengo que seleccionar aspectos de su caso y su tratamiento relevantes para el tema de este capítulo, que se centra en la importancia de desarrollar hábitos saludables y mantenerlos. El viaje de cada persona es único. No es mi intención presentar una exposición exhaustiva sobre la depresión, el dolor y los problemas metabólicos; sobre las enfermedades médicas y sus factores de riesgo; sobre los tratamientos médicos o de salud mental disponibles, o sobre las intervenciones en el estilo de vida (y tampoco sugerir que estén al alcance de todas las personas, dadas las desigualdades en la atención sanitaria y la sociedad en general). Es importante que hables de tus preocupaciones personales con tu médico.
26. La motivación también disminuye en el contexto de la ansiedad y la depresión. Si sientes menos motivación en general y llevas un tiempo así, plantéate la posibilidad de consultar con un terapeuta.
27. Recordemos también la tendencia del ser humano a la sobrecarga de opciones cuando se enfrenta a demasiadas posibilidades (capítulo 7).
28. Los sentimientos de inutilidad, culpa y vergüenza son síntomas típicos de la depresión. Las rumiaciones sobre nosotros mismos, así como los pensamientos rumiativos en general, se asocian con la gravedad y la recaída en la depresión. Por eso, hay que combatirlas a tiempo (lo que incluye buscar ayuda en caso necesario).

29. Hubo un tiempo en el que era tímida y creía que a nadie le interesaría lo que tenía que decir. Si me hubiese aferrado a esa creencia, hoy no tendría el placer de estar dirigiéndome a ti, de optimista práctico a optimista práctico.
30. ¿Sabías que leer libros alarga la vida? Un estudio reveló que la lectura de libros proporciona una ventaja de supervivencia de veintitrés meses (y una reducción de la mortalidad del 20 %) gracias a sus efectos beneficiosos sobre la cognición (y no porque los participantes ya tuviesen una cognición mejor, ya que los investigadores lo tuvieron en cuenta). ¿La cifra mágica para obtener este beneficio? Solo treinta minutos diarios. La lectura mejora el vocabulario, la concentración, la empatía, la inteligencia social y emocional, la capacidad de resolver problemas, el pensamiento crítico y el razonamiento profundo. Apúntate a un club de lectura y también reducirás el aislamiento, cosa que aporta sus propios beneficios cognitivos.
31. Las directrices actuales de actividad física para los estadounidenses, según el Departamento de Salud y Servicios Humanos de Estados Unidos, es de ciento cincuenta minutos por semana (una combinación de entrenamiento aeróbico y de fuerza de intensidad moderada). Según los Centros para el Control y la Prevención de Enfermedades (CDC, por sus siglas en inglés), menos del 30 % de los estadounidenses cumplen estas recomendaciones.
32. ¿Te has preguntado alguna vez por qué en ocasiones caminamos cuando estamos muy absortos pensando en algo o has descubierto que dar un paseo despeja la mente? Nuestras facultades cognitivas y nuestra capacidad de caminar erguidos evolucionaron a la par. La velocidad al andar parece estar relacionada con nuestro estado interior: vamos más rápido cuando estamos nerviosos o alterados. Caminar más despacio reduce la tensión. El flujo óptico, que es la expresión que designa el movimiento natural de orientación de los ojos al caminar, fue la base del desarrollo del EMDR (*eye movement desensitization and reprocessing* o 'desensibilización y reprocesamiento por movimientos oculares'), un tratamiento para el TEPT y los trastornos de ansiedad desarrollado por la psicóloga Francine Shapiro después de observar su efecto calmante.
33. Las cenas familiares regulares se asocian en la adolescencia con menores tasas de depresión, ansiedad, abuso de sustancias (marihuana,

tabaco y alcohol), trastornos alimentarios y embarazos precoces; mayor resiliencia, orgullo y competencia; mejores resultados en procesamiento emocional, resolución de problemas, calificaciones y alfabetización, y conversaciones más profundas, lazos familiares más sólidos y mayor confianza con los demás. En esencia, las cenas familiares son una forma de fomentar el optimismo práctico en nuestros hijos.

34. *Nana-ji*: *Nana* significa 'abuelo materno' en hindi; *-ji* es un honorífico.
35. *Beta* significa 'hijo', pero también es un término cariñoso para un nieto o un término afectivo para un niño que podría tener la edad de un hijo o un nieto propio.
36. *Nani Maa* significa 'abuela materna'.

UN ESPACIO PARA MIS PENSAMIENTOS

Este libro me ha dejado una enseñanza muy valiosa, que es…